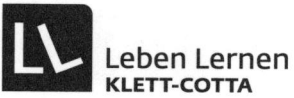

Leben Lernen
KLETT-COTTA

Menschen, die unter Persönlichkeitsstörungen leiden, sind in besonderem Maße der Gefahr ausgesetzt, durch akute Lebenskrisen oder Traumata aus dem mühsam aufrechterhaltenen Gleichgewicht zu fallen. Suizidalität, fremd- und selbstschädigendes Verhalten, schwere Angststörungen und Dissoziationen sind die dann häufig auftretenden Reaktionsweisen. Sowohl im ambulanten als auch im stationären Bereich ist in solchen Fällen daher eine kompetente Krisenintervention – mittels psychotherapeutischer Techniken oder zusätzlicher pharmakologischer Behandlung – von größter Bedeutung. Das Buch gibt dem Therapeuten das erforderliche praktische Rüstzeug an die Hand und schließt damit eine Lücke in der Fachliteratur zu den Persönlichkeitsstörungen.

Prof. Dr. med. Thomas Bronisch, Facharzt für Psychiatrie und Psychotherapie, Facharzt für Psychotherapeutische Medizin, ist als Arbeitsgruppenleiter und Oberarzt an der Klinik des Max-Planck-Instituts München tätig.

Prof. Dr. med. Martin Bohus, Facharzt für Psychiatrie und Psychotherapie, Facharzt für Psychotherapeutische Medizin, ist Ärztlicher Direktor der Klinik für Psychosomatische Medizin und Psychotherapie am Zentralinstitut für Seelische Gesundheit, Mannheim.

Prof. Dr. med. Matthias Dose, Facharzt für Psychiatrie und Psychotherapie, ist Ärztlicher Direktor des »Isar-Amper-Klinikums«, Klinik Taufkirchen (Vils).

Luise Reddemann, Prof. Dr. med., Nervenärztin und Psychoanalytikerin (DGPT, DGP), war von 1985 bis 2003 Leitende Ärztin der Klinik für psychotherapeutische und psychosomatische Medizin am Ev. Johanneskrankenhaus in Bielefeld; aktuell ist sie in Aus- und Weiterbildung auf dem Gebiet der Psychotraumatologie tätig; zahlreiche Veröffentlichungen.

Christine Unckel, Dipl.-Psych., ist als Diplom-Psychologin an der Michael-Balint-Klinik in Königsfeld im Schwarzwald tätig.

Thomas Bronisch
Martin Bohus
Matthias Dose
Luise Reddemann
Christine Unckel

Krisenintervention
bei Persönlichkeitsstörungen

Therapeutische Hilfe bei Suizidalität,
Selbstschädigung, Impulsivität,
Angst und Dissoziation

Klett-Cotta

Leben Lernen 137

Klett-Cotta
www.klett-cotta.de
© J. G. Cotta'sche Buchhandlung Nachfolger GmbH, gegr. 1659
Stuttgart 2000
Alle Rechte vorbehalten
Printed in Germany
Umschlag: Michael Berwanger, München
Titelbild: René Magritte: Die Erinnerung
© VC Bild-Kunst, Bonn 2009
Satz: PC-Print, München
Auf holz- und säurefreiem Werkdruckpapier gedruckt
und gebunden von Kösel, Krugzell
ISBN 978-3-608-89096-9

Vierte Auflage, 2009

Bibliografische Information der Deutschen Nationalbibliothek
Die Deutsche Nationalbibliothek verzeichnet diese Publikation in der
Deutschen Nationalbibliografie; detaillierte bibliografische Daten sind im
Internet über <http://dnb.d-nb.de> abrufbar.

Inhalt

Vorwort

Den ersten Anlass zu diesem Buch gab Prof. Buchheim, der mich bat, im Rahmen der Lindauer Psychotherapiewochen 1998 ein Seminar über Krisenintervention bei Persönlichkeitsstörungen zu halten. Dieser Aufgabe kam ich gerne nach, und nachdem das Seminar von Teilnehmern angenommen und hilfreich für die therapeutische Arbeit angesehen wurde, bat mich Prof. Buchheim, dieses Seminar im folgenden Jahr im Rahmen der Lindauer Psychotherapiewochen noch einmal zu wiederholen. Durch die Fragen der Teilnehmer wurde ich endgültig gewahr, dass ein großes Informationsbedürfnis zu diesem Thema bestand. Trotz mittlerweile umfangreicher Literatur über Persönlichkeitsstörungen und auch speziell der Therapie solcher Störungen ist mir bis jetzt kein Buch über Krisenintervention und Persönlichkeitsstörungen bekannt geworden. Zwar enthalten die neueren Bücher über Notfallpsychiatrie und -psychotherapie auch Kapitel über Krisenintervention bei Persönlichkeitsstörungen, jedoch nur sehr knapp dargestellt. Den letzten Anstoß für dieses Buch gab schließlich Frau Treml, Lektorin beim Verlag Pfeiffer bei Klett-Cotta, die meine Ankündigung der Seminare in Lindau zum Anlass nahm, mich auf ein solches Buchprojekt anzusprechen.

Gerade bei Persönlichkeitsstörungen ist zwischen Krisenintervention und Langzeittherapie zu unterscheiden. Aufgrund der maladaptiven Persönlichkeitszüge kommt es des Öfteren durch Konfrontation mit spezifischen Lebensereignissen oder unter belastenden Lebenssituationen zu den Patienten oder die Umgebung gefährdenden impulsiven Handlungen, wie etwa Suizidhandlungen, Selbstverletzungen oder aggressiven Impulsdurchbrüchen, aber auch zu Angstzuständen und Dissoziation, die mit Hilfe der Krisenintervention akut angegangen werden müssen. Davon zu unterscheiden sind längerfristige Therapien, die die maladaptiven Kognitionen, Verhaltensweisen und interpersonellen Konfliktmuster zum therapeutischen Fokus haben.

Hierbei steht natürlich Krisenintervention bei Suizidalität, Selbstschädigung und Fremdgefährdung im Vordergrund. Ein wichtiger Aspekt ist jedoch auch die Krisenintervention von Angstzuständen und dissoziativen Zuständen, wie wir aus der Behandlung von schwer traumatisierten Patienten gelernt haben. Die Anlässe zu diesen Reaktionen unserer Patienten können dabei ganz unterschiedlicher Natur sein. In der Regel handelt es sich um zwischenmenschliche Konflikte im privaten und Arbeitsbereich, um akute Traumata oder um Krisen im Rahmen schon laufender Psychotherapien. In jedem Fall ist der behandelnde Therapeut genötigt, auf diese Krisen mit einem hohen Gefährdungspotenzial für die Patienten selbst wie für die Umwelt zu reagieren, sei es mittels psychotherapeutischer Techniken oder auch zusätzlicher pharmakologischer Interventionen. Schließlich hat der Therapeut in manchen Fällen auch die juristische Seite seines Handelns zu bedenken.

Nach reiflicher Überlegung nahm ich das Angebot nur unter der Bedingung an, dass namhafte Autoren aus dem Gebiet der Behandlung von Persönlichkeitsstörungen sich an diesem Buch im Rahmen ihrer Spezialgebiete beteiligen würden.

Zu meiner großen Freude konnte ich vier weitere Autoren für dieses Buchprojekt gewinnen, die ein komplexes, klinisch und wissenschaftlich fundiertes Wissen über die Behandlung von Persönlichkeitsstörungen auf anderen Spezialgebieten als dem meinen (Suizidalität) aufweisen: Martin Bohus und Christine Unckel über selbstschädigende und impulsive Verhaltensweisen, Luise Reddemann über Angst und Dissoziation und Matthias Dose über Pharmakotherapie und juristische Aspekte der Krisenintervention. Besonders attraktiv fand ich hierbei, dass zwei Vertreter mit therapeutischem Schwerpunkt in der Tiefenpsychologie (Luise Reddemann und Thomas Bronisch) und drei Vertreter in der Verhaltenstherapie (Martin Bohus, Christine Unckel und Matthias Dose) vertreten sind, also den beiden wichtigsten Psychotherapierichtungen, die auch kassentechnisch abgerechnet werden können.

Ein Buch mit mehreren Autoren setzt einerseits eine Abstimmung zwischen den einzelnen Autoren voraus, andererseits sollen durchaus auch die individuellen Unterschiede gewahrt bleiben. Ich hoffe, es ist uns gelungen, eine solche Balance zwischen Konformität und Pluralität zu halten.

Nach einer Einführung in die Definition, Klassifikation und Diagnostik der Persönlichkeitsstörungen (Thomas Bronisch) wird zunächst ein Überblick über das therapeutische Vorgehen bei Persönlichkeitsstörungen überhaupt und über Krisenintervention allgemein gegeben (Thomas Bronisch). Im ersten speziellen Kapitel wird auf die Krisenintervention bei Suizidalität allgemein und speziell bei Persönlichkeitsstörungen mit besonders hoher Suizidgefährdung eingegangen (Thomas Bronisch). In den beiden darauf folgenden Kapiteln thematisieren Martin Bohus und Christine Unckel die Diagnostik und Krisenintervention von selbstschädigenden Verhaltensweisen und Impulsivität. Luise Reddemann bestreitet die beiden nächsten Kapitel über Diagnostik und Krisenintervention bei Angst und Dissoziation. Das Buch schließt mit Kapiteln von Matthias Dose über Pharmakotherapie und juristische Aspekte bei der Behandlung von Persönlichkeitsstörungen.

Für die Anregung zum Thema und die sehr kompetente, geduldige und einfühlsame Unterstützung bei der Erstellung der Manuskripte danke ich ganz herzlich unserer Lektorin, Frau Christine Treml, sowie dem Verlag Klett-Cotta für seine großzügige Unterstützung.

München, im Frühjahr 2000   Thomas Bronisch

1. Diagnostik von Persönlichkeitsstörungen

Thomas Bronisch

1.1 Begrifflichkeit

Die Diagnosekategorie einer Persönlichkeitsstörung spielt neuerdings in der klinischen Psychiatrie wieder eine große Rolle. Die unter Kapitel 1.2 aufgeführten Stichworte geben mehrere unterschiedliche Begriffe im Umfeld von Persönlichkeit und Persönlichkeitsstörung wieder.

1.2 Unterschiedliche Begriffe im Umfeld von Persönlichkeit und Persönlichkeitsstörung

- Persönlichkeit
- Temperament
- Charakter
- Charakterstörungen/Charakterneurose/Charakterpanzerung
- Persönlichkeitsstruktur
- Persönlichkeitsstörungen
- Psychopathie
- Soziopathie

Wenn von Persönlichkeit gesprochen wird, so verstehen wir darunter ein »Muster von charakteristischen Gedanken, Gefühlen und Verhaltensweisen, die eine Person von einer anderen unterscheiden und die über Zeit und Situationen fortdauern« (Phares, 1988).

Temperament bezeichnet die konstitutionsgebundene, individuelle Eigenart der Reaktionen im Bereich des Gefühls, Willens und Trieblebens (Peters, 1990). Charakter vereint das Gesamtgefüge aller im Laufe des Lebens gleich bleibenden Grundzüge von Haltungen, Einstellungen, Strebungen, Gesinnungen und Handlungsweisen, die das Besondere des Individuums grundlegend bestimmen (Peters, 1990).

Während der Begriff Temperament mehr die angeborenen, sprich konstitutionellen Eigenschaften eines Individuums akzentuiert, sind im Begriff Charakter die erworbenen Eigenschaften eines Individuums betont. Die Begriffe Charakterstörung (Charakterpanzerung/Charakterneurose) sind aus der Psychoanalyse entlehnt und beinhalten Verformungen bzw. Störungen von Charakterzügen, bedingt durch eine vor allem in der frühen Kindheit gestörte Entwicklung.

Persönlichkeitsstruktur, im Rahmen der psychoanalytischen Terminologie auch Charakterstruktur genannt, ist ein Konstrukt, das die erschlossene Gesamtheit des Persönlichkeitsaufbaus bezeichnet und sich unter Umständen von den äußerlich wahrnehmbaren Persönlichkeitszügen unterscheidet (Peters, 1990).

Der Begriff der Persönlichkeitsstörung löste den der Psychopathie ab, der wegen seiner negativen Konnotation aufgegeben wurde und in den modernen internationalen Klassifikationsschemata der WHO seit 1974 nicht mehr zu finden ist. Neben dem pejorativen Beiklang des Begriffes Psychopathie wurde unter dieser Bezeichnung eine konstitutionelle Anlage im Sinne von Angeborensein und eine »Abweichung von einer uns vorschwebenden Durchschnittsbreite von Persönlichkeiten« (Kurt Schneider, 1923) verstanden. Da der Begriff *Psychopathie* genauso wie der psychoanalytische Begriff *Charakterneurose* eine ätiologische Hypothese über die Entstehung der Persönlichkeitsstörungen enthält, sind beide Begriffe heute aufgegeben und durch den ätiologiefreien, rein beschreibenden Begriff *Persönlichkeitsstörung* ersetzt worden. Die Ursachen der Persönlichkeitsstörungen sind nach wie vor umstritten.

Der Begriff der Soziopathie meint schädigendes, seltener einfach abnormes Verhalten gegenüber der sozialen Umwelt (Peters, 1990). Während sich dieser Begriff am ehesten mit dem Begriff der antisozialen Persönlichkeitsstörung deckt, wurde er im angloamerikanischen Sprachraum mit dem Begriff der Psychopathie synonym verwendet. Im Folgenden werden die Begriffe *Persönlichkeit* und *Persönlichkeitsstörung* eingesetzt.

1.3 Die Beziehung zwischen Symptomen und Persönlichkeitszügen

Bevor die Definition von Persönlichkeitsstörungen erläutert wird, muss noch auf die bis jetzt weitgehend ungeklärte Beziehung von Symptomen und Persönlichkeitszügen eingegangen werden.

Vor allem in der psychoanalytischen Literatur wird davon ausgegangen, dass Persönlichkeitszüge ich-synton, Symptome ich-dyston sind. Zudem werden Persönlichkeitszüge weitgehend als vor- oder unbewusst, Symptome dagegen als bewusst angesehen. Weiterhin werden Persönlichkeitszüge im Gegensatz zu Symptomen als dauerhaft und keinen Schwankungen unterworfen beschrieben. Schließlich wird bei Persönlichkeitszügen davon ausgegangen, dass sie aus einer tief verwurzelten, übergreifenden und intrinsischen Matrix (Millon, 1981) der Persönlichkeit hervorgehen, während Symptome unabhängig von dem typischen Verhalten, Fühlen und Wahrnehmen der Person sind.

Diese Kriterien zur Unterscheidung zwischen Symptomen und Persönlichkeitszügen eignen sich dementsprechend auch für die Einordnung von Persönlichkeitsstörungen und ihrer Beziehung zu klinischen Syndromen wie etwa Depression und Angst. Allerdings sind die angegebenen Kriterien nicht ganz unproblematisch: Persönlichkeitszüge wie eine Neigung zu zwischenmenschlicher Abhängigkeit und zu geringem Selbstwertgefühl können durchaus auch als ich-fremd empfunden werden und damit dem Betroffenen bewusst sein, d. h., Persönlichkeitszüge können auch ich-dyston sein. Empirische Studien haben gezeigt, dass erst bei depressiven und Angstzuständen Persönlichkeitszüge, wie etwa zwischenmenschliche Abhängigkeit oder Überempfindlichkeit gegenüber Kritik, auftreten oder sehr deutlich werden und mit Abklingen dieser Zustände wieder (weitgehend) verschwinden (Bronisch und Klerman, 1991), d. h., es ist möglich, dass Persönlichkeitszüge wie Symptome episodisch auftreten oder fluktuieren. Weiterhin können bestimmte Persönlichkeitszüge wie eine Überempfindlichkeit gegenüber Kritik oder ein niedriges Selbstwertgefühl Auslöser für die Entwicklung einer depressiven Störung sein.

1.4 Definition von Persönlichkeitsstörungen

Die Definition von Persönlichkeitsstörungen, modifiziert nach ICD-10 (WHO, dt. Version Dilling et al. 1991), ist in Tabelle 1.1 wiedergegeben und stimmt weitgehend mit der Definition nach DSM-IV (dt. Version Sass et al., 1996) überein. Sie entspricht der Definition von Kurt Schneider (1923), der die statistische Norm

Tabelle 1.1: *Definition von Persönlichkeitsstörungen nach ICD-10*

1. Die charakteristischen und dauerhaften inneren Erfahrungs- und Verhaltensmuster des Betroffenen weichen insgesamt deutlich von kulturell erwarteten und akzeptierten Vorgaben (»Normen«) ab. Diese Abweichung äußert sich in mehr als einem der folgenden Bereiche:
   a) Kognition
   b) Affektivität
   c) Zwischenmenschliche Beziehungen und die Art des Umganges mit ihnen

2. Die Abweichung ist so ausgeprägt, dass das daraus resultierende Verhalten in vielen persönlichen und sozialen Situationen unflexibel, unangepasst oder auch auf andere Weise unzweckmäßig ist (nicht begrenzt auf einen speziellen »triggernden« Stimulus oder eine bestimmte Situation).

3. Persönlicher Leidensdruck, nachteiliger Einfluss auf die soziale Umwelt oder beides; deutlich dem unter 2. beschriebenen Verhalten zuzuschreiben.

4. Nachweis, dass die Abweichung stabil, von langer Dauer ist und im späten Kindesalter oder der Adoleszenz begonnen hat.

5. Die Abweichung kann nicht durch das Vorliegen oder die Folge einer anderen psychischen Störung des Erwachsenenalters erklärt werden. Es können aber episodische oder chronische Zustandsbilder der Kapitel F0 bis F7 neben dieser Störung existieren oder sie überlagern.

6. Eine organische Erkrankung, Verletzung oder deutliche Funktionsstörung des Gehirns müssen als mögliche Ursache für die Abweichung ausgeschlossen werden (falls eine solche Verursachung nachweisbar ist, soll die Kategorie F07 verwendet werden).

und sowohl das Leiden des Betroffenen als auch das Leiden der Umwelt an dem Betroffenen hervorhob.

Die Objektivität der Definition von Persönlichkeitsstörungen nach K. Schneider, DSM-III-R/IV und ICD-9/10, ist evident, wenn man für den Hintergrund des zu beurteilenden Verhaltens eine statistische Norm und nicht eine Idealnorm annimmt. Dadurch wird die Beurteilung weniger von religiösen, philosophischen, politischen und moralischen Ideologien abhängig gemacht.

1.5 Typologie von Persönlichkeitsstörungen

Bevor auf die einzelnen Typologien der Persönlichkeitsstörungen eingegangen wird, soll noch eine kurze historische Reminiszenz über Psychopathien bzw. Persönlichkeitsstörungen erfolgen, die nicht in die aktuellen Klassifikationsschemata aufgenommen wurden, obwohl sie in der Literatur (Lehrbücher, Gutachten, Monographien etc.) der klassischen (deutschen) Psychiatrie eine Rolle gespielt haben (Bronisch, 1999a).

Historische Typologie

Der synoptische Vergleich einer großen Anzahl klassischer psychiatrischer Fachbücher und moderner Klassifikationssysteme einschließlich der verschiedenen ICD- und DSM-Versionen zeigt eine verwirrende und widersprüchliche Vielfalt von Typen, die in der klassischen (deutschen) Psychiatrie eine Rolle gespielt haben. Es handelt sich um Persönlichkeitsstörungen, die sich inzwischen aufgrund anderer gesellschaftspolitischer Verhältnisse und der Vorstellung vom Menschenbild »normalisiert« haben und deswegen aus dem Diagnose-Kanon herausgefallen sind (siehe Tabelle 1.2). Warum sind diese Diagnosen aus dem offiziellen Kanon der Persönlichkeitsstörungen verschwunden? Unsere Normen und moralischen Wertvorstellungen haben sich geändert. Niemand ist mehr irritiert von sexuell promiskuitivem Verhalten oder von einer Wehrdienstverweigerung, die ein Recht in einer demokratischen Gesellschaft darstellt. Der Polit-Fanatiker wird nicht mehr als Fall für die Psychiatrie angesehen, sondern womöglich bewundert von Leuten mit ähnlichen Vorstellungen (z. B. Fundamentalisten jegli-

Tabelle 1.2: *Persönlichkeitsstörungen, die sich aufgrund anderer gesellschaftspolitischer Verhältnisse »normalisiert« haben und nicht mehr in ICD-10 oder DSM-IV enthalten sind*

Bezeichnung	*Veränderte Vorstellungen*
Haltlose, insbesondere sexuell; Haltlose, auch sog. geborene Prostituierte	Größere Akzeptanz sexueller Promiskuität
Willenlose	Aufgabe des Konzeptes des »Willens« in der Psychiatrie, ersetzt durch das Konzept »Antrieb«
»Dienstverweigerer«	Zum Teil auch bei den Willenlosen oder Haltlosen subsumiert; politische Berechtigung zur Kriegsdienstverweigerung
Fanatische (politisch, religiös)	Größere Toleranz für politisches und religiöses Außenseitertum; weniger Sanktionen gegen Außenseiter
»Arbeitsscheue« »Gemeinschaftsunfähige« »Landstreicher«	Leichtere Rückkehrmöglichkeit für »Aussteiger« in die bürgerliche Gesellschaft; erweitertes Sozialversicherungssystem; Verwendung anderer Diagnosen (z. B. Alkoholismus)
Querulanten	Leichtere Akzeptanz von Rechtsansprüchen durch Versicherungen und Sozialsystem; Durchsetzung vermeintlicher Rechtsansprüche durch »clevere« Rechtsanwälte; Verwendung anderer Diagnosen (z. B. paranoid)
Infantile Persönlichkeit	Infantilität als Bestandteil des kulturellen Lebens (z. B. Zeitschriften, Fernsehen, Diskokultur, Lolitatyp, Videospiele)

cher Ideologie). Die streitbare Persönlichkeit kann ihre Forderungen mit Hilfe cleverer Rechtsanwälte oder Institutionen in westlichen Gesellschaften durchzusetzen versuchen, in denen entspre-

Tabelle 1.3: *Persönlichkeitsstörungen aus der psychoanalytischen Literatur, die aber in der heutigen Gesellschaft akzeptiert und oftmals sogar sehr geschätzt werden*

Typ	Begründung
»Phallisch-narzisstischer Charakter« (W. Reich)	»Männliche(r)« Frau/Mann, erfolgreiche(r) Geschäftsfrau/-mann Feminismus, Antifeminismus
»Marketing character« (E. Fromm)	Angepasster, verwendungsfähiger Streber in der Leistungsgesellschaft
»Authoritarian personality« (T. W. Adorno)	Rückgratloser deutscher Untertanentyp; aufgrund deutscher Geschichts- und Staatstradition geschätzter Typus (Herrenmenschen und Untertanen = deutsche Gesellschaft)
»Überwertige Persönlichkeit« (H. Emrich)	Politische Fundamentalisten, die für ihre Überzeugungen breit sind, Gewalt anzuwenden.

chende Anliegen durch Gewerkschaften und politische Parteien sozial abgesichert sind.

Das Konstrukt des »Willens« ist in der modernen Psychiatrie nicht mehr valide und wurde teilweise durch Konzepte wie »Arousal« und Motivation ersetzt. Was den infantilen Typ betrifft, so ist die ganze westliche Kultur »infantil« geworden, wenn man Fernsehsendungen mit hohen Einschaltquoten, die Regenbogenpresse, die Werbung etc. betrachtet. Um es zu wiederholen: Die Verhaltensweisen sind die gleichen geblieben, manche sind störend und unangenehm, aber sie werden nicht mehr als pathologisch angesehen und führen also auch nicht zu einer psychiatrischen Diagnose. Die Betroffenen können als »renormalisiert« bezeichnet werden.

Es existiert noch eine vierte Gruppe, nämlich die »potenziellen Kandidaten« für die Diagnose einer Persönlichkeitsstörung, die nur von den Psychoanalytikern als gestörte Persönlichkeiten eingestuft werden, während sie in der Gesellschaft als normale Varianten menschlichen Seins oder ausgesprochen nützliche Personen

Tabelle 1.4.: *Welche Typen von Persönlichkeitsstörungen fehlen im DSM-III-R und ICD-10, obwohl sie in der klassischen deutschen Psychiatrie und deren Literatur einen breiten Raum einnehmen?*

(A) *Persönlichkeitsstörungen, die auf DSM-III-R Achse I verschoben sind:*	
	Begründung:
Depressive	Affektive Störungen
Zyklothyme	dto.
Hyperthyme	dto.
»Verschrobene«	Schizophrener Defekt

(B) *Persönlichkeitsstörungen, die evtl. unter ein oder zwei Typen mit anderem Namen subsumiert werden:*	
Asthenische	dependent, selbstunsicher
Sensitive	selbstunsicher, paranoid
Explosible	impulsiv, Borderline??
Gemütsarme, Gemütskalte	antisozial, sadistisch

gelten. Gemeint sind Typen wie die »authoritarian personality« nach Adorno (1950), der »marketing character« nach E. Fromm (1979), der phallisch-narzisstische Charakter nach Reich (1970) oder der »überwertige Charakter« nach Emrich (1992) und andere mehr. Doch haben diese Typen aus kulturellen Gründen keinen Eingang in den offiziellen Kanon der Persönlichkeitsstörungen gefunden (siehe Tabelle 1.3).

Zusätzlich gibt es eine Reihe von Typen von Persönlichkeitsstörungen, die im Kapitel der Persönlichkeitsstörungen des DSM-III-R/DSM-IV oder ICD-10 deswegen fehlen, weil sie in ein anderes Kapitel verlagert wurden oder unter einen anderen Persönlichkeitstyp subsumiert werden, obwohl sie in der klassischen deutschen Psychiatrie und deren Literatur aufgeführt sind (siehe Tabelle 1.4).

Vergleich moderner Klassifikationssysteme

Tabelle 1.5 gibt die Typologien moderner Klassifikationssysteme von Persönlichkeitsstörungen wieder, angefangen mit Kurt

Tabelle 1.5: *Typologien von Persönlichkeitsstörungen (PS)*

Cluster	DSM-IV	DSM-III-R	ICD-10	ICD-9	K. Schneider
A	Paranoide PS Schizoide PS Schizotypische PS	Paranoide PS Schizoide PS Schizotypische PS	Paranoide PS Schizoide PS –	Paranoide PS Schizoide PS –	– – –
B	Antisoziale PS Borderline-PS Histrionische PS Narzisstische PS –	Antisoziale PS Borderline-PS Histrionische PS Narzisstische PS –	Dissoziale PS Emotional unstabile PS *Borderline-Typus* *Impulsiver Typus* Histrionische PS (Narzisstische PS) –	Soziopath./Antisoziale PS Explosible PS Hysterische PS – –	Gemütlose + willenlose PS Explosible PS Geltungsbedürftige PS – Fanatische PS
C	Selbstunsichere PS Abhängige PS Zwanghafte PS (bei affekt. Störungen) –	Selbstunsichere PS Abhängige PS Zwanghafte PS (bei affekt. Störungen) Passiv-aggressive PS	Ängstliche PS Abhängige PS Anankastische PS (bei affekt. Störungen) (Passiv-aggressive PS)	– Asthenische PS Anankastische PS Affektive PS –	Selbstunsichere PS Asthenische PS Anankastische PS (bei den selbstunsicheren PS) Hyperthyme + depressive + stimmungslabile PS –
NOS (nicht anderweit. spezifiziert)	– NOS	– NOS	Andere –	Andere NOS	– –

21

Schneider über ICD-9 und ICD-10 bis hin zu DSM-III-R und DSM-IV.
Bei Kurt Schneider fehlen die paranoide und schizoide Persönlichkeitsstörung, während bei ICD-10, DSM-III-R und DSM-IV die affektive Persönlichkeitsstörung unter die klinischen Syndrome subsumiert wird. Die schizotypische Persönlichkeitsstörung, neu eingeführt von DSM-III und in DSM-III-R und DSM-IV beibehalten, wird bei ICD-10 unter den schizophrenen Psychosen aufgelistet. Bei der Typologie von Kurt Schneider und ICD-9 fehlen die narzisstische und die passiv-aggressive Persönlichkeitsstörung (letztere in DSM-IV nur im Anhang zu finden), beide sind nie in die ICD-Klassifikation und andere offizielle europäische Klassifikationen aufgenommen worden. Obwohl die Borderline-Persönlichkeitsstörung als Diagnose eine lange Tradition hat, wurde diese in ihrer jetzigen Definition erst 1980 in DSM-III eingeführt. Leider herrscht auch bei den einzelnen Kriterien der jeweiligen Persönlichkeitsstörung nach DSM-IV und ICD-10 keine vollständige Übereinstimmung. Empirische Studien basieren auf den Kriterien der Persönlichkeitsstörung nach DSM-III und DSM-III-R.

1.6 Klinische Diagnostik der Persönlichkeitsstörungen

Die Persönlichkeitsstörungen kann man, wie in Amerika üblich, in drei Hauptgruppen ordnen: Gruppe A (Cluster A) beinhaltet die paranoide, schizoide und schizotypische Persönlichkeitsstörung. Personen mit diesen Störungen werden häufig als sonderbar und exzentrisch bezeichnet. Gruppe B (Cluster B) beinhaltet die histrionische, narzisstische, antisoziale und Borderline-Persönlichkeitsstörung. Personen mit solchen Störungen werden häufig als dramatisierend, emotional oder launisch bezeichnet. Gruppe C (Cluster C) beinhaltet die selbstunsichere, abhängige, zwanghafte (und passiv-aggressive) Persönlichkeitsstörung. Diese Menschen zeigen sich oft ängstlich oder furchtsam.
Das Cluster-Konzept wendet die kategoriale Erfassung von psychischen Störungen an, d. h., das Individuum hat oder hat nicht

die entsprechende Persönlichkeit. In jedem Cluster werden spezifische Diagnosen durch Prototypen repräsentiert. Der Patient erhält eine spezifische Diagnose, wenn er eine gewisse Anzahl von Merkmalen des Prototyps erfüllt. Innerhalb der Cluster A, B und C wird die Diagnose einer Persönlichkeitsstörung als prototypisch für das entsprechende Cluster angesehen, d. h. für das Cluster A die schizotypische, für Cluster B die Borderline- und Cluster C die ängstliche Persönlichkeitsstörung.

1.7 Charakteristische Merkmale der drei Cluster

Die drei Cluster A, B und C weisen unterschiedliche Persönlichkeitszüge auf:

Charakteristische Merkmale der paranoiden und schizoiden Persönlichkeitsstörungen (Cluster A):
- seltsames exzentrisches Verhalten
- ausgesprochene Affektarmut, Gefühlskälte
- bei vermeintlichen Kränkungen und Bedrohungen schnelles Umkippen der Stimmung in Wut und Zorn, unter Umständen auch Gewalttätigkeit
- Misstrauen bis hin zum Gefühl der Bedrohung und paranoiden Vorstellungen
- fehlender zwischenmenschlicher Kontakt

Charakteristische Merkmale der dissozialen, emotional instabilen, histrionischen und narzisstischen Persönlichkeitsstörungen (Cluster B):
- Impulsivität im affektiven Bereich aus mehr oder minder gravierenden Anlässen
- Übermäßig starke Wut und Unfähigkeit, die Wut zu kontrollieren
- Tendenzen zu Selbstbeschädigung bzw. Suizidversuchen
- Tendenzen zur Fremdgefährdung, vor allem bei der dissozialen und narzisstischen Persönlichkeitsstörung
- Wenig ausgeprägtes Selbstwertgefühl mit Empfinden von Wut, Scham und Demütigung bei berechtigter und unberechtigter Kritik

- Schneller Wechsel von Idealisierung und Entwertung von nahe stehenden Personen
- Probleme bei der Regulierung von Nähe und Distanz zu anderen Menschen

Charakteristische Merkmale der ängstlichen, abhängigen, anankastischen und passiv-aggressiven Persönlichkeitsstörungen (Cluster C):
- Leichte Verletzbarkeit durch Kritik und Ablehnung
- Übertreibung potenzieller Probleme, körperlicher Gebrechen oder Risiken
- Andauerndes Angespannt- und Besorgtsein
- Gefühl der Hilflosigkeit und Abhängigkeit
- Massive Trennungsängste
- Übermäßige Gewissenhaftigkeit und fehlende Flexibilität
- Passive Aggressivität

An diesen Kriterien sollte das klinische Interview bei der Erfassung der Gesamtgruppe der Persönlichkeitsstörungen orientiert sein. Gerade bei der Diagnostik von Persönlichkeitsstörungen ist die Information von anderen Personen wie z. B. Angehörige, Freunde, Arbeitskollegen von besonderer Bedeutung, da die Patienten ihre Schwierigkeiten im Umgang mit anderen Personen oder ihre Probleme im Alltag nicht immer wahrnehmen (Persönlichkeitszüge sind ich-synton) oder auch aus Scham oder Berechnung verschweigen (Persönlichkeitszüge sind ich-dyston). Bei stationären Behandlungen sind die Beobachtung des Patienten, die Erprobung im Rahmen von Arbeits- und Beschäftigungstherapie sowie die Exposition zu Sozialkontakten im Rahmen von Gruppenaktivitäten von besonderer Bedeutung für die Diagnostik von (pathologischen) Persönlichkeitszügen.

Eine ausführliche Anamnese mit Schwerpunkt auf der Lebensgeschichte und dem Herausarbeiten von immer wiederkehrenden Verhaltensmustern, die sich besonders unter Belastungen zeigen, ist eine conditio sine qua non für die Diagnostik von Persönlichkeitsstörungen.

Die Drei-Cluster-Einteilung ist im Rahmen von empirischen Studien nicht unwidersprochen geblieben, aber repräsentiert das »Spektrum-Modell« von psychiatrischen Störungen (Bronisch, 1999a).

Ein weiteres Problem stellt das Auftreten multipler Diagnosen einer Persönlichkeitsstörung bei ein und demselben Individuum dar. Dabei erstrecken sich die Diagnosen der Persönlichkeitsstörungen über die Cluster A, B und C hinweg. Loranger et al. (1994) fanden in einer großen Stichprobe von stationär behandelten psychiatrischen Patienten bis zu sieben verschiedene Persönlichkeitsstörungen pro Patient, Bronisch und Mombour (1994) bis zu fünf Diagnosen pro Patient in einem Poliklinik-Sample, wobei nur die Hälfte der Patienten eine einzige Diagnose aufwies. Dolan et al. (1995) sprechen daher von der »Breite der Psychopathologie« und nicht von »cooccurence« oder »comorbidity«. Tyrer und Johnson (1996) definieren den Schweregrad der Persönlichkeitspathologie in Abhängigkeit von der Anzahl der Persönlichkeitsstörungen bei ein und demselben Patienten.

Für die klinische Arbeit bedeutet dies, dass sich der Therapeut grundsätzlich nicht zu früh auf die Diagnose *einer* Persönlichkeitsstörung einlassen sollte, sondern auch auf Persönlichkeitszüge anderer, womöglich nicht im Vordergrund stehender, Persönlichkeitsstörungen achtet. Auch in der Behandlung spielen nicht die einzelnen Diagnosekategorien die alleinige Rolle, sondern zumeist werden einzelne pathologische Persönlichkeitszüge zum Fokus des therapeutischen Vorgehens.

2. Grundsätzliches zur psychothera-
peutischen Krisenintervention

Thomas Bronisch

2.1 Grundsätzliches zur Therapie
der Persönlichkeitsstörungen

Aufgrund der Vielfalt und Komplexität der Persönlichkeitsstörungen lassen sich grundsätzliche Therapierichtlinien bei den Persönlichkeitsstörungen nicht so einfach formulieren wie z. B. bei depressiven Patienten oder Patienten mit Angststörungen oder Suchterkrankungen.

Es ist zweckmäßig, bei der Therapie von Persönlichkeitsstörungen zu unterscheiden zwischen aktueller Krisenintervention und psychiatrisch-psychotherapeutischer Behandlung, zwischen Psychotherapie, Pharmakotherapie und sozialtherapeutischen Maßnahmen, zwischen ambulanter und stationärer Therapie.

Es existieren Therapiekonzepte folgender übergreifender Therapieverfahren, die neben einem theoretischen Konzept ein ätiopathogenetisches Modell sowie spezifische Psychotherapietechniken aufweisen: Psychoanalyse (Kernberg, 1991), interpersonelle Therapie (Benjamin, 1996), kognitive Therapie (Beck und Freeman, 1993) und – nur für Borderline-Persönlichkeitsstörungen – die kognitive Verhaltenstherapie mit dem Konzept der dialektischen Verhaltenstherapie nach Linehan (1996). Für die Therapie von Borderline-Persönlichkeitsstörungen gibt es Therapiemanuale für die psychodynamische Psychotherapie (Kernberg et al., 1993) und für die dialektische Verhaltenstherapie (Linehan, 1996). Darüber hinaus gibt es erstmals auch Versuche eines integrativen Konzeptes der vier oben erwähnten Psychotherapierichtungen, was differenzielle Indikation und differenzielles Vorgehen bei verschiedenen Persönlichkeitsstörungen betrifft (Fiedler, 1998).

Bei der Therapie richtet man sich nach dem Clustermodell der Persönlichkeitsstörungen nach DSM-III bis IV und geht nur in

Ausnahmefällen auf eine spezifische Persönlichkeitsstörung ein: das bizarre oder exzentrische Cluster A mit der paranoiden Persönlichkeitsstörung und der schizoiden Persönlichkeitsstörung, das dramatische Cluster B mit der dissozialen, emotional instabilen, histrionischen (und narzisstischen) Persönlichkeitsstörung und das ängstliche Cluster C mit der anankastischen, ängstlich(-vermeidenden), abhängigen und (passiv-aggressiven) Persönlichkeitsstörung. Den einzelnen Clustern werden dabei die für die PS in dem jeweiligen Cluster typischen Charakteristika vorangestellt.

Bei der Therapie der Persönlichkeitsstörungen ist zunächst einmal von dem hohen Grad an Komorbidität auszugehen. Dies beinhaltet zum einen klinische Syndrome (Achse-I-Störungen nach DSM-III bis -IV) wie Depression, Angst, Zwang, Sucht, Somatisierung und Störung des Essverhaltens. Zum anderen ist an das sehr häufige (mindestens 50%) Auftreten von mehr als einer Persönlichkeitsstörung bei ein und demselben Patienten zu denken, wobei die Kombinationen von Persönlichkeitsstörungen auch clusterübergreifend auftreten.

Gerade bei Persönlichkeitsstörungen ist zwischen Krisenintervention und Langzeittherapie zu unterscheiden. Aufgrund der maladaptiven Persönlichkeitszüge kommt es des Öfteren durch Konfrontation mit spezifischen Lebensereignissen oder unter belastenden Lebenssituationen zu den Patienten oder die Umgebung gefährdenden impulsiven Handlungen, wie etwa Suizidhandlungen oder aggressiven Impulsdurchbrüchen, aber auch zu Angstzuständen und Dissoziation, die mit Hilfe der Krisenintervention akut angegangen werden müssen. Davon zu unterscheiden sind längerfristige Therapien, die die maladaptiven Kognitionen, Verhaltensweisen und interpersonellen Konfliktmuster zum therapeutischen Fokus haben.

Schließlich muss mittlerweile neben den weiterhin dominierenden psychotherapeutischen Verfahren und der Sozialtherapie die Pharmakotherapie als eigenständige Therapieform berücksichtigt werden.

2.2 Grundsätzliches zur Krisenintervention

Bevor in den darauffolgenden Kapiteln auf die spezifischen Techniken der Krisenintervention bei Persönlichkeitsstörungen eingegangen wird, sollen noch einige Bemerkungen zu therapeutischen Zielen der psychodynamischen und der Verhaltenstherapien in Hinblick auf Krisenintervention gemacht werden.
In der Tabelle 2.1 sind die psychodynamischen und Verhaltenstherapien in Bezug auf ihre wesentlichen – unterscheidenden – Charakteristika gegenübergestellt.
Es besteht für mich gar kein Zweifel, dass die Indikation für die unterschiedlichen psychotherapeutischen Ansätze nicht nur von den Krankheitsbildern unserer Patienten abhängt, sondern ganz wesentlich auch von dem lebensgeschichtlichen Hintergrund der

Tabelle 2.1: *Unterschiede psychodynamischer Therapien vs.*
Verhaltenstherapien

	Psychodynamische Therapien	Verhaltenstherapien
Philosophische Basis	Idealismus, Subjektivität, Introspektion	Realität, Objektivität, Extraspektion
Methodisches Vorgehen	analytisch	synthetisch
Interpersonelle Dimension	Angriffspunkt ist Patient-Therapeut-Beziehung	Patient-Therapeut-Beziehung Mittel zum Zweck
Verhalten Kognitionen Affekte	vorwiegend affektives Erleben	vorwiegend Kognitionen und Verhalten
Persönlichkeitszüge Symptome, Verhalten, Affekte	Angriffspunkt sind vorwiegend Persönlichkeitszüge, Affekte	Angriffspunkt sind vorwiegend Symptome, Verhalten
Realität Phantasie Traum	Arbeit vorwiegend mit Phantasie – Traum	Arbeit vorwiegend mit Realität – Phantasie
Bewusstes – Unbewusstes	Unbewusstes vorwiegend	Bewusstes vorwiegend

Therapeuten, seinem Persönlichkeitstyp und daraus folgend seinem Ausbildungsschwerpunkt.

In der psychotherapeutischen Praxis finden sich natürlich erhebliche Überschneidungen, die sich in einem verhaltenstherapeutischen aktiven Herangehen an die Symptome gerade bei psychodynamisch orientierten Therapeuten und umgekehrt als interpersonell orientiertes Vorgehen bei verhaltenstherapeutisch orientierten Therapeuten zeigt. Bei der psychotherapeutischen Krisenintervention schließlich verwischen sich die Grenzen zunehmend mit der Notwendigkeit einer Bearbeitung des auslösenden Konfliktes bzw. Traumas und einem symptom-orientierten Vorgehen.

2.3 Maßnahmen zur psychotherapeutischen Krisenintervention

Folgende diagnostische Maßnahmen sind bei jeder Krisenintervention notwendig (Tabelle 2.2):

Tabelle 2.2: *Diagnostische Maßnahmen*

Anamnese:	Psychiatrische Erkrankungen, Biographie
Exploration:	Erkennen von psychiatrischen Erkrankungen Verhalten des Patienten während der Exploration Interaktion Patient – Therapeut Gegenübertragung des Therapeuten
Körperliche Untersuchung:	Hinweise auf suizidale, selbstverletzende Handlungen Folgeerscheinungen von Suchterkrankungen Allgemeine medizinische Anamnese
Fremdanamnese:	Ergänzung und Überprüfung der Angaben des Patienten (mit Einverständnis des Patienten, nur in Notfällen ohne Einverständnis des Patienten)

Die dargestellten diagnostischen Schritte erscheinen im ersten Augenblick recht umfangreich und damit zeitaufwendig zu sein, aber durch gezieltes Befragen ist auch in kurzer Zeit eine ausreichende diagnostische Abklärung möglich.

Die eigentliche Krisenintervention beinhaltet dann folgende therapeutische Schritte:

- Akzeptieren des gefährdeten oder gefährlichen Verhaltens als Notsignal
- Verstehen der Bedeutung und subjektiven Notwendigkeit dieses Notsignals
- Bearbeitung der gescheiterten Bewältigungsversuche
- Aufbau einer tragfähigen Beziehung
- Wiederherstellen der wichtigsten Beziehungen
- Gemeinsame Entwicklung alternativer Problemlösungen für die aktuelle Krise
- Gemeinsame Entwicklung alternativer Problemlösungen für künftige Krisen
- Kontaktangebote als Hilfe zur Selbsthilfe
- Einbeziehung von Angehörigen (unter Berücksichtigung der individuellen Situation)

Zur Konkretisierung einzelner Schritte der Krisenintervention folgt hier eine *Kasuistik*:

Zur akuten Krankheitsentwicklung:
Frau L. kam wegen panikähnlicher Zustände, während der sie keine Kraft mehr in den Armen und Beinen spürte, viel weinte und sich körperlich erschöpft fühlte, zunächst in die Behandlung einer Neurologin. Diese stellte die Diagnose einer endogenen Depression und behandelte Frau L. mit 50 mg/die Amitriptylin und 2×0,5 mg/die Alprazolam. Nach einer leichten Besserung war die Patientin zusammen mit ihrem Ehemann am darauf folgenden Wochenende an einen See gefahren, was jedoch zu einer Verschlimmerung der Beschwerden geführt hatte. Frau L. konsultierte daher eine befreundete niedergelassene Nervenärztin, die die Dosis von Amitriptylin auf 75 mg/die erhöhte. Da das Medikament wenig Wirkung zeigte und Nebenwirkungen auftraten, wurde mir die Patientin in der Ambulanz vorgestellt.

Zur Krankheitsvorgeschichte:
Zum ersten Mal sei sie, so der Bericht von Frau L., nach der Geburt

ihrer ersten Tochter 1985 depressiv verstimmt gewesen. Die Depression mit Suizidgedanken habe sich im Laufe der ersten Wochen nach der Geburt langsam entwickelt. Hintergrund sei gewesen, dass sie ihr Baby nicht für sich gehabt habe, sondern dass die »großen Kinder« (die Kinder ihres Mannes) sich um das Baby gerissen hätten. Das Baby, durch Kaiserschnitt entbunden, sei ein ausgesprochen problematisches Kind (»Schreikind«) gewesen. Erst nach einem halben Jahr habe sie wegen der Depressionen einen Arzt aufgesucht, der ihr Hyperforat verschrieben habe. Daraufhin sei es ihr besser gegangen.

Gegen den Willen ihres Mannes sei sie ein zweites Mal schwanger geworden, hätte das Kind jedoch in der 8. Woche verloren. Sie sei darüber sehr verzweifelt gewesen und habe kein Verständnis bei ihren Eltern oder bei ihrem Mann finden können, der erst durch den Abgang von der Schwangerschaft erfahren hatte. Schließlich sei sie drei Monate nach dem Abgang wieder schwanger geworden, wobei diesmal der Ehemann unter Vorbehalten zugestimmt habe. Schon während der Schwangerschaft habe sie dann unter Depressionen gelitten und sich in die Behandlung einer Nervenärztin begeben, die die Diagnose einer Schwangerschaftsdepression gestellt und keine weitere Behandlung unternommen habe. Auch das zweite Kind wurde mit Kaiserschnitt entbunden, wobei die Geburt äußerst schwer gewesen sei und sie kurz vor dem Tode gestanden habe. Nach der Geburt sei es ihr ausgezeichnet gegangen. Das Kind sei jedoch wegen einer Missbildung am Darm sechs Wochen später wieder ins Krankenhaus gekommen. Frau L. habe erneut unter Depressionen gelitten, die wiederum mit Hyperforat behandelt worden seien. Ihre Mutter habe kurze Zeit später einen Schlaganfall erlitten, Frau L. habe nun auch ihre Mutter versorgen müssen. Zu dieser Zeit hätten sich die Depressionen wieder verstärkt, sie habe vermehrt unter Übelkeit, unter Schulter-Rücken-Schmerzen, schließlich auch unter Migräne gelitten. Da die Beschwerden nicht besser geworden seien, sei sie im Frühjahr des darauf folgenden Jahres wieder zur Nervenärztin in Behandlung gegangen. Diese habe die Diagnose einer Erschöpfungsdepression gestellt und Sulpirid verschrieben. Daraufhin habe Frau L. eine Galaktorrhoe (Milchfluss aus den Brustdrüsen) entwickelt, weswegen Sulpirid abgesetzt und durch Imipramin ersetzt worden sei. Gleichzeitig habe die Nervenärztin eine Gesprächstherapie begonnen; Frau L. habe die Therapie jedoch von sich aus abgebrochen.

Die weiteren gynäkologischen Kontrollen hätten dann ergeben, dass sie kein Östrogen mehr produziere, weswegen Östrogen substituiert wurde. Im Laufe der Zeit habe sie dann unter niedrigem Blutdruck gelitten, welcher vom Internisten mit Effortil (Sympathikomimetikum) behandelt worden sei. Zeitweilig sei dadurch eine Besserung eingetreten, die jedoch nicht angehalten habe. Zwischenzeitlich habe sie auch unter chronischen Blasenentzündungen gelitten, die mit Antibiotika behandelt wurden; die Migräne sei wieder stärker geworden, weswegen sie Ergosanol zur Behandlung bekommen habe. Schließlich sei der Kreislauf wieder zusammengebrochen, weswegen ihr der Internist Astonin H (Mineralkortikoid) verschrieben habe, was ihr auch geholfen habe.

An Pfingsten hätte die ganze Familie Urlaub an einem See gemacht, wo sie ein Haus und ein Motorboot besitzen. Während einer Motorboot-Tour sei es kurz nach dem Auftanken des Bootes zu einem schweren Unfall mit einer Stichflamme im Boot gekommen. Wie durch ein Wunder sei kein Familienmitglied verletzt worden, alle seien mit einem massiven Schock davongekommen. Während dieses Unfalles sei die Stieftochter in den See gefallen, konnte aber zusammen mit den beiden anderen Kindern ans Ufer schwimmen. Als schlechte Schwimmerin habe sie selbst das Baby gerettet. Ihr Ehemann hätte unterdessen noch versucht, auf dem Motorboot den Brand zu löschen. Trotz dieses Ereignisses wollte er erneut eine größere Motorboot-Tour mit Freunden machen, wogegen sich die Patientin innerlich sträubte, dies aber nicht zum Ausdruck bringen konnte.

Biographie: Der Vater der Patientin ist Industriekaufmann, sei nie zu Hause gewesen, da er viel gearbeitet habe. An ihm habe sie sehr gehangen. Am Wochenende sei er als leidenschaftlicher Jäger ebenfalls meistens nicht mit der Familie zusammen gewesen. Die Mutter sei Hausfrau gewesen, habe mit nur zwei Kindern ein Hausmädchen beschäftigt. Zu der Mutter habe sie eigentlich wenig Kontakt gehabt. Diese habe ihren 4 1/2 Jahre älteren Bruder, zu dem jetzt ebenfalls kein gutes Verhältnis bestehe, ihr vorgezogen. Sie habe dann mit 6 Jahren die Volksschule besucht, sei mit 10 Jahren ins Gymnasium übergewechselt, habe im Gymnasium immer wieder Schwierigkeiten gehabt, sei aber mittels Nachhilfe von den Eltern bis zum Abitur »durchgepeitscht« worden. Da sie die familiäre Atmosphäre als wenig liebevoll und hilfreich erlebt habe, sei sie gleich nach dem Abitur von zu Hause ausgezogen. Während die Eltern immer gerne eine Pharmazeutin aus ihr gemacht hätten, schrieb sie sich zunächst für Medizin ein und entschloss sich dann zu einer Optikerlehre. Der Bruder der Patientin absolvierte nach Wunsch der Eltern das Pharmaziestudium und ist nun Besitzer einer eigenen Apotheke. Frau L. zog nach München, wo sie Freunde hatte und eine Ausbildung als Augenoptikerin absolvierte. Während dieser Ausbildung lernte sie ihren zukünftigen Ehemann kennen, der Ausbilder in der Augenoptik war. Zu dieser Zeit sei er noch verheiratet gewesen. Während dieser Ausbildung nahm sie zu ihm eine intime Beziehung auf, als dieser in Scheidung lebte. Die Auseinandersetzungen mit seiner damaligen Ehefrau seien so massiv gewesen, dass ihr zukünftiger Ehemann Selbstmord begehen wollte. Frau L. habe ihm sehr beigestanden. Im selben Jahr noch habe sie die Optikerprüfung absolviert.

Sie sei dann mit dem Mann zusammengezogen und habe sich intensiv um die beiden Kinder aus seiner ersten Ehe gekümmert. Vier Jahre später sei dieser geschieden worden, und schließlich seien die Kinder ihnen beiden zugesprochen worden. Sie habe immer wieder versucht, die Adoptivkinder besser zu versorgen als die leibliche Mutter. Frau L. habe selbst in dieser Zeit ein Optikergeschäft geführt und noch ein Studium an der Fachakademie absolviert. Obwohl das Sorgerecht für die Kinder auf den Ehemann übergegangen war und sie selbst diese Kinder versorgt hätte, hätten sie zu diesem Zeitpunkt noch nicht geheiratet. Das Geschäft des Ehemannes stand damals immer kurz vor dem Konkurs. Außerdem habe ihr späterer Ehemann einen Herzinfarkt erlitten, weswegen sie dann ihr eigenes Geschäft und die Ausbildung an der Fachakademie aufgegeben habe. Nachdem das Geschäft des Ehemannes konsolidiert gewesen sei, hätten sie sich entschlossen zu heiraten. Vor allem von ihrer Seite sei der Wunsch aufgekommen, eigene Kinder zu haben. Sie sei dann noch im selben Jahr schwanger geworden.

Zum Zeitpunkt des Erstkontaktes mit mir lebte Frau L. zusammen mit ihrem Mann und den vier Kindern (ein 13-jähriger Sohn und eine 15-jährige Tochter aus der ersten Ehe ihres Mannes sowie eine 2- bzw. eine 4-jährige Tochter aus der Ehe mit ihrem Mann).

Psychischer Befund: 32-jährige, erschöpft wirkende, untergewichtige und blass aussehende Patientin. Sie ist durch das Erstgespräch mit dem Referenten sehr entlastet, berichtet ausführlich über die verschiedenen extremen Belastungen, denen sie in den letzten Jahren ausgesetzt war, wobei es den Eindruck hat, als ob sie Schwierigkeiten habe, sich mit ihren eigenen Bedürfnissen und Wünschen gegenüber ihrer Umgebung, insbesondere gegenüber ihrem Mann, durchzusetzen. Hinweise auf ein ausgeprägt depressives Syndrom bestanden nicht.

Meine Arbeitshypothese:
Ein Konflikt scheint sich angebahnt zu haben, nachdem die Patientin eigene Kinder neben den Stiefkindern haben wollte und offensichtlich Probleme hatte, ihre Liebe gleichmäßig auf alle Kinder zu verteilen. Zusätzlich schien sie sich nicht ausreichend von ihrem Ehemann unterstützt zu fühlen, dem sie in den vergangenen Jahren sehr geholfen hatte. Diese Situation spitzte sich offensichtlich während der zweiten Schwangerschaft zu, die von Seiten des Mannes nicht gewollt war.

Eine deutliche Verschlechterung der depressiven und auch jetzt noch bestehenden Angstsymptomatik erfolgte dann nach dem Motorboot-Unfall und der Absicht ihres Mannes, trotz des Unfalles eine weitere Tour zu machen.

Hinweise für eine von anderen Kollegen geäußerte endogene Depression schienen mir im Augenblick nicht gegeben, wohl aber für eine chronische Überlastungssituation.

Therapeutisches Vorgehen und Verlauf:
Ich entschied mich bei der Patientin zu einer ambulanten Krisenintervention.

Zunächst sollte erreicht werden, dass sämtliche Kinder während der nächsten Wochen versorgt sind und der Ehemann sich mehr um die Patientin kümmert.

Des Weiteren wollte ich eine Fremdanamnese durch den Ehemann erheben, wozu mir die Patientin ihr Einverständnis gab.

Die *Medikation* von 75 mg Amitriptylin abends sollte beibehalten werden, zunächst auch die Gabe von 0,5 mg Alprazolam morgens und abends.

Hinsichtlich der internistischen Abklärung der Kreislaufsituation sowie der hormonellen Stoffwechsellage wollte ich mit den behandelten *niedergelassenen Ärzten Kontakt aufnehmen.*

Am darauf folgenden Tag kam das *Ehepaar* in meine Sprechstunde. Ich sprach zunächst mit Einverständnis der Patientin mit dem Ehemann alleine. Er zeigte sich sehr besorgt um seine Frau, bestätigte deren Angaben, meinte auch, dass seine Frau in letzter Zeit zu kurz gekommen sei. In einem gemeinsamen Gespräch mit dem Ehepaar äußerte Frau L. auch unter Tränen den Vorwurf, zu kurz gekommen zu sein, was Herrn L. sehr betroffen machte. Als Hausaufgabe gab ich dem Paar mit, in den nächsten 10 Tagen, solange die Kinder außer Haus sind und der Ehemann sich vom Geschäft freimachen kann, sich mit sich selber zu beschäftigen, insbesondere mit den Enttäuschungen, die sie jeweils mit dem Partner erlebt haben.

Eine *Kontaktaufnahme mit dem behandelnden Internisten und Gynäkologen* ergab folgende Befunde: Die internistische Untersuchung bei Frau L. hätte keinen pathologischen Befund ergeben, lediglich eine Hypotonie von systolisch 90 mm/Hg, auch ohne Psychopharmaka. Effortil und Novadral hätten nichts genützt, weswegen er eine kurze Zeit lang Astonin H gegeben habe. Der behandelnde Gynäkologe berichtete, dass Frau L. nach der zweiten Entbindung eine polyglanduläre Insuffizienz mit einer Hyperprolaktinämie gehabt habe, die durch Behandlung mit Pravidel gebessert werden konnte. Von mir darauf aufmerksam gemacht, dass Frau L. nach der zweiten Entbindung Sulpirid erhalten habe, räumte der Kollege ein, dass durch dieses Medikamemt ebenfalls eine Hyperprolaktinämie hervorgerufen worden sein könnte. Der Kollege sah im Augenblick keinen Zusammenhang mit der von der Patientin geschilderten Symptomatik.

Nach Rücksprache mit der Patientin erfolgte in der nächsten Woche eine stufenweise Reduktion und schließlich ein *Ausschleichen der psychotropen Medikation*, was gut toleriert wurde.

In den weiteren *psychotherapeutischen Gesprächen* stellte sich heraus, dass der Ehemann für die Einwilligung in die Ehe mit der Patientin die Adoption seiner beiden Kinder aus erster Ehe zur Bedingung gemacht hatte. Dadurch hätte sie bei der Versorgung der Kinder aus erster Ehe immer unter Leistungsdruck gestanden. Der Patientin wurde klar, dass nach dem Bootsunfall ein erneuter solcher Urlaub sie in Panik versetzt hätte und, wie auch in aggressiven Träumen mit Einbeziehung des Ehemannes deutlich wurde, unterschwellige Aggressionen gegen ihren Mann hervorgerufen hätte. Die Adoptivkinder hätten sich jetzt während der Therapie ganz auf ihre Seite geschlagen, was sie als große Entlastung empfinde.

In einem zweiten Gespräch mit dem Ehepaar wird deutlich, dass auch der Ehemann sich überfordert fühlt und um eine Vermittlung in eine Psychotherapie bittet, was von mir arrangiert wird.

Nach einer dreiwöchigen Behandlung mit insgesamt 9 Terminen konnte Frau L. zusammen mit ihrer Familie noch in den Sommerurlaub von vier Wochen Dauer fahren, ohne dass es zu gravierenden Depressionen, Angstzuständen oder funktionellen körperlichen Beschwerden kam.

Weiterer Verlauf:
Nach dem Urlaub willigte Frau L. in eine Kurzzeittherapie von insgesamt 25 Stunden ein. Im Mittelpunkt der Kurztherapie stand das fehlende Selbstbewusstsein der Patientin. Zusätzlich wurde deutlich, dass das Ehepaar wenig gemeinsamen Austausch hat und diesen Mangel durch eine Vielzahl von Aktivitäten überdeckt.

Mittlerweile habe ich eine Katamnese von 10 Jahren, wobei die Patientin zweimal noch für wenige Stunden eine Krisenintervention anlässlich von Ehestreitigkeiten benötigte, jedoch insgesamt mit Familie und Wiederaufnahme ihres Berufes gut zurechtkam.

Im Laufe der Therapie kristallisierten sich histrionische Persönlichkeitszüge mit Neigung zur Dramatisierung, Rivalisieren mit dem Ehemann sowie labiles Selbstwertgefühl mit kompensatorischer Überaktivität heraus, ohne dass jedoch die Kriterien für die *Diagnose einer histrionischen Persönlichkeitsstörung* erfüllt waren.

Abschließende Bemerkung:
Wichtige therapeutische Interventionen waren: das *Arbeiten im Hier und Jetzt,* das *Fokussieren der Thematik* auf die aktuelle Krisensituation, das *aktive Vorgehen* auf Seiten des *Therapeuten* und die *Einbeziehung des sozialen Umfeldes.*

3. Suizidalität

Thomas Bronisch

Diagnostik von Suizidalität

3.1 Definition von Suizidalität

Auf drei Begriffe ist näher einzugehen, die Formen suizidalen Erlebens und Verhaltens beinhalten:
- Suizidideen
- Suizidversuche
- Suizide

Suizidideen können bedeuten: Nachdenken über den Tod im Allgemeinen und den eigenen Tod, Todeswünsche und suizidale Ideen im engeren Sinne. Hierbei handelt es sich um direkte Vorstellungen von der Suizidhandlung, d. h., »ich möchte mich umbringen« und »wie kann ich mich umbringen«.

Die heute generell anerkannte Definition von Suizidversuch, im Englischen auch als Parasuizid bezeichnet, stammt von der Arbeitsgruppe der WHO von 1989 (Platt et al., 1992), zunächst in Englisch publiziert. Die autorisierte deutsche Version lautet wie folgt:

»Eine Handlung mit nicht tödlichem Ausgang, bei der ein Individuum absichtlich ein nicht habituelles Verhalten beginnt, das ohne Intervention von dritter Seite eine Selbstschädigung bewirken würde, oder absichtlich eine Substanz in einer Dosis einnimmt, die über die verschriebene oder im Allgemeinen als therapeutisch angesehene Dosis hinausgeht und die zum Ziel hat, durch die aktuellen oder erwarteten Konsequenzen Veränderungen zu bewirken.«

Diese Definition beinhaltet einerseits eine aktive Intention, sich selbst zu schädigen, aber nicht unbedingt sich zu töten. Der Todeswunsch war von Kreitman (1986) als nicht notwendig erachtet worden. Andererseits schließt diese Definition eine aktive Handlung mit dem Ziel der Veränderung äußerer Gegebenheiten ein.

Sie berücksichtigt aber nicht eine Gruppe von selbstschädigenden Verhaltensweisen, die von einigen Autoren, wie z. B. Karl Menninger (1938), als verzögerte Selbsttötung beschrieben werden: Alkohol-, Medikamenten- und Drogenabhängigkeit, Magersucht oder u. U. auch gefährliche sportliche Aktivitäten mit einem hohen Risiko für Leib und Leben des Betroffenen (riskante Formen von Bergsteigen, Drachenfliegen, Skifahren, Autofahren etc.). Bei diesen Verhaltensweisen nimmt Karl Menninger einen dem Betroffenen nicht bewussten Todeswunsch an. Jedoch fehlt hier die aktive oder die aktive, bewusste Intention zu sterben sowie die auf einen kurzen Zeitraum begrenzte absichtliche Selbstschädigung. Schließlich fehlt in der WHO-Definition die Frage nach dem Motiv der Suizidhandlung.

Suizid bezeichnet schließlich einen zum Tode führenden Suizidversuch.

3.2 Befunderhebung

Die in der Tabelle 3.1 genannten diagnostischen Schritte zur Einschätzung von Suizidalität scheinen zunächst ein längeres Gespräch, eventuell zusätzlich auch noch mit Angehörigen, Freunden oder Arbeitskollegen des Patienten, zu erfordern. Aber mit einigen wenigen gezielten Fragen, z. B. bei einer Exploration während des ärztlichen Notfalldienstes oder auf einer Intensivstation oder im Rahmen einer Erstexploration in einer psychiatrischen oder psychotherapeutischen Praxis, können die wesentlichen Hinweise auf eine suizidale Krise in wenigen Minuten erfasst werden.

3.3 Einteilung von Suizidversuchen

Bei der Beschreibung von suizidalen Verhaltensweisen/Suizidversuchen hat es sich als klinisch brauchbar erwiesen, eine Unterteilung zu treffen, die sich nach den Motiven des Suizidenten richtet (Feuerlein, 1971):

1) Parasuizidale Pause: Der Wunsch nach einer Zäsur steht im Vordergrund. Hierbei handelt es sich um Patienten, die z. B. mittels Tabletten einfach einmal »abschalten wollen«.
2) Parasuizidale Geste: Der Appell an den Mitmenschen steht im Vordergrund. Hierbei handelt es sich um Patienten, die einen Suizidversuch – oftmals in Anwesenheit eines Partners – unternehmen oder leicht auffindbar sind und keine »harte« Methode anwenden. Ziel ist es, auf ihre Not aufmerksam zu machen.
3) Parasuizidale Handlung: Hier steht die Autoaggression im Vordergrund; es handelt sich um missglückten Suizid.

Tabelle 3.1: *Diagnostisches Vorgehen bei Suizidalität*

Diagnostische Ebene	*Diagnostische Ziele*
Anamnese	Erfassen der Symptomatik und ihrer chronologischen Entwicklung. Information über Vorerkrankungen (insbesondere Suizidversuche) und Lebenssituation
Exploration	Erkennen psychiatrischer Erkrankungen, insbesondere depressiver Syndrome; Verstehen auslösender Konfliktsituationen
	Beurteilung der aktuellen Suizidgefährdung – aktive vs. passive Gedanken – konkrete Planung vs. ungerichtete Absichten – häufige, drängende vs. seltene Gedanken – Gefährlichkeit einer geplanten oder ausgeführten suizidalen Handlung – Art des Suizidmotivs
Körperliche Untersuchung	Erfassen therapierelevanter körperlicher Begleiterkrankungen (inkl. der Folgen durchgeführter suizidaler Handlungen)
Fremdanamnese	Ergänzung und Überprüfung der Angaben des Patienten (besonders bei Bagatellisierungstendenzen; möglichst mit dem Einverständnis des Betroffenen!)

3.4   Einschätzung der Ernsthaftigkeit eines Suizidversuchs

Diese Einteilung von Suizidversuchen führt direkt zum Problem der Ernsthaftigkeit von Suizidversuchen. Neben der Ernsthaftigkeit der Suizidintention, wie oben beschrieben, sind Suizidarrangement und Gefährlichkeit der Suizidmethode von Bedeutung. Das Suizidarrangement gibt Auskunft darüber, inwieweit der Suizident ein (rasches) Auffinden seiner Person nach erfolgtem Suizidversuch möglich oder unmöglich macht. Die Suizidmethode gibt unter Umständen Hinweise darauf, mit welcher Entschlossenheit der Betroffene seinen Suizid in die Wege leitet. Hierbei spielen sogenannte »harte Methoden« eine besondere Rolle. Zu den »harten Methoden« zählen alle Arten, die nicht durch Einnahme von Drogen oder Medikamenten erfolgen, wie etwa: Erhängen, Erschießen, vor einen Zug springen, sich ertränken, sich aus einem hohen Gebäude stürzen, sich die Pulsadern aufschneiden oder sich eine todbringende Substanz spritzen oder infundieren (z. B. Insulin).

Die folgende Fallvignette zeigt jedoch, dass auch ein weniger endgültiges Suizidarrangement tödlich enden kann.

Eine Patientin unternimmt einen Suizidversuch mit Einnahme von 20 Schlaftabletten, die sie im Medikamentenschrank vorgefunden hat (»weiche Methode«). Sie nimmt sie abends ein, legt sich ins gemeinsame Ehebett (Arrangement ermöglicht ein rasches Auffinden). Ihr Wunsch ist einfach, nach den vielen Streitigkeiten mal völlig abzuschalten (parasuizidale Pause). Die Patientin verstirbt noch in derselben Nacht: Bei den Tabletten handelte es sich um barbiturathaltige Schlafmittel, die zu einer Lähmung des Atemzentrums führten. Ihr Mann ging erst spät ins Bett, hatte auf die vagen Suizidäußerungen seiner Frau nicht reagiert. Er fand sie schlafend vor, die Medikamentenschachtel war vom Nachttisch gefallen und lag für den Ehemann nicht direkt sichtbar auf dem Boden. Am nächsten Morgen konnte der herbeigerufene Notarzt nur noch den Tod der Patientin feststellen.

3.5 Indikatoren für akute Suizidalität

Tabelle 3.2 bietet eine Übersicht über die wichtigsten Indikatoren (Bronisch, 1998). Von besonderer Wichtigkeit ist das Vorliegen einer depressiven Verstimmung. Nahezu jeder Suizidgefährdete hat eine zumindest leichte depressive Verstimmung. Daher empfiehlt es sich, bei Verdacht auf Suizidalität zunächst nach den entsprechenden Symptomen zu fragen, wie depressiver Verstimmung, Schlafstörung, Appetit- und Libidostörungen, Konzentrationsstörungen, Apathie, Müdigkeit, Freud- und Lustlosigkeit, Selbstabwertung, Schuldgefühle, Hoffnungslosigkeit.

Tabelle 3.2: *Indikatoren für akute Suizidalität*

---

1) Patient distanziert sich nicht von Suizidideen/Suizidversuch, auch nicht nach einem ausführlichen Gespräch
2) Patient erlebt drängende Suizidgedanken
3) Patient wirkt ausgesprochen hoffnungslos
4) Patient hat keine Zukunftsperspektive
5) Patient ist sozial isoliert, hat sich in letzter Zeit zunehmend zurückgezogen
6) Patient hat Konflikt, der zu Suizidideen/Suizidversuch führte, nicht gelöst
7) Patient reagiert ausgesprochen gereizt/aggressiv oder ist agitiert, ein tragfähiger Gesprächsrapport kommt nicht zustande
8) Patient hat schwere depressive Verstimmung, eventuell mit depressiven Wahnideen.

Anamnestische Aspekte:
1) Patient hat eine Suchterkrankung
2) Patient befindet sich in einer akuten psychotischen Episode
3) Patient hat einen oder mehrere Suizidversuche in der Vorgeschichte
4) Patient hat ein Suizidarrangement getroffen, das eine Auffindung schwierig oder unmöglich macht
5) Patient unternahm bereits einen Suizidversuch mit harter Methode oder hat Suizidgedanken mit harter Methode
6) Patient hat positive Familienanamnese mit Suiziden und/oder Suizidversuchen
7) Patient zeigt mangelnde Impulskontrolle, z. B. bei akuter Alkoholintoxikation und im Alkoholentzug

---

Ein deutlich erhöhtes Risiko ergibt sich auch, wenn Suizide oder Suizidversuche in der Familie bereits vorgekommen sind.

3.6 Einschätzung des Risikos eines erneuten Suizidversuchs

Nach missglücktem Suizidversuch ist die Gefahr einer erneuten suizidalen Handlung umso geringer, je konkreter der Patient darstellen kann, warum er zum jetzigen Zeitpunkt nicht mehr suizidal ist, d. h., was sich in seiner Einstellung zum Leben (zum Tod) und in seiner sozialen Situation so grundlegend geändert hat, dass der Todeswunsch nicht mehr besteht.

Hat der Therapeut Zweifel an der Aufrichtigkeit der Antworten seines Patienten, sollten möglichst viele Fremdinformationen eingeholt werden.

Auch die Einstellung des Patienten zu seinem Suizidversuch lässt Rückschlüsse auf ein zukünftiges Risiko zu. Ein weniger ausgeprägtes Wiederholungsrisiko haben Patienten, die froh sind, den Suizidversuch überlebt zu haben, die Suizidideen und suizidales Verhalten nun unannehmbar und schrecklich finden oder die um Hilfe bitten.

Ein Patient dagegen, der unwirsch, trotzig, schweigsam, unkooperativ oder teilnahmslos, sogar feindselig ist, hat möglicherweise einen anhaltenden Todeswunsch. Deshalb muss mit einem weiterhin bestehenden beträchtlichen Suizidrisiko gerechnet werden, wenn der Patient sich nicht offen und direkt äußert.

Ein Patient, der die Gefährlichkeit seines Suizidversuches herunterspielt oder leugnet, ist schwer einzuschätzen. Er wird möglicherweise versuchen, den Arzt davon zu überzeugen, dass sein selbstzerstörerisches Verhalten unbeabsichtigt war (häufig bei Drogen- und Alkoholabhängigen). Dies lässt ebenfalls auf ein fortbestehendes hohes Suizidrisiko schließen.

Besondere Wachsamkeit ist angezeigt, wenn sich ein Patient nach einer Tablettenintoxikation, dem Aufwachen aus dem Koma oder nach Rettung aus anderen lebensbedrohlichen Situationen wie »neugeboren« fühlt. Solch ein Patient ist vielleicht euphorisch und behauptet, dass die beinahe tödliche Episode seine »unglückliche Vergangenheit ausgelöscht« habe. Diese gehobene Stimmung ist in der Regel jedoch nur kurzlebig, und es kann dann wieder zu einer suizidalen Gefährdung kommen, wenn der Patient ins reale Leben mit all seinen Enttäuschungen und Widrigkeiten zurückkehrt.

Besonders zu beachten ist die gedankliche Einengung des suizidalen Menschen auf seine Innenwelt, d. h., die ausschließliche Beschäftigung mit dem extrem negativ geprägten Erleben (Ringel, 1953).

Vorsicht ist besonders dann geboten, wenn der Patient nach Suizidandeutungen und ausgeprägter depressiver Verstimmung ganz plötzlich, ohne dass sich Wesentliches in seinem Leben geändert hat, eine »unheimliche« Ruhe ausstrahlt oder in einen ausgesprochen agitierten Zustand gerät.

Weiterhin sind suizidale Zwangsgedanken, die oftmals im Rahmen einer schweren Depression auftreten, als besonders gefährlich anzusehen.

3.7 Risikofaktoren für Suizidalität

Aus den epidemiologischen Studien ergeben sich schon viele Hinweise auf Risikofaktoren für Suizidalität. Für Suizide und Suizidversuche ist es höheres Alter, der Familienstand geschieden, ledig, verwitwet, Arbeitslosigkeit; für Suizid männliches Geschlecht, für Suizidversuche weibliches Geschlecht und untere soziale Schicht (Bronisch, 1999b).

Für Suizide ist der bedeutendste Risikofaktor allerdings ein vorangegangener Suizidversuch, und zwar: je mehr Suizidversuche in der Vorgeschichte erfolgt sind, desto größer wird die Wahrscheinlichkeit eines Suizides.

Risikofaktoren von erheblicher klinischer Bedeutung sind auch psychiatrische Erkrankungen, vor allem Suchterkrankungen und Depressionen. Es gibt Hinweise dafür, dass ca. 15% der stationär behandelten Depressiven und Suchtkranken sich suizidieren. Weiterhin finden sich gehäuft Suizide und Suizidversuche bei Schizophrenen und Patienten mit Panikstörungen und organischen Psychosyndromen sowie bei Patienten mit Persönlichkeitsstörungen. Auch bei konsumierenden körperlichen Erkrankungen, wie z. B. Krebs oder AIDS, finden sich – leicht – erhöhte Suizidraten. Es muss jedoch darauf hingewiesen werden, dass mit diesen »Prädiktoren« ein Suizid nur unzureichend vorausgesagt werden kann (Bronisch, im Druck).

3.8 Motive und Bedeutungsmöglichkeiten von Suizidalität

Eine Reihe von Motiven und Bedeutungsmöglichkeiten für Suizidversuche lässt sich grundsätzlich voneinander unterscheiden (Bronisch, 1998):

1) Erlösung von seelischem (Depression, Angst, Psychose) und körperlichem Leid (Krebs, Aids, Diabetes, Niereninsuffizienz)
2) Wunsch nach einem Gottesurteil bezüglich des eigenen Weiterlebens, d. h. weder leben noch sterben können
3) Suche nach Ruhe und Geborgenheit
4) Hilferuf und Hilfsappell
5) Entlastung von Schuldgefühlen
6) Wendung der Aggression gegen das eigene Ich, da Aggression gegen den Partner nicht gerichtet werden darf.
7) Primäre Aggressivität gegen das eigene Ich
8) Identifikation mit einer Idolfigur (sog. Werther-Effekt)
9) Erpressung, Wunsch, die soziale Umwelt zu kontrollieren, manipulieren
10) Racheakt im Sinne einer Bestrafung des Partners
11) Kränkung aufgrund eines mangelhaft entwickelten Selbstwertgefühls (narzisstische Kränkung)
12) Einzige Möglichkeit, das Selbstwertgefühl noch zu retten (Suizidversuch als »narzisstische Plombe«)
13) Appell an menschliche Bindung bzw. Aufkündigung aller menschlichen Bindungen
14) Aktive und freie Handlung eines Menschen (sog. Bilanzselbstmord)
15) Spannungsabfuhr: kein Suizidversuch im engeren Sinne

Meistens ist keine dieser Bedeutungsmöglichkeiten und Motive allein zutreffen. Ich neige dazu, besonders die narzisstischen Motive – vor allem aber den Appell an die menschliche Bindung – als die wesentlichen Motive für Suizidalität anzusehen. Motive geben Auskunft über therapeutische Eingriffsmöglichkeiten, bestimmen aber auch in Verbindung mit der auslösenden Situation und den Lebensumständen das Ausmaß der weiterbestehenden Suizidgefährdung.

Eine *Kasuistik* soll die häufig bestehenden Schwierigkeiten im Bereich menschlicher Bindung und die daraus resultierenden Probleme mit dem Selbstwertgefühl bei suizidalen Patienten unterscheiden:

Nach einem Suizidversuch mit Barbituraten erlitt Frau S. eine durch Sauerstoffmangel bedingte Gehirnschädigung. Zunächst äußerte sich die Schädigung in einem Durchgangssyndrom mit Koma und rechtsseitiger Halbseitenlähmung. Ein schweres amnestisches Syndrom (Gedächtnisverlust) schloss sich an, das sich während des stationären Aufenthaltes in einem Allgemeinkrankenhaus, zunächst auf der Intensivstation, später dann auf der Rehabilitationsstation, besserte. Die Halbseitenlähmung zeigte allerdings wenig Besserungstendenz.

Die *Fremdanamnese* erfolgte durch den Partner von Frau S., Herrn M., da die Patientin selbst anfänglich wegen des amnestischen Syndroms nur wenige Angaben machen konnte:

Biographie:
Der Partner berichtete, Frau S. sei 1946 in Frankreich geboren. Die Familie sei aber kurz nach ihrer Geburt nach New York ausgewandert, der Vater sei Jude, in Österreich geboren, Juwelier, die Mutter Französin. Die Schwester lebe weiterhin in New York, der Bruder mittlerweile in Kalifornien. Zu beiden Geschwistern bestünde kein Kontakt mehr.

Schon früh sei die Mutter der Patientin an Krebs erkrankt, sodass Frau S. den Haushalt in New York führen musste. Sie habe nie die Anerkennung der Familie bekommen. Sie sei sozusagen »Aschenputtel« gewesen, sei angepasst, brav gewesen, habe sich um die Familie gekümmert. Kurz vor dem Tode der Mutter äußerte diese den Wunsch, in ihrer Heimat zu sterben und begraben zu werden, weswegen die Familie ins Elsass gezogen sei. Frau S. sei zunächst in Frankreich geblieben, dann jedoch nach Deutschland übergesiedelt. Die Übersiedlung nach Deutschland habe ihr Vater ihr sehr verübelt.

Als Herr M. sie 1990 kennen lernte, habe sie noch kurz vorher in einer Firma gearbeitet, diesen Job jedoch aufgegeben. Sie habe sich dann in der Sprachenschule zu einem französischen Konversationskurs eingeschrieben, den er geleitet hätte. Sie habe zu diesem Zeitpunkt wohl von einer früheren, sieben Jahre dauernden Beziehung noch Geld gehabt, sodass sie von den Ersparnissen leben konnte. Nach etwa einem Jahr hätten sie dann eine intime Beziehung begonnen; diese Beziehung habe aber nie dazu geführt, dass beide zusammengezogen seien. Er selbst sei beruflich immer sehr eingespannt gewesen, habe eine uneheliche Tochter, um die er sich auch kümmere. In dieser Beziehung sei sie wohl mehr als er engagiert gewesen. Sie seien dann zusammen auch mehrmals gemeinsam in Urlaub gefahren, jedoch nicht mehr seit 1995/96. Immer wieder habe sie zu ihm gesagt, dass sie nicht alt werden wolle, nicht abhängig sein, niemandem zur Last fallen wolle.

Aus Gesprächen mit ihr hätte er erfahren, dass sie mehrere Männerbeziehungen gehabt habe, unter anderem eine sieben Jahre dauernde Beziehung zu einem Deutschen. Wegen Partnerschwierigkeiten wollte sie eine Paartherapie machen, wogegen sich der damalige Partner gesträubt habe.

Als Primärpersönlichkeit beschreibt Herr M. sie als sehr nett, großzügig, hilfsbereit. Sie sei immer ein introvertierter Mensch gewesen, sehr zuverlässig, wollte niemandem Probleme bereiten. Insgesamt habe sie eher pessimistische Tendenzen gehabt, konnte jedoch auch fröhlich sein und viel Humor entwickeln. Ihr Selbstvertrauen sei (nie?) sehr ausgeprägt gewesen; sie habe immer das Bedürfnis gehabt, von anderen geliebt zu werden. Kontakte zu knüpfen sei ihr sehr schwer gefallen.

Psychopathologischer Befund beim Erstkontakt:
Trotz des sich bessernden amnestischen Syndroms war kaum eine Exploration der Patientin möglich. Sie konnte (wollte) keine Angaben machen über die Zeit vor dem Suizidversuch (Wochen bis Monate) sowie über den Suizidversuch selbst. Dass sie einen Suizidversuch unternommen hatte, hielt sie jedoch für möglich.

Es ist noch zu erwähnen, dass die Patientin einen *Abschiedsbrief* folgenden Inhalts geschrieben hatte:
»Ich habe keine Freunde und Verwandten, man muss niemanden informieren. Ich brauche keinen Sarg, eine Plastiktüte reicht aus.«
Die Wohnungstür war offen, als die Patientin gefunden wurde. Frau S. saß in einem Sessel, der Kopf war nach vorne gesunken, sodass ein Abknicken der Halsgefäße zu einer Minderdurchblutung des Gehirns geführt haben könnte.

Therapie und Verlauf:
Während weiterer Gespräche wirkte die Patientin teilweise guter Stimmung, teilweise depressiv verstimmt. Insgesamt machte sie den Eindruck einer eher depressiv strukturierten Persönlichkeit, die of-

fensichtlich in eine zunehmende soziale Isolation geraten war. In den Gesprächen ließ sich ein affektiver Kontakt herstellen, allerdings bewahrte die Patientin stets eine gewisse Distanz. Bis zum Schluss blieb offen, inwieweit die Patientin die Tragweite des Suizidversuches realisieren konnte. Nach Angaben der Ärzte auf der Rehabilitationsstation machte sie in der Therapie grundsätzlich gut mit.

Eine antidepressive Medikation verweigerte die Patientin, obwohl eine zeitweilig depressive Verstimmung (ohne vegetative Zeichen) nicht ausgeschlossen werden konnte. Ich rückte das therapeutische Gespräch ganz in den Vordergrund. Die Patientin wurde schließlich in eine neurologische Rehabilitationsklinik verlegt, wo sie sich weiterhin aktiv an einem neuropsychologischen Rehabilitationsprogramm beteiligte. Sie unternahm dort zunächst einen Suizidversuch mit Ritzen am Handgelenk, verweigerte weiterhin eine antidepressive Medikation und nahm sich schließlich nach mehreren Wochen der Behandlung durch Strangulation das Leben.

Abschließende Beurteilung:
Für mich ist dieser erschütternde Abschiedsbrief ein eindrucksvolles Beispiel für den massiven Verlust des Selbstwertgefühls bei Suizidenten sowie auch das Leiden unter der – vermeintlichen – sozialen Isolation. Die Patientin hatte ja, wie aus der Fremdanamnese ersichtlich, Bindungen an Familie und den Partner gehabt, auch wenn diese Bindungen den Idealvorstellungen der Patientin nicht entsprachen und durchaus konflikthaft waren. Offensichtlich konnte sie diese Bindungen nicht aufrechterhalten, was die Ursprungsfamilie betrifft, bzw. hatte zu hohe – unrealistische – Erwartungen an die Partnerschaft geknüpft. Inwieweit eine depressive Verstimmung präsuizidal die Selbstwertproblematik verschärft hatte, lässt sich retrospektiv nicht mehr klären. Fremdanamnestisch gab es keine Hinweise für ein ausgeprägt depressives Syndrom im Sinne einer Major depression.
Die oben geschilderten Bedeutungsmöglichkeiten und Motive suggerieren in jedem Falle eine gewisse Abwägung, Entscheidung, Reflexion des Suizidenten. Dies entspricht jedoch nicht der klinischen Realität: Suizidversuche und Suizide sind zumeist *Impulshandlungen*, der momentane seelische Schmerz kann nicht mehr ausgehalten werden. Allerdings kann der Impuls zunächst überspielt sein durch eintretende Ruhe, nachdem erst einmal der Entschluss sich umzubringen gefasst worden ist. Eine ausgeprägte depressive Verstimmung mit Antriebshemmung kann den Suizidimpuls ebenfalls unterdrücken. Bei Frau S. fiel auf, dass die Haustür offen geblieben war. Ob der Suizidversuch der Patientin impulsiv aus der Situation heraus unternommen worden war oder sie sich doch noch »eine Türe zum Leben« offen halten wollte, lässt sich aufgrund ihrer Amnesie nicht mehr klären.

3.9 Krisenintervention bei suizidalen Patienten

Basis jeder psychotherapeutischen Intervention ist eine eindeutige
Einstellung/Haltung des Therapeuten zur Suizidalität.
Für meine Begriffe sollten folgende Leitsätze für einen erfolg-
reichen therapeutischen Umgang mit Suizidalität beachtet werden:

1) Suizidversuche basieren in den meisten Fällen auf sehr subjektiven Bilanzen des eigenen Lebens, die meistens korrigierbar
   sind.
2) Therapeut und Patient müssen sich darüber im Klaren sein,
   dass ein Suizid etwas ist, das *nicht* rückgängig gemacht werden
   kann.
3) Nahezu jeder Suizidversuch enthält als wesentliches Element
   einen Appell an eine menschliche Bindung.
4) Der Therapeut muss mit dem suizidalen Patienten einen zeitli-
   chen Aufschub vereinbaren, während dessen er – noch einmal
   – mit dem Patienten die Lebenssituation genau anschauen
   kann.
5) Kein Therapeut kann einen Patienten mit chronischer Suizidalität von einem Suizidversuch/Suizid langfristig abhalten. Der
   Therapeut muss mit der Tatsache fertig werden, dass er nicht
   um jeden Preis Leben erhalten kann.
6) Der Therapeut muss für den Patienten stellvertretend Hoffnung darstellen können.
7) Ein Suizidversuch ist immer ernst zu nehmen, und es müssen
   auch bei suizidalen Gesten therapeutische Maßnahmen in Erwägung gezogen werden.

Krisenintervention bei Suizidalität ist hierbei jeweils unter einem
Beziehungsaspekt, einem diagnostischen, einem therapeutischen
sowie einem Management-Aspekt zu sehen.
Unter den oben genannten Voraussetzungen ist die Aufrechterhaltung und Festigung des Kontaktes zum Patienten die entscheidende therapeutische Intervention. Jüngere und unerfahrene
Therapeuten sollten sich nicht davon abhalten lassen, suizidale,
schwierige Patienten weiter zu betreuen, und anstelle einer Wei-

tervermittlung an einen erfahrenen Therapeuten einen Supervisor einschalten. Als nächster Schritt sollte dann eine Kontaktaufnahme mit dem sozialen Umfeld des Patienten erfolgen. Dies erscheint aus diagnostischen und therapeutischen Gründen sehr hilfreich, sofern der Patient sein Einverständnis gibt und die Einbeziehung nicht zu einer Eskalation der Beziehungskonflikte führt.

Krisenintervention kann sich dann auch in Form ganz unterschiedlicher Therapierichtungen präsentieren (Dorrmann, 1996).

3.10 Probleme des Therapeuten im Umgang mit suizidalen Patienten

Die meisten Probleme in der therapeutischen Beziehung bereitet die ausgeprägte Ambivalenz des Patienten. Einerseits appelliert er an die Hilfsbereitschaft des Therapeuten und sucht die menschliche Bindung, andererseits wehrt er Hilfestellung und Zuwendung des Therapeuten ab. Der Therapeut muss sich dieses Wechselspiel immer wieder bewusst machen und konstant in seiner Distanz haltenden Zuwendung zum Patienten bleiben bzw. dahin zurückkehren.

Der Anspruch des Therapeuten, in jedem Falle einen Suizid des Patienten zu verhindern, zwingt ihn zur dauernden persönlichen Absicherung und nimmt ihm so die Freiheit zu therapeutischen Interventionen. Der Patient hingegen verbirgt zunehmend seine weiter bestehende Suizidalität, da er den Therapeuten nicht enttäuschen möchte. Der Therapeut sollte nicht vergessen, dass er langfristig einen Patienten nicht von einem Suizidversuch/Suizid abhalten und nicht für den Patienten handeln kann. Dies wird umso schwieriger, je mehr der Therapeut durch eine kritische Öffentlichkeit oder durch eine überängstliche Institution dazu gezwungen wird, um jeden Preis einen – erneuten – Suizidversuch zu verhindern.

Nicht zu vergessen sind auch eigene depressive und suizidale Tendenzen oder Todeswünsche des Therapeuten, die dann in die Beurteilung der subjektiven Bilanz des Patienten einfließen und womöglich zu einem Einverständnis mit den suizidalen Tendenzen des Patienten führen können. Umgekehrt kann es auch aufgrund völliger Verleugnung eigener depressiver und suizidaler Tendenzen zu Bagatellisierungsneigung kommen, wobei der Therapeut eine drohende Suizidgefahr übersieht. Wertet der Therapeut suizidales Verhalten als »Schwäche« ab, so kann es zu einer massiven Entwertung des Patienten kommen, der sowieso schon in seinem Selbstwertgefühl stark beeinträchtigt ist. Es kann dann passieren, dass der Patient seine »Schwäche« überwindet und sich umbringt. Jeder Therapeut sollte sich im Klaren sein, dass es doch eine erhebliche Überwindung kostet, sich das Leben zu nehmen.

Ist der Therapeut in den genannten Punkten nicht ganz im Reinen mit sich, sollte er besser akzeptieren, dass er für die Therapie von suizidalen Patienten weniger gut geeignet ist, und die Therapie an einen anderen Therapeuten abgeben.

3.11 Krisenintervention bei Persönlichkeitsstörungen mit hohem Suizidrisiko

Meiner Erfahrung nach kann man drei bzw. vier spezifische Persönlichkeitsstörungen besonders ausgeprägt in Zusammenhang mit Suizidalität bringen: die Borderline- und antisoziale Persönlichkeitsstörung, die narzisstische Persönlichkeitsstörung und die depressive Persönlichkeitsstörung (Bronisch, 1996). Borderline- und antisoziale Persönlichkeitsstörung zeigen sowohl in den diagnostischen Kriterien als auch im therapeutischen Vorgehen viele Gemeinsamkeiten, sodass ich auf sie gemeinsam eingehen werde. Die depressive Persönlichkeit/Persönlichkeitsstörung ist nicht mehr im offiziellen Kanon der Persönlichkeitsstörungen der internationalen Klassifikationssysteme zu finden (ICD-10 und DSM-III–IV), wie es noch zu Zeiten von ICD-9 (1979) und K. Schneider (1923) der Fall war, erscheint mir aber doch von großer klinischer Bedeutung zu sein.

Die Hervorhebung dieser drei bzw. vier Persönlichkeitsstörungen in Hinblick auf Suizidalität bedeutet natürlich nicht, dass die anderen Persönlichkeitsstörungen ein geringes Suizidrisiko aufweisen, sondern trägt der Tatsache Rechnung, dass diese Persönlichkeitsstörungen besonders gefährdet sind und, was von ganz zentraler Bedeutung ist, unterschiedliche therapeutische Vorgehensweisen erfordern.

Borderline-Persönlichkeitsstörung:

Zum besseren Verständnis werden die Kriterien der Borderline-Persönlichkeitsstörung nach DSM-IV wiedergegeben (Tabelle 3.3).

Tabelle 3.3: *Diagnostische Kriterien für Borderline-Persönlichkeitsstörung nach DSM-IV*

Ein tief greifendes Muster von Instabilität in zwischenmenschlichen Beziehungen, im Selbstbild und in den Affekten sowie von deutlicher Impulsivität. Der Beginn liegt im frühen Erwachsenenalter und manifestiert sich in den verschiedenen Lebensbereichen. Mindestens fünf der folgenden Kriterien müssen erfüllt sein:

1) Verzweifeltes Bemühen, tatsächliches oder vermutetes Verlassenwerden zu vermeiden.
   Beachte: Hier werden keine suizidalen oder selbstverletzenden Handlungen berücksichtigt, die in Kriterium 5 enthalten sind.
2) Ein Muster instabiler, aber intensiver zwischenmenschlicher Beziehungen, das durch einen Wechsel zwischen den Extremen der Idealisierung und Entwertung gekennzeichnet ist.
3) Identitätsstörung: ausgeprägte und andauernde Instabilität des Selbstbildes oder der Selbstwahrnehmung.
4) Impulsivität in mindestens zwei potenziell selbstschädigenden Bereichen (Geldausgaben, Sexualität, Substanzmissbrauch, rücksichtsloses Fahren, »Fressanfälle«)
   Beachte: Hier werden keine suizidalen oder selbstverletzenden Handlungen berücksichtigt, die in Kriterium 5 enthalten sind.
5) Wiederholte suizidale Handlungen, Selbstmordandeutungen oder -drohungen oder Selbstverletzungsverhalten.
6) Affektive Instabilität infolge einer ausgeprägten Reaktivität der Stimmung (z. B. hochgradige episodische Dysphorie, Reizbarkeit oder Angst, wobei diese Verstimmungen gewöhnlich einige Stunden und nur selten mehr als einige Tage andauern).
7) Chronische Gefühle von Leere.
8) Unangemessene, heftige Wut oder Schwierigkeiten, die Wut zu kontrollieren (z. B. häufige Wutausbrüche, andauernde Wut, wiederholte körperliche Auseinandersetzungen).
9) Vorübergehende, durch Belastungen ausgelöste paranoide Vorstellungen oder schwere dissoziative Symptome.

Zur komplexen Problematik der Therapie von Borderline-Persönlichkeitsstörungen eine *Fallgeschichte*:

Krankheitsanamnese:
Die Geburt von Frau F. erfolgte unter schweren Bedingungen mit
Wehenschwäche und hoher Zange. Mit neun Jahren erlitt sie einen
Schädelbruch durch Sturz vom Kettenkarussell, nach dreistündigem
freien Intervall folgten Erbrechen und Bewusstlosigkeit. Sie bekam
sechs Wochen Bettruhe zu Hause verordnet, klagte jedoch nach dem
Unfall jahrelang über Kopfschmerzen. Menarche erfolgte mit 14 Jahren, Menses sind regelmäßig, wobei starke prämenstruelle Spannungszustände und Gereiztheit nach Angaben der Patientin schon
immer bestanden hätten.
Nach ihren Angaben habe sie als Kleinkind Angst vor dem Alleinsein
gehabt. Bis zur dritten Grundschulklasse hätte sie keine Freundin gehabt, später jedoch Freundschaft zu einem Mädchen geschlossen, das
in der 4. Volksschulklasse tödlich verunglückte. Die Patientin habe
unter dem Tod der Freundin extrem gelitten, hätte sich die Trauer
aber nicht anmerken lassen und mit niemandem über den Verlust gesprochen. Nach Übertritt in das Gymnasium habe sie keine Kontakte
zu den Mitschülerinnen entwickeln können. Sie habe sich intensiv
mit Tieren beschäftigt, hatte selbst einen Schäferhund, einen Gold-
hamster, Kröten und Kaninchen. Außerdem sei sie musikalisch; sie
spiele Klavier, Gitarre und Orgel, hätte entsprechenden Unterricht
gehabt, sei auch als Organistin tätig gewesen und singe im Kirchen-
chor.
Als Schülerin sei sie während eines Türkeiurlaubs vom Vater einer
befreundeten Familie vergewaltigt worden. Frau F. gibt später zu,
dass es ihr eigener Vater gewesen ist. Wenige Jahre später sei sie von
einem Musiklehrer sexuell belästigt worden. In den damaligen Jahren
entwickelte sie auch einen Drogenabusus, der im Rahmen einer Pu-
bertätskrise gesehen und in einer psychiatrischen Klinik behandelt
wurde.
Im Alter von 18 bis 21 Jahren unternahm sie vier Suizidversuche, die
Frau F. jetzt als demonstrativ bezeichnet.
Im Alter von 25 Jahren erfolgte eine stationäre Behandlung in einer
weiteren psychiatrischen Klinik, danach psychotherapeutische Behandlung in Form einer Transaktionsanalyse. Es schloss sich eine
ambulante psychodynamisch-orientierte Psychotherapie für weitere
drei Jahre sowie im Jahre 1989 eine sechsmonatige Behandlung in
einer psychosomatischen Klinik an. Von dort wurde Frau F. auf unsere Kriseninterventionsstation verlegt.

Biographie:
Die Patientin kam 1957 als jüngstes Geschwister von zwei älteren Brüdern (geboren 1951 und 1953) auf die Welt. Frau F. wurde mit sechs Jahren eingeschult, nach vier Klassen Grundschule Übertritt in das Gymnasium, dort bis zur 11. Klasse, anschließend Abitur. Nach dem Abitur schloss sich ein soziales Jahr in einem Krankenhaus an, danach arbeitete sie als Pflegerin in einem Altenheim und war dann als Schwesternhelferin in verschiedenen Altenheimen tätig. Sie absolvierte eine Ausbildung zur Krankenschwester. Frau F. wollte von Kindheit an ein Junge sein, gab sich betont burschikos, kleidete sich entsprechend, liebte wilde Spiele. Sie habe aber immer ein starkes ungestilltes Bedürfnis nach Zärtlichkeit gehabt. Masturbation seit dem 14. Lebensjahr, oft mehrmals täglich, verbunden mit Schuldgefühlen und Angst vor Krankheiten.

Familienanamnese: Der Vater war von Beruf Lehrer, die Mutter Ärztin. Der Vater habe über mehrere Jahrzehnte hinweg an einer neuralen Muskelatrophie gelitten, anschließend sei eine Bandscheibenoperation erfolgt; seitdem leide er an einer spastischen Darmlähmung. Der Bruder des Vaters sei Arzt, sei früher rauschgiftsüchtig gewesen und leide ebenfalls an einer neuralen Muskelatrophie. Die Mutter sei nie ernsthaft krank gewesen. Ein Bruder der Patientin habe als Kind ein Antikörpermangelsyndrom gehabt. Nach dem Abitur habe dieser ein Stipendium für Hochbegabte bekommen, hätte früher sehr kontaktarm und emotional gehemmt gewirkt. Ein weiterer Bruder sei in den Entwicklungsjahren sehr schwierig gewesen, hätte in der Pubertät Rauschgifterfahrungen gesucht und musste wegen Diebstahl und Alkohol am Steuer vorübergehend in eine Jugenderziehungsanstalt. Er arbeitet mittlerweile in einem sozialen Beruf.

Diagnosen:
Borderline-Persönlichkeitsstörung mit Alkoholmissbrauch, Medikamentenabhängigkeit und Bulimie.

Therapie und Verlauf:
Die Patientin sah ich das erste Mal 1990 im Rahmen einer stationären Krisenintervention in unserer Klinik und nachfolgender ambulanter Gruppentherapie. Nach der Beendigung der Gruppentherapie erfolgten wiederholte Aufnahmen auf Kriseninterventionsstationen. In den letzten Jahren ist sie zunehmend medikamentenabhängig, depressiv. Mit 36 Jahren folgte noch einmal eine längerfristige Behandlung unter Einbeziehung einer Soziotherapie in einem psychiatrischen Landeskrankenhaus. Ab 1995 arbeitete Frau F. im Blutspendedienst, wobei sie sich im Juli 1995 absichtlich mit HIV-positivem Blut infizierte. Seitdem ist die Patientin regelmäßig in der Immunambulanz

eines Städtischen Krankenhauses angebunden sowie in einer Tagklinik. Frau F. lebt allein, hat noch Kontakt zur Aidshilfe, ist mittlerweile berentet.

Die Krankengeschichte zeigt das typische Bild einer schweren Borderline-Persönlichkeitsstörung mit ausgeprägt autoaggressiven Tendenzen, die schließlich in einem – zumindest was zur damaligen Zeit die Prognose der Aidserkrankung betrifft – protrahierten Suizid mündeten. Eine komplexe Vorgeschichte familiärer Belastungen sowie mit einer Reihe von psychiatrischen und neurologischen Erkrankungen, sexuellem Missbrauch durch den eigenen Vater sowie Geburts- und Schädel-Hirn-Traumata mögen zu einem so schlechtem Verlauf und Ausgang beigetragen haben. Zu berücksichtigen ist auch, dass neben den Borderline-Persönlichkeitszügen auch schizoide Züge eine große Rolle spielten, was sowohl in der Vorgeschichte als auch in der ambulanten Gruppentherapie sehr deutlich wurde. Ein weiterer komplizierender Faktor war ihre ausgeprägte Suchterkrankung.

Das Verhalten der Patientin war typischerweise sehr impulsiv, sodass hier auch die größte akute Gefährdung in Hinblick auf suizidale und selbstschädigende Handlungen bestand. Bei der Krisenintervention standen dann auch jeweils die suizidalen Tendenzen in Verbindung mit einer Alkohol- und Tablettenintoxikation im Vordergrund. Die Patientin wurde 1990 auf unsere Kriseninterventionsstation aufgenommen, entgiftet und konnte von unserer offenen Gruppe auf der Station gut profitieren. Deswegen führten wir mit ihr anschließend eine über ein Jahr laufende ambulante psychodynamisch orientierte Gruppentherapie in einer halboffenen Gruppe durch. Danach entzog sich die Patientin unserer psychotherapeutischen Anbindung und wurde bald wieder auf einer Kriseninterventionsstation wegen Suizidalität und Tablettenmissbrauchs aufgenommen.

Psychotherapeutisches Vorgehen:

Die Beschwerden und Symptome dieser Patientengruppe sind vielfältig und die Differenzialdiagnosen umfangreich. Die Äußerungsformen bieten ein ausgesprochen »buntes Bild« der psychopathologischen Symptomatik mit Gereiztheit, Depressivität, Panikzuständen, Suizidalität, Selbstschädigung und gelegentlicher Fremdschädigung, manchmal auch hysterischen Dämmerattacken (dissoziativer Symptomatik). Nahezu schon die Diagnose sichernd ist die Tatsache, dass sich die betreuenden bzw. Bezugspersonen diesem emotional aufgewühlten Klima nicht entziehen können und sofort heftige emotionale »Gegen«reaktionen, d. h. eine Gegenübertragung auf den Patienten, entwickeln. Personengruppen werden in »gut« und »böse« gespalten, d. h., sie engagieren sich massiv für den Patienten oder lehnen ihn kategorisch ab. Die Positionen können auch bei ein und derselben Person in kürzester Zeit wechseln. Hinzu kommt außerdem oftmals das Gefühl oder die Tatsache, manipuliert zu werden, z. B. durch Suiziddrohungen. Im Rahmen der Krisenintervention ist deswegen die Devise des Therapeuten, sich nicht in das aufgeheizte Klima, das der Patient verbreitet, ziehen zu lassen und sozusagen »kühlen Kopf zu bewahren«. Provokationen, einschließlich Suiziddrohungen, müssen gelassen hingenommen und eine »Entkatastrophisierung« versucht werden. Dem im Therapeuten aufsteigenden Ärger über die »Erpressung« und »Manipulation« des Patienten kann am besten dadurch begegnet werden, dass diese als Appellverhalten und Suche nach einer unterstützenden und verständnisvollen Person verstanden werden. Andererseits können solche »Provokationen« auch als Ausdruck eines »testing the limits« gedeutet werden. Auch hier ist es notwendig, bei diesen Patienten auf »verständnisvolle Distanz« zu gehen.

Letztendlich ist es im Rahmen der Krisenintervention zunächst notwendig, die Gefährdung des Patienten abzuschätzen, d. h. zu unterscheiden, ob eine potenziell weiterhin auftretende lebensbedrohliche Suizidhandlung zu befürchten ist oder ob es sich eher um manipulatives suizidales Verhalten oder um der Spannungsreduktion dienendes selbstschädigendes Verhalten handelt. Dementsprechend ergeben sich weiterführende Maßnahmen wie z. B. stationäre Aufnahme auch u. U. gegen den Willen des Patienten oder eine ambulante Krisenintervention.

Besonderes Charakteristikum der Suizidalität bei Patienten mit Borderline-Persönlichkeitsstörungen ist die *Impulsivität* der Handlung, die das Verhalten unvorhersehbar und wenig steuerbar für Patient und Therapeuten macht. Auf das therapeutische Vorgehen bei Impulsivität wird in den nächsten Kapiteln noch näher eingegangen.

Es ist ein großer Irrtum zu glauben, dass potenziell suizidales Verhalten bei Borderline-Patienten nicht lebensbedrohlich sei. Die Suizidrate von Borderline-Patienten liegt in Langzeitkatamnesestudien bei durchschnittlich 8%, und Suizide finden sich gehäuft zwischen dem 20. und 30. Lebensjahr. Manipulative und mit weichen Methoden durchgeführte Suizidversuche können sehr schnell umschlagen in harte tödliche Suizidhandlungen, wie in der Kasuistik dargestellt.

Narzisstische Persönlichkeitsstörung

Zum besseren Verständnis sind die Kriterien der narzisstischen Persönlichkeitsstörung nach DSM-IV (1994) in der Tabelle 3.4 zusammengestellt.

Tabelle 3.4: *Diagnostische Kriterien der narzisstischen Persönlichkeitsstörung nach DSM-IV*

Ein tief greifendes Muster von Großartigkeit (in Phantasie oder Verhalten), Bedürfnis nach Bewunderung und Mangel an Empathie. Der Beginn liegt im frühen Erwachsenenalter und zeigt sich in verschiedenen Situationen. Mindestens *fünf* der folgenden Kriterien müssen erfüllt sein:

Der/Die Betroffene

1) hat ein grandioses Gefühl der eigenen Wichtigkeit (übertreibt z. B. die eigenen Leistungen und Talente; erwartet, ohne entsprechende Leistungen als überlegen anerkannt zu werden),

2) ist stark eingenommen von Phantasien grenzenlosen Erfolgs, Macht, Glanz, Schönheit und idealer Liebe,

3) glaubt von sich, »besonders« und einzigartig zu sein und nur von anderen besonderen oder angesehenen Personen (oder Institutionen) verstanden zu werden oder nur mit diesen verkehren zu können,

4) verlangt nach übermäßiger Bewunderung,

5) legt ein Anspruchsdenken an den Tag, d. h. übertriebene Erwartungen an eine besonders bevorzugte Behandlung oder automatisches Eingehen auf die eigenen Erwartungen,

6) ist in zwischenmenschlichen Beziehungen ausbeuterisch, d. h. zieht Nutzen aus anderen, um die eigenen Ziele zu erreichen,

7) zeigt einen Mangel an Empathie: ist nicht willens, die Gefühle und Bedürfnisse anderer zu erkennen oder sich mit ihnen zu identifizieren,

8) ist häufig neidisch auf andere oder glaubt, andere seien neidisch auf ihn/sie,

9) zeigt arrogante, überhebliche Verhaltensweisen und Haltungen.

Zur Konkretisierung des Krankheitsbildes und zur Krisenintervention eine Fallgeschichte:

Aktuelle Anamnese: Herr H. befindet sich nach seinen eigenen Angaben seit eineinhalb Jahren in einer ambulanten Verhaltenstherapie. Im Vordergrund seiner Beschwerden stünden Ängste, die der Patient als »Angst vor der Unendlichkeit« und als eine »Bedrohung, die immer präsent ist« beschrieb. Seit etwa zwei Wochen habe sich Herr H. zunehmend einsam gefühlt; insbesondere habe ihn schwer gekränkt, dass ein Freund eine Verabredung krankheitsbedingt kurzfristig abgesagt habe. Er habe sich »von allen im Stich gelassen« gefühlt. Dazu hatte insbesondere auch beigetragen, dass ein sehr enger Freund nach Beendigung seiner Bundeswehrzeit in einer fremden Stadt studieren wolle. Dieses Gefühl der Einsamkeit und Verzweiflung sowie die permanente Angst als »existenzphilosophisches Problem« seien unerträglich geworden, sodass er vor zwei Wochen den Entschluss gefasst habe, nicht mehr weiterleben zu wollen. Eine Woche vorher habe er seine jüngere Schwester von seinen Selbstmordgedanken in Kenntnis gesetzt. Schließlich habe er sich von seinem Hausarzt unter Vorgabe von Schlafstörungen Chloralhydrat verordnen lassen in der Absicht, sich am Folgetag mit diesem Hypnotikum zu suizidieren. Am nächsten Tag habe ihn sein Freund besucht; im Bad habe er 7 g Chloralhydrat eingenommen, dies seinem Freund mitgeteilt und ihn gebeten, so lange zu bleiben, bis er ruhig werde. Nach gewaltsamer Öffnung der Badezimmertür durch die Polizei wurde der Patient auf die Intensivstation eines städtischen Krankenhauses gebracht und wegen nicht auszuschließender Suizidalität zum ersten stationär-psychiatrischen Aufenthalt in die geschlossene Abteilung unserer Klinik aufgenommen.

Biographie: Herr H. wurde als Sohn eines Juweliers und einer Opernsängerin geboren. Er hat eine zwei Jahre ältere und eine zwei Jahre jüngere Schwester. Laut Angaben des Patienten waren die Schwangerschaft der Mutter, Geburt und frühkindliche Entwicklung komplikationslos. Mit sechs Jahren wurde er eingeschult. Als er neun Jahre alt war, ließen sich seine Eltern scheiden. Es folgte der Umzug mit der Mutter und der jüngeren Schwester in eine andere Stadt. Die ältere Schwester zog zu ihrer Tante. Der Patient wurde bei den Wiener Sängerknaben aufgenommen. Mit 13 Jahren muss die Familie wegen eines Engagements der Mutter wieder in eine andere Stadt umziehen. Die 8. und 11. Klasse des Gymnasiums musste er wiederholen, nach der 11. Klasse verließ er das Gymnasium. An einer Musikhochschule studierte Herr H. Komposition sowie Gesang und schloss die Ausbildung erfolgreich ab. Im 19. Lebensjahr des Patien-

ten sei die Mutter wieder in eine andere Stadt gezogen; daraufhin habe der Patient 8 Jahre lang allein in einem 1-Zimmer-Appartement gewohnt und lebe zur Zeit in einer Wohngemeinschaft. Seinen Lebensunterhalt bestreite er durch Musikunterricht; seit 1997 arbeite er als Nachtportier in einem Hotel. Seit Anfang 1998 habe er einen Aushilfs-Vertrag in einem Chor. Zur Zeit bestünde keine feste Partnerschaft. Er habe keine finanziellen Probleme. Abgesehen von Schwimmbadbesuchen und Fahrradtouren habe er keine nennenswerten Freizeitaktivitäten; sein Leben bestünde »nur aus Musik«.
Zu seinem Vater habe er keinen Kontakt. Den Kontakt mit seiner Mutter habe er vor einem Jahr abgebrochen.

Psychopathologischer Aufnahmebefund: Der Patient wirkte niedergedrückt, aufgeregt und ängstlich, jedoch schwingungsfähig und auslenkbar, er weinte mehrfach bei der Exploration, war unruhig und agitiert. Es bestanden keine Schlaf-, Appetit- und Libidostörungen. Herr H. distanzierte sich von Suizidalität: Er bereue den Suizidversuch und versprach, sich nichts anzutun, insbesondere weil er befürchte, von seinen Freunden deswegen verachtet zu werden. Er habe zahlreiche Zukunftspläne und wolle am kommenden Wochenende an einem Gesangswettbewerb teilnehmen.

Therapie und Verlauf: Eingehende Explorationen während des stationären Aufenthaltes sowie fremdanamnestische Angaben machten deutlich, dass sich Herr H. für besonders begabt hält. Die musikalische Qualität seiner Kompositionen stufe er als gleichrangig mit bedeutenden Meisterwerken der Musikgeschichte ein. Mit abfälligen Worten entwertete er die frühere Therapeutin und insbesondere seine Mutter, deren Lebenswandel mit seinen moralischen Vorstellungen unvereinbar sei. Eigene Angaben des Patienten, die von engen Freunden bestätigt wurden, wiesen auf eine Ausnutzung zwischenmenschlicher Beziehungen hin. Auf einen engen Freund sei er neidisch, da er in ihm jemanden sehe, der »auf der Gewinnerseite des Lebens« stehe. Er fühle sich in Situationen unwohl und vernachlässigt, in denen er nicht im Mittelpunkt der Aufmerksamkeit stehe, beispielsweise auf Partys.

Diagnosen: Anpassungsstörung auf dem Boden einer narzisstischen Persönlichkeitsstörung.

Therapie und Verlauf: Der Patient drängte auf Entlassung und äußerte sich ablehnend gegenüber einer längerfristigen stationären psychotherapeutischen Behandlung. Er war während der kurzen Aufenthaltsdauer nicht bereit, sich auf ein therapeutisches Bündnis einzulassen und über die Hintergründe seines Suizidversuches zu sprechen.

Auf Station zeigte er gegenüber dem therapeutischen Personal eine extreme Anspruchshaltung und sah die Mitpatienten tief unter sich stehend. An therapeutischen Aktivitäten der Station nahm er nicht teil. Er wollte die ambulante Verhaltenstherapie bei seinem Psychotherapeuten fortsetzen. Eine medikamentöse Behandlung hielten wir nicht für indiziert. Der Patient wurde schließlich nach ein paar Tagen auf eigenen Wunsch hin entlassen mit der Vorgabe, sich wieder in ambulante Behandlung zu begeben.

Abschließende Beurteilung:
Die Diagnose einer narzisstischen Persönlichkeitsstörung ist anhand der Krankengeschichte unschwer zu erkennen. Typischerweise hält eine depressive Verstimmung bei diesen Patienten nicht lange an, der Suizidversuch wird sehr schnell ad acta gelegt, eigentlich keiner weiteren psychotherapeutischen Bearbeitung zugänglich gemacht. Depressive Verstimmungen bei Patienten mit narzisstischer Persönlichkeitsstörung zeichnen sich eher durch das Gefühl der Leere und Sinnlosigkeit aus als durch klassische Symptome wie Traurigkeit oder melancholische Verstimmung und zusätzlichen vegetativen Symptomen. Im Falle dieses Patienten war das Arrangement des Suizidversuchs demonstrativ, die Methode eine weiche und der Akt eher impulsiv. Häufig finden sich jedoch bei narzisstischen Persönlichkeitsstörungen schwere Suizidversuche mit harten Methoden, gut geplant und so arrangiert, dass ein Auffinden des Betroffenen schwierig ist. Die Suizidversuche finden sich im Gegensatz zu den Borderline-Patienten eher im Lebensalter zwischen dem 30. und 50. Lebensjahr, wenn die zu hohen Erfolgserwartungen der Patienten an sich selbst – endgültig – nicht in Erfüllung gehen. Als weiteres Motiv sind Partnerprobleme zu sehen, die aus der narzisstischen Problematik heraus entstehen: Der Patient benötigt den Partner »wie die Luft zum Leben«, ist aber auf der anderen Seite nicht in der Lage, die individuellen Bedürfnisse des Partners wahrzunehmen und sich in den Partner einzufühlen. Dadurch kommt es zu zunehmender Frustration der Partner mit Rückzug und schließlich Trennungstendenzen, oftmals ohne dass der Patient eine solche Entwicklung überhaupt wahrnimmt. Die Folge ist, dass die Patienten »aus allen Wolken fallen«, wenn der Partner die Trennung ankündigt oder vollzieht.

Psychotherapeutisches Vorgehen:
War das Problem bei den Borderline-Patienten die Verstrickung des Therapeuten in das emotional aufgeheizte Klima, das der Patient verbreitet, so hält der narzisstisch gestörte Patient den Therapeuten außen vor. Die suizidalen Tendenzen werden bagatellisiert,

es fehlt die Betroffenheit des Patienten über seinen Suizidversuch, und eine depressive Verstimmung, sofern vorhanden, ist kaum bemerkbar. Der Therapeut darf sich auf keinen Fall auf diese Bagatellisierungstendenzen einlassen, sondern muss den Patienten mit seinem suizidalen Verhalten konfrontieren. Aufgrund der starken Kränkbarkeit sollte der Therapeut aber auf jeden Fall ein Verständnis für dessen suizidale Handlung signalisieren. Dies wurde auch in der oben beschriebenen Kasuistik deutlich.

Im therapeutischen Prozess gerät der Therapeut leicht in typische Übertragungs- und Gegenübertragungsreaktionen: Aufgrund überhöhter Ansprüche des Patienten an sich selbst kommt es des Öfteren zu einer Übertragung dieser Ansprüche auf den Therapeuten. Der Therapeut realisiert diese Ansprüche zunächst nicht und gerät in die Rolle eines allwissenden Retters. Bald stellt sich zwangsläufig eine Enttäuschung auf beiden Seiten ein. Der Patient sieht sich in seinen Erwartungen an den Therapeuten getäuscht, der Therapeut vermisst die Fortschritte des zunächst »idealen« Patienten. Beide reagieren mit unterschwelliger Aggression und Abwertung des anderen, was langfristig zu einer emotionalen Distanzierung auf beiden Seiten führt. Der Patient verbirgt seine weiterbestehenden suizidalen Tendenzen, der Therapeut fasst die sich nun deutlicher zeigende Aggression gegen den Therapeuten als Zeichen der Besserung auf. Er interpretiert die Wendung der Aggression nach außen statt gegen die eigene Person als therapeutischen Fortschritt und hält sich somit den Patienten auf Distanz oder entlässt ihn aus der Therapie. Nur durch Geduld und Toleranz gegenüber den Idealisierungs- und Entwertungstendenzen des Patienten lässt sich ein tragfähiges therapeutisches Bündnis schaffen. Erst dann kann der Patient auch kritische Anmerkungen des Therapeuten akzeptieren und sein pathologisches Verhalten reflektieren.

Ziel der Krisenintervention ist in jedem Fall die Anbindung an einen Therapeuten mit dem Ziel einer länger dauernden Psychotherapie.

Depressive Persönlichkeit – Persönlichkeitsstörung:

In der Tabelle 3.5 sind die Kriterien der depressiven Persönlichkeit und Persönlichkeitsstörung nach DSM-IV (1994) überblickshaft dargestellt.

Tabelle 3.5: *Diagnostische Kriterien der depressiven Persönlichkeitsstörung nach DSM-IV*

(A) Ein tief greifendes Muster depressiver Kognitionen und Verhaltensweisen, das im frühen Erwachsenenalter beginnt und in einer Vielzahl von Zusammenhängen zu Tage tritt, angezeigt durch mindestens fünf der folgenden Kriterien: 1) Die übliche Stimmung ist durch Niedergeschlagenheit, Trübsinnigkeit, Unbehaglichkeit, Freudlosigkeit, Unglücklichsein gekennzeichnet,   2) das Selbstkonzept zentriert sich um Überzeugungen der Unzulänglichkeit, Wertlosigkeit und niedriger Selbstachtung,   3) ist kritisch, anklagend und herabsetzend gegen sich selbst,   4) grübelt und sorgt sich,   5) ist negativistisch, kritisch und verurteilend gegen andere,   6) ist pessimistisch,   7) neigt zu Schuldgefühlen und Gewissensbissen.
(A) Tritt nicht ausschließlich während Episoden einer Major Depression auf und kann nicht besser durch eine dysthyme Störung erklärt werden.

Die folgende Fallgeschichte macht deutlich, wie schwierig sich Diagnosestellung und daraus folgende therapeutische Interventionen bei dieser Form der Persönlichkeitsstörung oft gestalten.

Psychiatrische Vorgeschichte und aktuelle Anamnese: Bei Frau Z. bestanden wohl schon seit der Adoleszenz wechselnde depressive Zustandsbilder; es sei in der Pubertät zu selbstverletzenden Handlungen zur Spannungsreduktion gekommen. Etwa seit ihrem 28. Lebensjahr sei Frau Z. in langjähriger ambulanter psychotherapeutischer Behandlung gewesen. Nach psychiatrischer Begutachtung sei eine operative Mann-zu-Frau Geschlechtsumwandlung durchgeführt worden. Danach kam es bezüglich der depressiven Symptomatik zu einem kurzem symptomfreien Intervall von ca. zwei Jahren. Nun bestünde wohl seit etwa vier Jahren durchgängig eine depressiv-gehemmte Symptomatik mit ausgeprägtem somatischen Syndrom. Medikamentöse Behandlungen erfolgten mit Doxepin, Fluoxetin, Citalopram, Trimipramin, Zolpidem, Lithium, Olanzapin, Venlafaxin sowie Tranylcypromin ohne dauerhaften Erfolg. Stationär war die Patientin erstmals 1995 in einer psychosomatischen Klinik behandelt worden,

1998 folgte die Aufnahme in eine andere psychosomatische Klinik; wegen akuter Suizidalität musste sie in unsere Klinik verlegt werden.

Biographie: Frau Z. wurde als drittes von fünf Kindern eines Lehrers und einer Hausfrau geboren. Bezüglich Geburt, frühkindlicher und schulischer Entwicklung wurden keine Besonderheiten berichtet. Die Patientin hat dann ein Studium der Elektrotechnik abgeschlossen und 1983 mit einem Geschäftspartner eine eigene Firma gegründet. Bereits seit der Adoleszenz hätten Probleme mit der Geschlechtsidentität und die Vorliebe, Frauenkleider zu tragen, bestanden. Es sei auch früh zu einer Hormontherapie gekommen und letztendlich zu einer operativen Geschlechtsumwandlung. Danach habe sie für sieben Jahre eine partnerschaftliche Beziehung mit einer Frau unterhalten. Derzeit lebt die Patientin allein in ihrer Eigentumswohnung. Die Auflösung der Firma erfolgte während der stationären Behandlung.

Familienanamnese: Depressive Erkrankungen und mehrere Suizide, vor allem in der väterlichen Linie.

Drogen- und Substanzanamnese: Es bestehe ein Nikotinabusus von mindestens 20 Zigaretten pro Tag, des Weiteren gelegentlicher Alkoholgenuss, seit der Erkrankung in der letzten Zeit Zunahme bis hin zu täglich einem Liter Wein. Illegaler Drogenkonsum wurde verneint.

Psychopathologischer Aufnahmebefund: Die Patientin kam in unsere Klinik zur Neueinstellung auf eine antidepressive Medikation und mit der Frage einer evtl. Elektrokrampftherapie bei Therapie-resistenter chronischer Depression. Die Patientin klagte über eine Minderung der Auffassungsgabe und der kognitiven Leistungsfähigkeit. Frau Z. war ruhig, klagte über deutliche Antriebsstörungen. Die Grundstimmung war gedrückt, vermindert schwingungsfähig bei adäquatem affektiven Rapport. Die Patientin klagte über diffuse Ängste und Grübelneigung. Es fanden sich keine Hinweise auf Wahrnehmungsstörungen oder Wahnerleben. Frau Z. berichtete von Depersonalisations- und Derealisationserleben. Psychovegetativ schilderte die Patientin Schlafstörungen mit Früherwachen, eine leichte circadiane Rhythmik der Symptomatik mit Morgentief. Seit Jahren bestünden immer wieder Suizidgedanken ohne Handlungsimpuls.

Diagnosen bei Aufnahme in der Klinik:
Schwere depressive Episode bei Dysthymer Störung
Transsexualismus

Therapie und Verlauf: Zum Übernahmezeitpunkt zeigte Frau Z. ein gehemmt-depressives Zustandsbild. Die Patientin integrierte sich schnell auf Station, war sehr hilfsbereit gegenüber anderen Patienten. Sie selbst zog sich allerdings sehr zurück, war weitgehend initiativelos und entwickelte keine Zukunftsperspektiven. Frau Z. schätzte sich vermindert leistungsfähig in allen Bereichen gegenüber dem Zeitpunkt vor etwa vier oder fünf Jahren ein. In der Beschäftigungstherapie engagierte sie sich sehr beim Malen von Bildern, die kräftig wirkten, aber zumeist eine Tendenz zu düsteren Inhalten und Farben aufwiesen.

Während des stationären Aufenthaltes wurden weitere medikamentöse Behandlungen mit Olanzapin, Paroxetin (auch unter Pindololaugmentation), mit Amitriptylin und Nortriptylin durchgeführt. Wegen immer wieder von der Patientin berichteten Suizidgedanken wurde zusätzlich Lorazepam gegeben. Eine durchgreifende Besserung wurde damit ebenfalls nicht erreicht. Aufgrund einer auch weiterhin bestehenden ausgeprägten depressiven Verstimmung auch unter Ausschöpfung aller Antidepressiva erfolgte eine Elektrokonvulsionsbehandlung, die eine nur leichtgradige Besserung der depressiven Symptomatik erbrachte.

Parallel dazu wurden ein Aktivitätsprogramm mit Arbeitstherapie sowie eine Strukturierung des Tagesablaufes gestartet, abhängig von der aktuellen Befindlichkeit der Patientin. Dies scheiterte immer wieder an der schlechten Compliance der Patientin, die bei Anforderungen über vermehrte Suizidideen klagte. Dabei pflegte die Patientin eine exklusive Beziehung mit ihrer Therapeutin, die sie aber auch nicht zu mehr Aktivitäten motivieren konnte.

Einen neuen Therapeuten, bedingt durch Urlaub ihrer Therapeutin, lehnte die Patientin ab, ohne eine ausreichende Begründung für die Ablehnung geben zu können. Aus diesem Grunde wurde diesem Ansinnen der Patientin von Seiten des therapeutischen Teams nicht nachgegeben. Es kam daraufhin zu einem Suizidversuch auf Station, wobei die Patientin angab, in den letzten Tagen zunehmend unter drängenden Suizidimpulsen gelitten zu haben. Frau Z. fügte sich mit Hilfe einer eigens dafür schon lange Zeit versteckten Rasierklinge Schnitte am linken Handgelenk zu, die chirurgisch versorgt werden mussten. Nach dem Suizidversuch kam es zu einer vermehrten Aktivität und einer Gereiztheit der Patientin – zur Verblüffung des gesamten therapeutischen Teams, das ein solches Verhalten bis zu diesem Zeitpunkt bei der Patientin noch nicht beobachtet hatte. Die Patientin gab selbst an, nach gescheitertem Suizidversuch zunächst keine drängenden Suizidimpulse mehr zu empfinden. Frau Z. konnte wieder auf eine Psychotherapiestation verlegt werden. Dort erfolgte ein erneuter Versuch, vor allem die sozialen Defizite und das passiv-abhängige Verhalten der Patientin psychotherapeutisch anzugehen.

Abschlussdiagnosen: Wir gingen schließlich von der Diagnose einer depressiven Persönlichkeitsstörung aus sowie von Mann-zu-Frau-Transsexualität.

Abschließende Beurteilung:
Der Fall dieser Patientin zeigt in aller Deutlichkeit die Schwierigkeit, eine depressive Störung von Zügen einer Persönlichkeitsstörung zu trennen, wie sich aus den Kriterien der depressiven Persönlichkeit vs. Dysthyme Störung bei DSM-IV ablesen lässt. Auffallend bei der Patientin war eine seit der Pubertät bestehende depressive Befindlichkeit, die nur für den Zeitraum von zwei Jahren *nach* der Operation zur Geschlechtsumwandlung Mann zu Frau unterbrochen wurde. Im Zusammenhang mit der depressiven Verstimmung fanden sich wohl durchgehend Suizidideen, die aber bis kurz vor dem Therapeutenwechsel nicht in einen Suizidversuch umgeschlagen waren. Auf der anderen Seite wirkte die Patientin trotz der deutlich depressiven Verstimmung während längerer Phasen der Behandlung nicht schwer depressiv, d. h. mit vegetativen Störungen und kognitiven Einbußen behaftet. Es fielen hingegen eine deutliche Passivität und eine Kontaktstörung mit fehlenden persönlichen Beziehungen trotz des fürsorglichen Verhaltens der Patientin gegenüber Mitpatienten auf. Schließlich zeigte die Patientin eine deutliche Aggressionshemmung, die nur kurzzeitig in der Zeit nach dem Therapeutenwechsel aufgehoben war.

Therapeutisches Vorgehen:
Im Gegensatz zu den Patienten mit Borderline- und narzisstischer Persönlichkeitsstörung gibt es bei den Patienten mit depressiver Persönlichkeitsstörung in der Regel wenig Probleme mit der Compliance. Die Patienten sind zuverlässig und halten sich an Vereinbarungen. Deswegen sind diese Patienten besonders geeignet für Suizidpakte (siehe unten). Dadurch, dass sie dem Therapeuten gegenüber Hoffnungslosigkeit, Pessimismus und Resignation ausstrahlen und ihn mit ihren negativen Kognitionen während der Therapie immer wieder konfrontieren, besteht die Gefahr der »Ansteckung«, d. h., der Therapeut gerät ebenfalls in ein depressiv gefärbtes kognitives Fahrwasser und kann sich diesem Gedankenstrom nicht mehr entziehen. Eigene suizidale und depressive Tendenzen können aktiviert werden und zu einer Verstärkung der Symptomatik des Patienten führen, während der Patient den Therapeuten gerade als Hoffnung ausstrahlenden »Stellvertreter« dringend benötigt. Ziel der Krisenintervention ist der

Versuch einer Neubewertung der sehr negativ erlebten aktuellen Lebenssituation mit der Planung konkreter Schritte zur Überwindung anstehender Probleme in Partnerschaft und Arbeit. Eine kontinuierliche Abschätzung der Suizidalität während der Krisenintervention dieser Patienten ist eine conditio sine qua non.

Da grundsätzlich jede depressive Symptomatik, wenn sie einen gewissen Ausprägungsgrad aufweist, einer antidepressiven Medikation zugänglich sein kann, sollten unbedingt mehrere pharmakologische Trials mit Antidepressiva mit unterschiedlichen Wirkmechanismen versucht werden (z. B. trizyklische Antidepressiva, Serotonin-Re-uptake-Hemmer, MAO-Hemmer). Die antidepressive Behandlung einschließlich einer Elektrokrampftherapie war allerdings im Falle von Frau Z. trotz einer ausgeprägten depressiven Symptomatik und einer positiven Familienanamnese nicht sehr erfolgreich. Trotzdem sollte auch nach einer langen Behandlungszeit eine antidepressive Medikation fortgeführt werden, was wir auch der weiterführenden psychotherapeutischen Klinik empfohlen haben. Unser Problem und das Problem der vorhergehenden Therapien waren sicherlich die Überbetonung der depressiven Symptomatik und eine Vernachlässigung der Persönlichkeitsaspekte. Zusätzlich bestimmte die Angst vor einem Suizidversuch der Patientin zu sehr das therapeutische Handeln, das zu stark auf Absicherung ausgerichtet war.

3.12 Der chronisch suizidale Patient

Zum Schluss soll – unabhängig von einzelnen Persönlichkeitsstörungen – noch einmal zusammenfassend auf die psychotherapeutische Vorgehensweise bei chronisch suizidalen Patienten eingegangen werden.

Unter *chronisch suizidalen* Patienten werden nicht nur Patienten verstanden, die wiederholt Suizidversuche unternommen haben, sondern Patienten, die über längere Zeiträume hinweg Suizidideen haben, wobei es dann durchaus auch zu wiederholten Suizidversuchen kommen kann. Dazu zählen auch Patienten mit der Diagnose einer Borderline-Persönlichkeitsstörung, narzisstischen und depressiven Persönlichkeitsstörung.

Folgende Punkte sind zu beachten:

1) Chronisch suizidale Patienten dürfen auf keinen Fall um jeden Preis von Suizidversuchen abgehalten werden, weil oftmals Suizidalität manipulativ eingesetzt wird.

2) Bei ambulanter Therapie muss *vor* Therapiebeginn eine evtl. schriftliche Vereinbarung über Konsequenzen von suizidalem Verhalten während der Therapie erfolgen.

3) Bei akuter Suizidgefahr sollte der Patient in eine psychiatrische Notfallambulanz eingewiesen oder der Notarzt alarmiert werden.

4) Bei erpresserischen Suiziddrohnungen sollte der Therapeut dem Patienten klarmachen, dass der Therapeut einen Suizid des Patienten zwar bedauern würde, aber sich weder verantwortlich für diese Handlung des Patienten fühlt noch ihm nachtrauern wird.

5) Bei gleichzeitig bestehender deutlich depressiver Verstimmung ist eine antidepressive Behandlung, welche möglichst stationär erfolgen sollte, unbedingt erforderlich.

6) Sofern Angehörige vorhanden sind, die zu einer Kooperation fähig und bereit sind, sollte die stets existierende Suizidgefahr offen besprochen und das Einverständnis für eine ambulante Behandlung eingeholt werden.

Die oben erwähnten Punkte betreffen auch die Frage des »Suizidpaktes«. Darunter versteht man eine mündliche oder eventuell auch schriftliche Vereinbarung des Therapeuten mit dem Patienten, dass für einen gewissen Zeitraum während einer Therapie der Patient von Suizidhandlungen Abstand nimmt.

Sinn und Praktikabilität solcher »Suizidpakte« sind umstritten. Ein Suizidpakt setzt das grundsätzliche Einverständnis des betroffenen Patienten voraus und – wichtiger noch – die Fähigkeit des Patienten, sich an eine solche Vereinbarung zu halten. Ungeeignet für solche Vereinbarungen sind Patienten, die z. B. im Rahmen einer depressiven oder schizophrenen Psychose einen Realitätsverlust erlitten haben und sich daher an eine solche Vereinbarung nicht halten können. Auch Patienten mit einer mangelhaften Impulskontrolle und gleichzeitig bestehendem ausgeprägten autoaggressiven Potenzial mit gefährlichen suizidalen Handlungen kommen für einen solchen »Vertrag« nicht in Frage. Wenn ein solcher Suizidpakt bei einem Patienten abgeschlossen wird, dann sollte er zeitlich begrenzt sein (Stunden, Tage, nicht länger als etwa eine Woche) und bei der nächsten Therapiesitzung erneut besprochen werden. Viele Therapeuten meinen, dass ein Suizidpakt überflüssig ist, wenn eine vertrauensvolle Beziehung zwischen Patient und Therapeuten besteht und der Therapeut seinen Patienten hinsichtlich akuter Suizidalität ausreichend befragt hat.

3.13 Was tun, wenn es passiert ist?

Es gehört leider auch zu den traumatischen Erfahrungen eines Psychotherapeuten, nicht nur der Angehörigen, wenn sich ein Patient suizidiert hat.

Das Allerwichtigste ist eine offene Besprechung mit Mitpatienten und dem therapeutischen Team bei stationären Patienten sowie den Angehörigen. Dabei sollte der Therapeut seine tiefe Betroffenheit zeigen und sich nicht verschließen. Dies dient der Entlastung aller Beteiligten und eröffnet noch einmal die Möglichkeit, die Entwicklung zum Suizid nachzuvollziehen und somit für die Zukunft besser gerüstet zu sein. Man sollte den Angehörigen therapeutische Hilfe anbieten, die allerdings besser von einem anderen Kollegen geleistet werden sollte.

Mittlerweile existieren Selbsthilfegruppen für Angehörige von Patienten, die sich suizidiert haben oder die auf tragische Weise ums Leben gekommen sind. Manchmal können solche Selbsthilfegruppen eine große Stütze bei der Verarbeitung eines solch schweren Schicksalschlages sein.

Schließlich sollte der Therapeut selbst Trost und Rat bei einem Kollegen suchen. Dabei sollte sich jedoch jeder Therapeut im Klaren sein, dass statistisch nur einer von tausend betreuten Patienten mit suizidalen Gedanken den letzten Schritt vollzieht, wenn er sich in kontinuierlicher therapeutischer Behandlung befindet.

4. Selbstschädigung

Krisenintervention bei Patienten mit Borderline-Persönlichkeitsstörung

Martin Bohus und Christine Unckel

»Jedes komplexe Problem hat eine einfache Lösung –
diese ist meistens die falsche.« *(J. B. Shaw)*

Einleitung

Konfrontiert mit Menschen, die sich absichtlich schneiden, verbrennen, die Knochen brechen, den Kopf an der Wand blutig schlagen oder giftige und ätzende Mittel schlucken, reagieren professionelle Helfer häufig unprofessionell.

Einerseits besteht die Tendenz, diese Verhaltensmuster zu katastrophisieren: Verwechslung mit Suizidversuchen, Dramatisierung der Situation, Einweisung in Kliniken bis hin zur gerichtlichen Unterbringung und Einrichtung von Betreuungen – gut gemeinte Interventionen, die langfristig zur chronischen Psychiatrisierung und zum Abbau von autonomen Kompetenzen und Bewältigungsstrategien führen können. (Patientinnen mit schweren Selbstverletzungen, die sich zum ersten Mal in stationärer psychiatrisch-psychotherapeutischer Behandlung befinden, werden mit 80%iger Wahrscheinlichkeit in Zukunft jedes Jahr ca. 75 Tage in stationären Einrichtungen verbringen.) (Jerschke et al., 1998)

Andererseits wird die subjektive Not hinter den Selbstschädigungen nicht selten unterschätzt: Den Betroffenen wird unterstellt, diese Verhaltensmuster nur einzusetzen, um Aufmerksamkeit und Zuwendung zu erreichen, zu agieren oder die Helfer zu manipulieren. Die gut gemeinte Nichtbeachtung führt bisweilen zur Verschlechterung der Symptomatik, zur Eskalation der Situation bis hin zu Suizidversuchen. Selbstverletzung erhöht das Risiko, im weiteren Verlauf an Suizid zu sterben, um den Faktor fünf.

Schwankend zwischen Aktionismus und Ignoranz fühlen sich die Helfer oft überfordert und alleine gelassen. Je nach Ausbildung und Schulenorientierung schlägt die Tendenz, die Patienten zu beschuldigen, um sie rasch wieder loszuwerden, mehr oder weniger offen durch.

Als Mitarbeiter in einem Zentrum für die Behandlung von Patientinnen mit schweren Selbstverletzungen und chronischer Suizidalität standen wir häufig selbst vor diesem Problem. Unterstützt von Marsha Linehan, der Entwicklerin der »Dialektisch-Behavioralen Therapie« (Linehan, 1997) lernten wir in den letzten Jahren etwas kompetenter und professioneller zu arbeiten. Das heißt, wir erarbeiteten uns Richtlinien, die uns emotional entlasten und Raum schaffen für das individuelle Anliegen des Patienten. Bei genauerer Betrachtung entstehen Unsicherheiten im Krisenmanagement häufig aus dem Druck, rasch Sicherheit zu erlangen. Dabei besteht die Tendenz, auf eine differenzierte Problemanalyse (aus Zeitgründen) zu verzichten und stattdessen allgemein gültige Regeln vereinfacht auf unterschiedliche und komplexe Probleme anzuwenden.

Für die praktische Arbeit taugliche Handlungsrichtlinien sollten jedoch so differenziert wie nötig und gleichzeitig so strukturiert wie möglich gestaltet sein.

Im Rahmen dieses Kapitels sollen einige dieser grundlegenden Erfahrungen im Krisenmanagement bei selbstverletzendem Verhalten und insbesondere im Umgang mit Borderline-Patienten skizziert werden.

Erste Orientierungsschritte

Bevor der Helfer sich zu einer Intervention entschließt, sollte seine Entscheidung durch eine Art Entscheidungsbaum gefiltert werden. Folgendes Diagramm wurde für den Erstkontakt mit einem dem Helfer *unbekannten* Patienten entworfen. Es umfasst daher eine relativ umfangreiche Diagnostik, die sich natürlich weitgehend erübrigt, wenn man den Patienten bereits näher kennt bzw. gar selbst psychotherapeutisch behandelt.

Auch wenn dieses Buch primär den krisensteuernden Umgang von Menschen mit Persönlichkeitsstörungen zum Thema hat, so sollte sich der professionelle Helfer gerade im Falle von akut auftretenden Selbstverletzungen bewusst sein, dass das gesamte Fachgebiet der Psychiatrie für die Differenzialdiagnose berücksichtigt werden muss (s. Abb.4.1).

Abb. 4.1: *Krisenintervention bei Selbstverletzung*

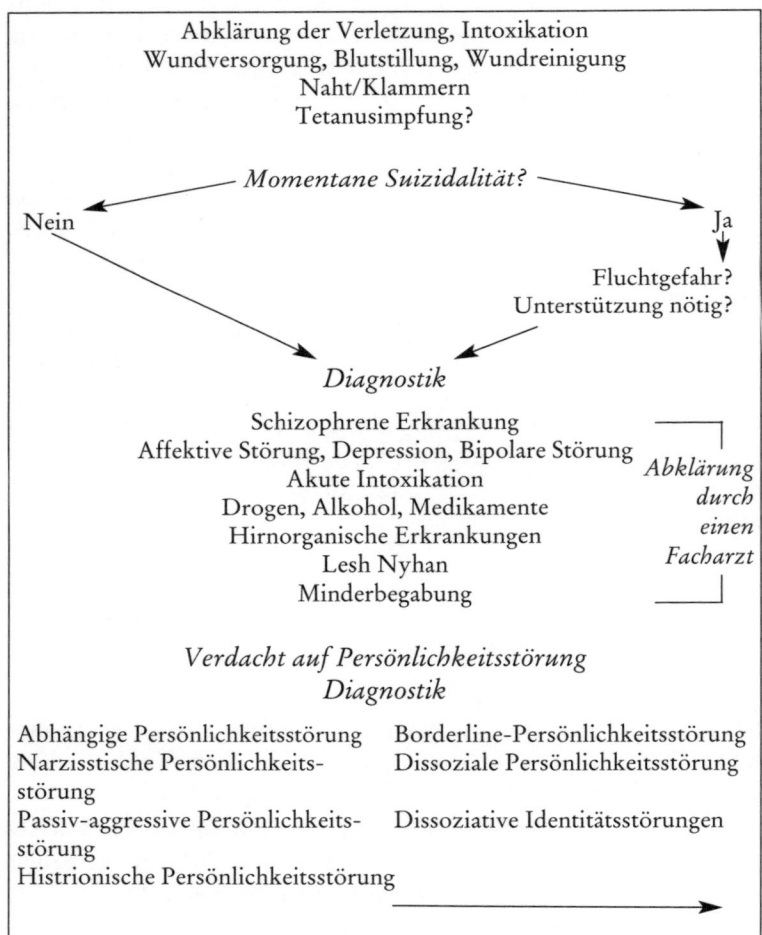

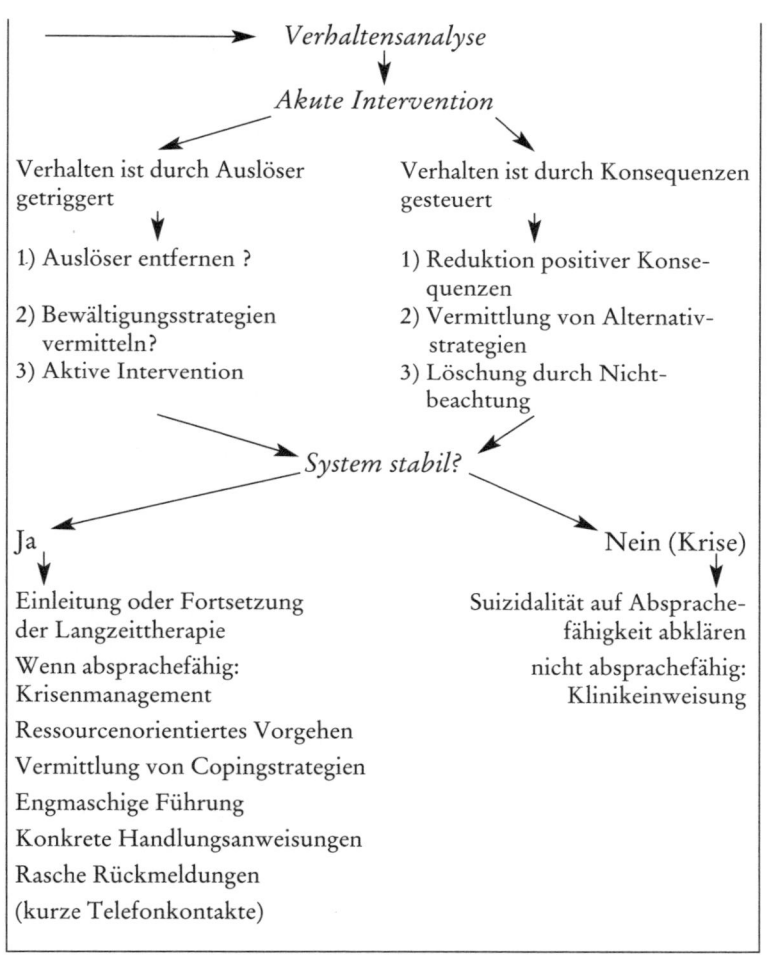

Verhalten ist durch Auslöser
getriggert

1) Auslöser entfernen?

2) Bewältigungsstrategien
vermitteln?
3) Aktive Intervention

Verhalten ist durch Konsequenzen
gesteuert

1) Reduktion positiver Konsequenzen
2) Vermittlung von Alternativ-
strategien
3) Löschung durch Nicht-
beachtung

System stabil?

Ja

Einleitung oder Fortsetzung
der Langzeittherapie

Wenn absprachefähig:
Krisenmanagement

Ressourcenorientiertes Vorgehen

Vermittlung von Copingstrategien

Engmaschige Führung

Konkrete Handlungsanweisungen

Rasche Rückmeldungen

(kurze Telefonkontakte)

Nein (Krise)

Suizidalität auf Absprache-
fähigkeit abklären

nicht absprachefähig:
Klinikeinweisung

4.1 Abklärung der Verletzung/Intoxikation/ Wundversorgung

Vor jeder psychiatrisch-psychotherapeutischen Diagnostik oder Intervention steht zunächst eine möglichst exakte und detaillierte Abklärung der zugefügten Intoxikation oder Verletzung. Dies beinhaltet zunächst Zeitpunkt (Datum, Uhrzeit), Name und Dosis der eingenommenen Substanzen, Art der Verletzung (Schneiden, Strangulieren, Headbanging, Verätzen, Brennen, Anschlagen von Beinen oder Armen, Intoxikation oder Injektion, Stechen mit scharfen Gegenständen, Kratzen, Blutabnahme), Lokalisation (Extremitäten, Kopf, Genitalien), Mittel (Rasierklingen, Zigaretten, Bügeleisen, Medikamente, Säure ...), Ausmaß und Gefährdung (Gefäßverletzung, Hirnödeme, klaffende Wunden, Verbrennungsgrad, Intoxikation, Fraktur, Hb-Kontrolle und evtl. Glukose-Kontrolle nach Insulininjektion), Tötungsabsicht (»Hatten Sie die klare Absicht, sich mit dieser Maßnahme zu töten, oder nahmen Sie den Tod in Kauf?«), Sicherheitsmaßnahmen (»Haben Sie irgend jemanden informiert, haben Sie damit gerechnet, dass Sie gefunden werden, war jemand anwesend?«), frühere Selbstverletzungen (»Haben Sie sich auf diese oder andere Weise schon früher verletzt?«), Frage nach zusätzlichem Hochrisikoverhalten (»Klettern Sie manchmal auf Kräne oder Hochhäuser, balancieren Sie auf Brückengeländern oder Bahngleisen, fahren Sie bewusst riskant Auto oder Motorrad?«).

Je nach Befund sollte jetzt eine rasche medizinische Versorgung eingeleitet werden. Bei jeder Intoxikation sollte unter allen Umständen eine sofortige begleitete Überweisung zum Facharzt erfolgen (auch wenn der erste Eindruck harmlos erscheint, so kann es im weiteren Verlauf zu raschen Eintrübungen des Bewusstseins, zu Atemstillständen und anderen schwerwiegenden Komplikationen kommen)! Bei Wundversorgung sollte die obligatorische Tetanusimpfung nicht vergessen werden. Falls die Wunden klaffen, sollte innerhalb der ersten sechs Stunden genäht werden (sonst verzögerte, sekundäre Wundheilung mit stärkerer Narbenbildung).

4.2 Abklärung der gegenwärtigen Suizidalität

Bereits während der medizinischen Befunderhebung achtet der erfahrene Helfer auf verbale und nonverbale Signale: Wachheit, Schreckhaftigkeit, innere Gespanntheit, Muskeltonus, motorische Unruhe, Gereiztheit, Sprunghaftigkeit, Irritiertheit, Rapport, das heißt mitschwingende Kontaktaufnahme, formale Sprachgestaltung (ist die Rede flüssig und akustisch sowie inhaltlich verständlich?), Auslenkbarkeit des Affektes (reagiert der Patient entsprechend der angesprochenen Thematik?).

Zusätzlich werden folgende Phänomene genau erfragt: Ich-Störungen (»Erleben Sie die Welt als fremdartig, haben Sie das Gefühl, dass Sie den Kontakt zu sich selbst oder zur Wirklichkeit verloren haben? Haben Sie das Gefühl, dass sich Ihre Gedanken ausbreiten, dass andere Ihre Gedanken lesen können?«); produktive Symptomatik (»Hören Sie Stimmen? Sind diese in Ihrem Kopf oder außerhalb, sehen Sie Dinge, die Ihnen seltsam vorkommen, die vielleicht niemand sonst sieht? Haben Ihnen die Stimmen angeraten, sich selbst zu verletzen?«); Affektlage (»Fühlen Sie sich in letzter Zeit niedergeschlagen und wertlos? Müssen Sie sich zu den einfachsten Dingen zwingen, geht Ihnen der Alltag nicht mehr von der Hand? Gibt es noch irgendwelche Dinge, die sie aufheitern?«). Denkstörungen (»Haben Sie das Gefühl, dass Ihre Gedanken ständig kreisen, haben Sie das Gefühl, Ihr Denken wird unterbrochen oder gestoppt? Haben Sie das Gefühl, Ihr Denken wird irgendwie gemacht oder gesteuert, haben Sie das Gefühl, dass Ihnen jemand etwas Böses antun will, dass Sie jemand verfolgt, dass die Leute über Sie Bescheid wissen oder über Sie tuscheln, wenn Sie in den Raum kommen, bekommen Sie Botschaften aus Rundfunk oder Fernsehen?«) und schließlich: »Haben Sie jetzt vor, sich umzubringen?«

VORSICHT:
Bei vielen psychiatrischen Erkrankungen ist entweder die Entwicklung von willensgesteuerten Entschlüssen oder deren Ausführung stark beeinträchtigt, sodass die Distanzierung von Suizidalität keine Garantie darstellt.

Zu diesem Zeitpunkt ist es wichtig, zunächst die Gefährdung des Patienten oder der eigenen Sicherheit in der momentanen Situation, also während des Krisengespräches, abzuschätzen.

Liegen Hinweise für akute psychotische Symptome vor oder erscheint der Patient sehr sprunghaft, gereizt und schlecht steuerbar, so sollte in jedem Fall zunächst für die eigene Sicherheit gesorgt werden. Dies heißt, für eine professionelle Übermacht sorgen, frühzeitig Sicherheitskräfte einbeziehen. Professionalität heißt auch, sich selbst nicht zu überschätzen.

Erst unter diesen Voraussetzungen erscheint es möglich, eine adäquate weiterführende Diagnostik einzuleiten.

4.3 Differenzialdiagnostik

Die Diagnostik der Persönlichkeitsstörung kann nur im gesamten Bezugsrahmen psychischer Syndrome gesehen werden:
Bevor sich der Helfer auf die Differenzialdiagnostik einer eventuell vorliegenden Persönlichkeitsstörung konzentrieren kann, müssen die wichtigsten psychiatrischen Erkrankungen ausgeschlossen werden, in deren Rahmen Selbstverletzungen auftreten können. An erster Stelle, weil häufig unkontrollierbar und tödlich, stehen Selbstverletzungen bei akuten schizophrenen Erkrankungen. Insbesondere, wenn Stimmen oder dominierende Mächte Befehle zu Verletzung oder Suizid geben, ist eine fachpsychiatrische neuroleptische Behandlung unumgänglich! Dies trifft auch für wahnhafte Störungen zu. Bereits der geringste Verdacht auf das Vorliegen einer Psychose (siehe obige Fragen), erfordert eine sofortige fachärztliche Abklärung! Unter den affektiven Erkrankungen fällt insbesondere die Depression ins Gewicht. Häufig nicht diagnostiziert und insuffizient behandelt, birgt diese Erkrankung ein Suizidrisiko von 15%! Das heißt, die Mehrzahl aller Suizide und Suizidversuche wird von depressiv erkrankten Menschen durchgeführt. Gerade weil die Unterschätzung dieser Problematik häufig fatale Folgen aufwirft, seien an dieser Stelle kurz die wichtigsten diagnostischen Kriterien genannt:

- *Depressive Verstimmung*
- *Interessenverlust und Freudlosigkeit*
- *Veränderung von Appetit und Körpergewicht*
- *Schlafstörungen*
- *Psychomotorische Hemmung oder Agitiertheit*
- *Gesteigerte Ermüdbarkeit, verringerter Antrieb*
- *Gefühle der Wertlosigkeit und Schuldgefühle*
- *Störungen der Konzentration und Denkfähigkeit*
- *Gedanken an den Tod als Erlösung*
- *Vermindertes Selbstwertgefühl*
- *Negative Zukunftserwartungen.*

In Abgrenzung zur Borderline-Störung (siehe unten) berichten Menschen, die an einer Depression leiden, von einer gleich bleibend schlechten Stimmungslage. Nichts kann sie aufheitern; im Gegenteil, häufig werden vor allem Situationen, die sonst Freude bereiten (z. B. Begegnung mit den eigenen Kindern), als besonders quälend erlebt. Das klassische »Gefühl der Gefühllosigkeit« wird primär von dieser Patientengruppe berichtet. Häufig entwickelt sich die Symptomatik relativ rasch, nicht selten in Phasen. Die Frage nach externen oder intrapsychischen Auslösern ist mittlerweile für die Diagnostik unerheblich. Von Relevanz ist einzig und allein der momentane Befund.

Eine Sonderform der affektiven Erkrankung stellt die Manie dar. Auffallend sind die gehobene Stimmungslage, ein hohes Rede- und Denktempo, Sprunghaftigkeit, Witz und Schlagfertigkeit. Das Schlafbedürfnis ist vermindert, die Sexualität oft verstärkt und wenig kontrolliert, das Selbstbewusstsein bis hin zu Größenideen verstärkt. Bisweilen ist dieser Zustand nicht sehr stabil. Die Betroffenen schwanken zwischen einem ausgelassenen Hochgefühl und Phasen starker agitierter Gereiztheit, die bisweilen sogar von schweren depressiven Einbrüchen gezeichnet sind. Während dieser Phasen sind Selbstverletzungen oder suizidale Impulse nicht selten.

Ebenfalls abzuklären sind mögliche Bewusstseinsveränderungen infolge von Vergiftungen. Akuter und chronischer Gebrauch von Substanzen wie Alkohol, Kokain, Amphetaminen (Ecstasy), Cannabis, LSD und Opiate können zu Hyperaktivität, Verwirrtheitszuständen und Halluzinationen führen. Dabei können suizidale und selbstschädigende Handlungen auftreten bzw. die Kontrolle der willensgesteuerten Handlungen weitgehend außer Kraft gesetzt werden.

Da der weitere Verlauf der Intoxikation vom Laien in der Regel nicht eingeschätzt werden kann, tödliche Komplikationen aber vorkommen können, sollte schon der Verdacht ausreichen, um fachärztliche Hilfe in Anspruch zu nehmen.

Grundsätzlich können fast alle psychischen Störungsbilder und Wesensveränderungen infolge organisch bedingter Krankheiten auftreten. Als Beispiele für Hirnerkrankungen seien hier genannt: entzündliche Prozesse, Raumforderungen, Durchblutungsstörungen, Anfallsleiden und traumatische Schädigungen. Auch an Allgemeinerkrankungen wie Herzerkrankungen, Leber- und Niereninsuffizienz oder hormonelle Störungen und Infektionen, um nur einige zu nennen, sollte gedacht werden. Als Beispiel für angeborene Stoffwechselerkrankungen mit Minderbegabung und ausgeprägter Neigung zur Selbstschädigung sei das Lesh-Nyhan-Syndrom genannt. Dringende Hinweise auf organische Störungen sind immer akute demenzielle Prozesse, delirante Zustände und amnestische Syndrome.

Vor diesem Hintergrund erscheint es verständlich, dass vor der Diagnose einer Persönlichkeitsstörung Wesensveränderungen infolge von organischen oder psychiatrischen Erkrankungen ausgeschlossen werden müssen.

4.4 Diagnostik der Persönlichkeitsstörung

Moderne klinisch relevante Diagnostik steht vor der Anforderung, zwei scheinbar unterschiedliche Dimensionen integrieren zu müssen: Das jeweilige Problemverhalten sollte einer definierten, abgrenzbaren Störungsgruppe zugeordnet werden und gleichzeitig muss die spezifische individuelle Problematik des Betroffenen berücksichtigt werden.

Früher wurde dieses Problem durch Verallgemeinerungen von subjektiven Eindrücken der Untersucher scheinbar gelöst. Unscharfe Begriffe wie »Gegenübertragung, Lebenserfahrung oder Intuition« haben sich jedoch nur in Einzelfällen als brauchbar erwiesen. Heute stehen dem professionellen Behandler andere Möglichkeiten zur Verfügung.

Operationalisierte Instrumentarien basieren auf beobachtbaren Verhaltensmustern und verzichten weitgehend auf ätiologische und tiefenpsychologische Konstrukte. Damit ist eine deutliche Verbesserung der Vergleichbarkeit (Reliabilität) und Aussagekraft (Validität) sowie der Objektivierung erreicht worden. Die beiden diagnostischen Systeme DSM-IV (»Diagnostic and Statistical Manual of Mental Disorders«) und ICD-10 (»International Statistical Classification of Diseases, Injuries and Causes of Death«) legen ein sog. Modell der Prototypen zugrunde. Ein Prototyp beinhaltet

Abb. 4.2: *Auffaltungsstruktur der psychischen Syndrome und Persönlichkeitsstörungen in der ICD-10 (nach Fiedler, 1995)*

F0 organische psychische Störungen F1 psychische und Verhaltensstörungen durch psychotrope Substanzen F2 schizophrene, schizotype und wahnhafte Störungen F3 affektive Störungen F4 neurotische, Belastungs- und somatoforme Störungen F6 Persönlichkeits- und Verhaltens-störungen F7 Intelligenzminderung F8 Entwicklungsstörungen F9 Verhaltens- und emotionale Störungen mit Beginn in der Kindheit und Jugend	F60 spezifische Persönlichkeitsstörungen F61 kombinierte Persönlichkeitsstörungen F62 andauernde Persönlichkeitsveränderungen F63 abnorme Gewohnheiten und Störungen der Impulskontrolle F64 Störungen der Geschlechtsidentität F65 Störungen der Sexualpräferenz F66 psychische Verhaltensstörungen in Verbindung mit der sexuellen Entwicklung F67 andere Persönlichkeits- und Verhaltensstörungen	F60.0 paranoide Persönlichkeitsstörungen F60.1 schizoide Persönlichkeitsstörungen F60.2 dissoziale Persönlichkeitsstörungen F60.3 emotional-instabile Persönlichkeitsstörungen F60.30 impulsiver Typ F60.31 Borderline-Typ F60.4 histronische Persönlichkeitsstörungen F60.5 anankastische (zwanghafte) Persönlichkeitsstörungen F60.6 ängstliche (vermeidende) Persönlichkeitsstörungen F60.7 abhängige (asthenische) Persönlichkeitsstörungen F60.8 andere Persönlichkeitsstörungen

die häufigsten spezifischen Eigenschaften und Merkmale einer bestimmten Störungsgruppe. Das bedeutet, dass eine Reihe von Verhaltensmerkmalen aufgelistet wird, die insgesamt ein theoretisches Ideal bzw. einen Standard beschreibt, mit dem reale Personen verglichen werden können. Um also einer bestimmten diagnostischen Gruppe anzugehören, ist es nicht unbedingt nötig, spezifische herausragende Merkmale oder gar alle Verhaltensweisen dieser Gruppe zu erfüllen. Vielmehr genügt es, eine gewisse Anzahl unterschiedlicher Eigenschaften einer Merkmalsgruppe abzudecken. Je mehr Eigenschaftsmerkmale eine Person aufweist, desto eher entspricht sie dem Gesamtkonzept (Bohus et al., 1999). Die derzeitig gültige Einteilung der Persönlichkeitsstörungen sowie die Zuordnung der jeweiligen Verhaltensmuster ist zum Teil in Kapitel 1 beschrieben, zur genaueren Orientierung verweisen wir auf einschlägige Fachliteratur (Bohus et al., 1999). Selbstschädigende Verhaltensmuster kommen bei folgenden spezifischen Persönlichkeitsstörungen gehäuft vor: bei Borderline-Persönlichkeitsstörungen, abhängigen Persönlichkeitsstörungen, narzisstischen Persönlichkeitsstörungen, dissozialen Persönlichkeitsstörungen, passiv-aggressiven Persönlichkeitsstörungen, histrionischen Persönlichkeitsstörungen und schließlich auch bei dissoziativen Identitätsstörungen.

4.5 Verhaltensdiagnostik

Zur Erfassung der individuellen und spezifischen Problemsituation hat es sich bewährt, eine Verhaltensanalyse durchzuführen. Es handelt sich um ein relativ einfaches, dabei präzises und aussagekräftiges Instrumentarium, das von Helfern und Betroffenen rasch erlernt werden kann. Auf dieser Basis können weitgehend sichere Entscheidungen getroffen werden, die für alle Beteiligten transparent, das heißt nachvollziehbar sind.

4.5.1 Merkmale der Verhaltensdiagnostik
(Überblick: Reinecker, 1996)

Die Verhaltensdiagnostik zielt auf das Verstehen *des gegenwärtigen Problemverhaltens* und dessen aufrechterhaltender Bedingungen. Sie hat nicht den Anspruch, alle Probleme des Patienten zu erfassen oder zu lösen. Man konzentriert sich dabei vielmehr auf die klinisch relevantesten Problembereiche (in unserem Fall auf die Selbstverletzung).

Die Erfassung von weit zurückliegenden lerngeschichtlich relevanten Entstehungsbedingungen steht bei der Krisenintervention sicherlich nicht an erster Stelle. Dies sollte im Rahmen einer längerfristig geplanten Psychotherapie erfolgen. Bei der Krisenintervention konzentriert man sich vielmehr auf das gegenwärtige Problemverhalten, die aktuelle auslösende Situation, auf Anfälligkeitsfaktoren, aufrechterhaltende Bedingungen und Konsequenzen des Verhaltens.

Zunächst wird das Problemverhalten (»Reaktion«) definiert. Da es keine objektiven Kriterien gibt, die zwischen »gesundem« und »krankhaftem« Verhalten unterscheiden, hilft man sich mit einer Unterscheidung zwischen »funktionalem« und »dysfunktionalem« Verhalten. Das heißt, man klärt, ob das jeweilige Verhalten dem Betroffenen hilft, seine ihm eigenen Ziele langfristig zu verwirklichen. Dies ist wichtig, da Problemverhalten häufig kurzfristig aus subjektiver Sicht nützlich, sinnvoll und stimmig erscheint. (So können zum Beispiel unerträgliche Anspannungszustände von Borderline-Patientinnen durch Selbstverletzung rasch beendet werden.)

Man wird dem Betroffenen gerechter, wenn man das Problemverhalten nicht nur auf der Handlungsebene (sichtbares Verhalten), sondern auch auf der Ebene der Gedanken und Gefühle (kognitiv-emotionale Ebene) und eventuell auch noch auf physiologischer Ebene untersucht.

Im nächsten Schritt werden die *auslösenden Faktoren* bestimmt. Damit sind Auslösereize gemeint, die das problematische Verhalten hervorrufen. Es kann sich dabei um situative Bedingungen handeln, wie zum Beispiel körperliche Berührung (externer Stimulus), um einen kognitiven oder emotionalen Stimulus, wie z. B. der Gedanke an eine drohende Prüfung (= kognitiver Stimulus), oder eine innere körperliche Wahrnehmung, wie Herzklopfen oder Schwitzen (= somatischer Stimulus).

Diese Auslöser treffen auf ein spezifisches, individuelles System, die Gesamtheit aller Erfahrungen, Lebenspläne, Konzeptionen und Bewertungen des jeweiligen Betroffenen. Diese Gesamtheit heißt im Fachbegriff *»Selbstregulationssystem«*. So kann ein und derselbe Reiz von der gleichen Person zu unterschiedlichen Zeitpunkten oder von unterschiedlichen Personen völlig verschieden interpretiert oder dekodiert werden. Der Geruch von Tannen und Wachskerzen ruft bei den meisten Menschen Erinnerungen an Weihnachten und damit an familiäre Geborgenheit wach. Stand jedoch einmal der Weihnachtsbaum in Flammen und löste damit Angst und Schrecken aus, so wird der damals Betroffene wohl zeit seines Lebens auf diese Gerüche zumindest mit gemischten Gefühlen reagieren.

Auch positive Lernerfahrungen, das heißt kurzfristig »erfolgreiche« Lösungen, sind individuell verschieden und werden unter dem Begriff Selbstregulationssystem gefasst. Wer gelernt hat, dass sich Stress durch Nikotin rasch in Rauch auflöst, wird bald bei jeder angespannten Situation ein Verlangen nach Zigaretten verspüren.

Ähnlich verhält es sich mit Selbstverletzungen bei Persönlichkeitsstörungen: Auch hier haben die Betreffenden in aller Regel gute Erfahrungen mit der raschen Stressreduktion, etwa durch Schnittwunden oder den Anblick von Blut, gemacht. Die Wahrnehmung von Anspannung löst dann oft automatisiert den Wunsch aus, sich zu schneiden.

Bei den Konsequenzen unterscheidet man zwischen kurzfristigen und langfristigen Auswirkungen, die das Problemverhalten für den Betroffenen mit sich bringen. Im Sinne der Lerntheorie sind es vor allem die kurzfristigen Konsequenzen, die Einfluss haben auf das Problemverhalten: Angenehme Folgen erhöhen die Bereitschaft, das entsprechende Verhalten zu wiederholen, unangenehme Konsequenzen bewirken das Gegenteil. Die langfristigen Konsequenzen des problematischen Verhaltens wie z. B. Lungenkrebs oder entstellende Narben haben leider in aller Regel nur wenig Einfluss auf die entsprechenden Verhaltensmuster.

Zu einer vollständigen Verhaltensanalyse gehören schließlich noch so genannte *Umgebungs- und Bedingungsvariablen.* Damit wird erfasst, unter welchen Umständen der jeweils Betroffene besonders anfällig oder sensibel für auslösende Reize ist. Dazu gehören zum Beispiel: Müdigkeit, Hunger, prämenstruelles Syndrom, Alkoholkonsum oder spezifische Problemsituationen wie Einsamkeit, Trennungen oder soziale Rollenwechsel.

Abschließend folgt die Frage, ob es früher Situationen gab, in denen unter den gleichen auslösenden Bedingungen das derzeitige Problemverhalten nicht ausgelöst wurde. Die Frage zielt darauf, unter welchen Umständen der Betroffenen, in der Lage war, sein Verhalten zu kontrollieren, und über welche Ressourcen er damals verfügte?

Abb. 4.3 (s. S. 82) kann als Vorlage für die Erstellung einer Verhaltensanalyse genutzt werden.

4.5.2 Beispiel: Verhaltensanalyse

Eine etwa 26-jährige Patientin, Frau H., steht kurz vor Abschluss ihrer Lehre. Sie nimmt sich auf der Toilette ihrer betreuten Wohngemeinschaft Blut ab. Sie erleidet dabei einen epileptischen Anfall und wird von ihren Mitbewohnern gefunden, die einen lauten Schlag gehört hatten. Das Bad ist blutverschmiert, die Patientin ist zunächst nicht bei Bewusstsein. Die zutiefst erschrockenen Mitbewohner informieren den Notarzt. Bis dieser kommt, hat Frau H. das Bewusstsein wieder erlangt, das Bad geputzt und sich gewaschen. Auf den Notarzt macht sie einen weitgehend geordneten Eindruck, obwohl sie etwas bleich wirkt. Auch auf Nachfrage verneint sie suizidale Absichten. Nur auf Drängen der Mitbewohner verfügt der Notarzt schließlich die Einweisung in die medizinische Notaufnahme. Auch dort gibt sich Frau H. abweisend und wünscht die sofortige Entlassung. Eine Überprüfung der Routinelaborparameter ergibt jedoch einen drastisch erniedrigten Hämoglobinwert (3.8 g/dl) (Normbereich 12.5 g/dl). Die Tatsache, dass Frau H. diesen extrem niedrigen Wert kompensiert, weist darauf hin, dass ihr gesamter Organismus an diesen niedrigen Wert adaptiert ist. Der etwas irritierte Arzt entschließt sich nach einer erneuten Laborkontrolle (es könnte ja auch ein Messfehler vorliegen), eine detaillierte Verhaltensanalyse zu erstellen. Frau H. berichtet, dass sie am heutigen Nachmittag Streit gehabt hätte, mit ihrer einzigen, daher allerbesten Freundin. Diese habe sich seltsam undurchsichtig, abweisend und gemein verhalten. Sie habe Andeutungen gemacht, dass sie nichts mehr von ihr wissen wolle, dass sie die Beziehung beenden werde und sich nie mehr mit ihr abgeben wolle. Dies habe sie in völlige Panik versetzt. Sie, Frau H., könne sich nicht vorstellen, ohne ihre Freundin zu überleben. Jeder Versuch aber, das Problem zu lösen, sei von der Freundin mit den Worten abgeblockt worden, »dies ist jetzt noch nicht spruchreif …«. Ohnmächtig hätte sie sich gefühlt, ohnmächtig und wütend zugleich. Je mehr Wut sie gespürt habe, desto stärker hätte sie sich

Abb. 4.3: *Verhaltensanalyse*

Labilisierende Bedingungen	Auslöser	Selbstregulation	Verhalten	Konsequenzen
				kurzfristig — *langfristig*
	situativ		Handlung	situativ
	kognitiv emotional	kognitiv emotional	Kognition Emotion	kognitiv emotional
	physiologisch	physiologisch		physio-logisch

schuldig gefühlt. Dreckig, verlassen, ohnmächtig und schuldig. Sie habe dann gar nichts mehr gesagt. Als die Freundin weg war, sei sie fast verrückt geworden, weil die innere Spannung immer stärker geworden sei. Dann sei der Gedanke gekommen, sich wieder mal Blut abzunehmen. Schlagartig sei es ihr dabei besser gegangen. Schon der Gedanke an die Blutentnahme habe ihr geholfen. Das sei immer so. Allerdings halte der Gedanke alleine nicht lange an. Sie hätte eigentlich vorgehabt, diese Blutentnahmen zu beenden. Dies habe sie ihrem Therapeuten versprochen. Hin und hergerissen zwischen Schamgefühlen ihrem Therapeuten gegenüber und dem starken Drang, habe sie sich schließlich Nadeln in der Apotheke besorgt. Schon der Anblick der Nadeln hätte sie beruhigt. Sie habe sich ungefähr einen halben Liter Blut abnehmen wollen, gibt sie an, dies sei der tolerable Spielraum gewesen. Der epileptische Anfall war unbeabsichtigt. Es sei ihr jedoch früher schon mal passiert. Sonst führe die Blutentnahme zu einem raschen Gefühl der Entspannung, die Schuldgefühle würden dann weniger, und es stelle sich ein Gefühl der »sanften Benommenheit« ein.

Erst auf das genaue Nachfragen des Arztes gibt Frau H. noch an, dass sie seit Jahren ein »instinktives Gespür« für die Höhe des jeweiligen Hb-Wertes hätte. Sobald dieser über 6 g/dl steige, fühle sie sich unter ständiger Anspannung, sei ihren Gefühlen ausgeliefert und spüre ein alles durchdringendes Gefühl von Ekel … Vor dem Streit mit ihrer Freundin habe Frau H. gewusst, dass der Hb-Wert relativ hoch war, sodass sie sehr sensitiv gewesen sei.

4.5.3 Ablaufschema Verhaltensanalyse

1. Problemverhalten

Lassen Sie sich das Problemverhalten im Detail beschreiben:

Problemverhalten 1:
Patientin fasst den Entschluss, sich Blut abzunehmen.

Problemverhalten 2:
Patientin nimmt sich Blut ab.

2. Vorausgehende Bedingungen

Welches Ereignis ging dem Beginn des Problemverhaltens voraus?

Auseinandersetzung mit Freundin

situativ: abfällige Äußerungen der Freundin

kognitiv: »Ich werde alleine sein«

emotional: Angst, Ohnmacht, Wut

3. *Anfälligkeitsfaktoren*

   Welche Faktoren machten anfällig für das Problemverhalten?

   situativ: Nur eine einzige Freundin

   kognitiv: Wissen um den hohen Hb, potenzielle Bereitschaft zur Blutentnahme

   emotional: sensitiv

   physiologisch: »hoher« Hb-Wert

4. *Selbstregulationssystem*

   Auf welche internen Vorannahmen und Erfahrungen treffen die jeweiligen Auslöser?

   kognitiv:
   »Ich darf nicht wütend sein«
   »Wenn mir etwas zustößt, bin ich selbst schuld«
   »Ich habe es nicht verdient, dass jemand bei mir bleibt«
   »Wenn ich Blut abnehme, geht es mir besser«

   emotional: Wut wird in Schuld umgewandelt

   physiologisch:
   starke Emotionen
   hohe Anspannung

5. *Konsequenzen*

   Welche kurz- oder langfristigen Folgen bringt das Problemver-halten mit sich?

   Kurzfristig:
   Epileptischer Anfall
   Lebensgefahr durch Verbluten im Anfall

Spannungsreduktion
Besorgnis der Mitbewohner
Klinikeinweisung

Langfristig:
Scham gegenüber dem Therapeuten
Behandlung in der Klinik (?)
Einrichtung einer Betreuung (?)

6. *Lösungsanalyse*

Durch welche Verhaltensänderungen könnten Alternativen entwickelt werden?

Kurzfristig:
Maßnahmen zur Stressregulation und Gefühlsmodulation
Kontakt zu Mitbewohnern
Kontakt zu Therapeuten
Realitätsüberprüfung

Langfristig:
Freundeskreis erweitern
Veränderung der Vorannahmen
Fertigkeiten zur Beziehungsregulation entwickeln
Anpassung an emotionale Belastbarkeit erhöhen
Langsame Toleranzentwicklung an normalen Hb-Wert

7. *Sozialer Ausgleich (Wiedergutmachung)*

Wie kann die Patientin den verursachten sozialen Schaden wieder ausgleichen?

Abendessen für die Mitbewohner kochen,
eine Flasche Wein für den Notarzt besorgen.

Dieses Beispiel veranschaulicht die komplexe kognitiv-emotionale Situation einer Patientin mit Borderline-Persönlichkeitsstörung vor, während und nach Selbstverletzung ohne suizidale Absicht. Da dieses Störungsbild bei sich selbstverletzenden Personen oft vorkommt, soll weiter unten ausführlicher darauf eingegangen werden.

4.6 Akute Intervention

Auf der Grundlage der gemeinsam erstellten Verhaltensanalyse lassen sich nun Fragen klären, welche die Grundlage für eine hilfreiche Intervention darstellen:

»Ist das Problemverhalten von Auslösern getriggert oder wird es durch die Konsequenzen aufrechterhalten?«
»Ist das Problemverhalten lebensbedrohlich?«
»Ist das Problemverhalten stabil oder droht eine Eskalation der Situation?«
»Sind die situativen Auslöser einmalig oder gut zu beseitigen?«
»Verfügt der Betroffene über potenzielle Bewältigungsstrategien?«
»Hat der Betroffene eine ähnliche Situation schon einmal erfolgreich bewältigt?«
»Welche konkreten Bewältigungsstrategien würden im Augenblick helfen?«
»Welche konkreten Bewältigungsstrategien würden langfristig helfen?«

Grundsätzlich gilt:
Je bedrohlicher das Problemverhalten, je geringer die Bewältigungskompetenzen des Betroffenen, desto aktiver muss vom Helfenden nach kurzfristig wirksamen konkreten Lösungen gesucht werden. In aller Regel ist das Ziel eine rasche Beseitigung des Auslösers.

Je weniger bedrohlich und stabiler die Situation erscheint, je kompetenter der Betroffene, desto mehr liegt der Schwerpunkt der Intervention auf Vermittlung von längerfristig wirksamen Bewältigungsstrategien. Der Ausbau von bereits vorhandenen Ressourcen sollte an erster Stelle stehen.

4.7 Die Borderline-Persönlichkeitsstörung

Besonders häufig findet sich selbstverletzendes Verhalten bei Patientinnen mit einer Borderline-Persönlichkeitsstörung (BPS). Die Prävalenzrate liegt weltweit zwischen 0,8% und 1,5% der Gesamtbevölkerung. Etwa 8% aller ambulant und 14% aller stationär behandelten psychisch kranken Patienten erfüllen die diagnostischen Kriterien. Ca. 70% davon sind Frauen. Von diesen führen ungefähr 80% regelmäßig selbstverletzende Handlungen aus. Die Suizidrate ist mit 5–10% sehr hoch. Ebenfalls außergewöhnlich hoch ist die Rate an Therapieabbrüchen.

4.7.1 Klinische Diagnostik der Borderline-Persönlichkeitsstörung

Stufenplan für klinische Diagnostik

1. Leitsymptom:
   Häufig einschießende äußerst unangenehme Spannung ohne differenzierte emotionale Qualität
2. DSM-IV-Kriterien
3. Ausschluss akuter depressiver oder schizophrener Störung
4. Ausschluss organischer Faktoren
5. DIB-R

Im Rahmen von Untersuchungen unserer Arbeitsgruppe an einer Stichprobe von 300 nach DSM-IV diagnostizierten Borderline-Patientinnen haben 95% der Befragten folgende Frage als für sie zutreffend beantwortet:

Erleben Sie häufig plötzlich einschießende Spannungs- und Erregungszustände, die Sie als intensiv und unangenehm einstufen, ohne dass Sie diese einer emotionalen Kategorie, wie Angst, Wut oder Schuld, zuordnen können?

Es hat sich bewährt, im klinischen Alltag zunächst dieses Leitsymptom zu erfragen und anschließend die DSM-IV-Kriterien zu erheben. Nach Ausschluss einer akuten Depression oder schizoaffektiven Störung sollte zur Diagnosesicherung das DIB-R-Interview (Zanarini & Gunderson, 1983) durchgeführt werden. Es ist gut strukturiert, einfach zu handhaben und deckt das weite Feld potenzieller psychopathologischer Muster ab, sodass damit eine gute Basis geschaffen werden kann für die Akzeptanz der Diagnose durch die Patientin.

Beschreibung des Störungsbildes

Im Zentrum der Borderline-Problematik steht eine Störung der Affektregulation. Diese ist gekennzeichnet durch eine niedrige Reizschwelle für interne oder externe emotionsinduzierende Ereignisse, durch ein hohes Erregungsniveau und verzögerte Rückbildung auf das emotionale Ausgangsniveau. Die unterschiedlichen Emotionen werden von den Betroffenen häufig nicht differenziert wahrgenommen, sondern, wie beschrieben, als äußerst quälende, diffuse Spannungszustände erlebt. Körperwahrnehmungsstörungen, Hypalgesien (Schmerzunempfindlichkeit) und somatoforme dissoziative Phänomene (Veränderung der Optik, des Geruchssinnes und der Akustik sowie der Kinästhesie) werden im Zusammenhang mit der Wahrnehmung von Spannung und Erregung beschrieben. Die in 70% der Fälle auftretenden selbstschädigenden Verhaltensmuster, wie Schneiden, Brennen, Blutabnehmen, aber auch aggressive Durchbrüche, können zur Reduktion dieser aversiven Spannungszustände führen.

Neben dieser Gruppe von Patientinnen, die Selbstschädigungen einsetzen, um sich wieder zu spüren oder Spannungszustände zu reduzieren, gibt es eine zweite Gruppe, die berichtet, nach Selbstschädigung euphorische Gefühle zu erleben. Viele dieser Patientinnen schneiden sich daher ausgesprochen häufig, z. T. täglich, und zeichnen sich auch sonst durch ein »Hochrisikoverhalten« aus. Balancieren auf Brückengeländern und Hochhausdächern, Rasen auf Autobahnen oder Verweilen auf Bahngleisen sollte nicht mit Suizidversuchen verwechselt werden.

Im zwischenmenschlichen Bereich dominieren Schwierigkeiten in der Regulation von Nähe und Distanz. Beherrscht von einer ausgeprägten Angst vor dem Alleinsein und einer schlecht ausgeprägten intrapsychischen Repräsentanz wichtiger Bezugspersonen, verwechseln sie häufig Abwesenheit mit manifester Verlassenheit und versuchen daher, wichtige Bezugspersonen permanent an sich zu binden. Andererseits induziert gerade die Wahrnehmung von Nähe und Geborgenheit ein hohes Maß an Angst, Schuld oder Scham. Langwierige, schwierige Beziehungen mit häufigen Trennungs- und Wiederannäherungsprozessen sind die Folge. Diese zeitgleiche Aktivierung konträrer Grundannahmen und Schemata scheint eines der auffälligsten Verhaltensmuster bei Borderline-Patientinnen zu sein. So aktiviert etwa das Bedürfnis nach Zärtlichkeit und Geborgenheit die Selbstwahrnehmung, gewalttätig und zerstörerisch zu sein. Das Bedürfnis nach Macht, Unabhängigkeit und Autonomie sorgt für einen »Hunger« nach bedingungsloser Zuwendung und Liebe, die Wahrnehmung eigener sexueller Lust aktiviert massive autodestruktive Bedürfnisse, das Gefühl, jemandem vertrauen zu können, schlägt um in die sichere Erwartung einer traumatisierenden Grenzüberschreitung. Stolz, also die Wahrnehmung, etwas geleistet zu haben, was den inneren Normen entspricht, löst Scham aus und damit die Befürchtung, dass die eigene Minderwertigkeit sichtbar werde.

Als weitere klinische Auffälligkeit kann eine Art aktive Passivität gesehen werden, also die Tendenz, durch Demonstration von Hilflosigkeit und Leid Unterstützung zu erlangen und Kontakt aufzunehmen. Es herrscht die Vorstellung, wenn das Gegenüber nur tatsächlich wahrnehmen würde, wie schlecht es mir geht, hätte es auch die Macht dazu, mein Befinden erheblich zu verbessern. Konsequenterweise führt eine Aggravierung von demonstrativ hilflosen Verhaltensmustern zu einer Überlastung der Sozialkontakte, und damit öffnet sich der Weg in sozialpsychiatrische Versorgungssysteme.

Die ausgeprägten dissoziativen Phänomene sind häufig nicht mehr an konkrete Auslöser gekoppelt, sondern generalisiert. Die mangelhafte Wahrnehmung der eigenen Emotionen, Verzerrung des Raum-Zeit-Gefühls, ein ausgeprägtes Gefühl von Fremdheit und vor allem der Kontrollverlust über die Realität charakterisiert diese Phasen. Hinzu kommen häufig Flashbacks, d. h. szenisches Wiedererleben von traumatisierenden Ereignissen, die zwar kognitiv der Vergangenheit zugeordnet, emotional jedoch als real erlebt werden. Nicht selten werden diese Flashbacks, die über Stunden und Tage anhalten können, vom klinisch Unerfahrenen als psychotisches Erleben fehldiagnostiziert. Auch Alpträume sowie ausgeprägte Ein- und Durchschlafstörungen belasten das Allgemeinbefinden und tragen zur emotionalen Destabilisierung bei. Alkohol- und Drogenmissbrauch, Essstörungen, Vernachlässigung von körperlicher Bewegung sowie Pflege eventueller somatischer Erkrankungen korrespondieren häufig mit vielfältigen sozialen Problemen wie inadäquate Ausbildung und Arbeitslosigkeit.

Differenzialdiagnose und Komorbidität

Ein hoher Prozentsatz der Patientinnen mit BPS weist zusätzliche psychiatrische Störungen auf. Im Vordergrund stehen affektive Erkrankungen (81–100%) und Angststörungen (24–81%), sowie Substanzmissbrauch (21–67%) (Übersicht siehe Bohus, 1999). Die Schätzung für komorbid vorhandene psychotische Erkrankungen liegt bei 0–40%, für Essstörungen bei ca. 14%. Viele Borderline-Patientinnen erfüllen gleichzeitig die Kriterien anderer Persönlichkeitsstörungen.

4.7.2 Das neurobehaviorale Entstehungsmodell

Derzeit werden etwa sechs unterschiedliche Konzepte zur Entstehung und Aufrechterhaltung von Borderline-Persönlichkeitsstörungen diskutiert. Da das jeweilige Modell des Therapeuten einen erheblichen Einfluss auf dessen therapeutische Praxis hat, soll an dieser Stelle ein Konzept vorgestellt werden, welches die Basis für die »Dialektisch-Behaviorale Therapie« (DBT) darstellt. Die DBT wurde in den siebziger Jahren von M. Linehan spezifisch zur Behandlung von chronisch suizidalen Patientinnen mit Borderline-Persönlichkeitsstörungen entwickelt (Linehan, 1993). Als einziges Therapiekonzept konnte dessen Wirksamkeit bislang in mehreren randomisierten kontrollierten Studien nachgewiesen werden. Da der Schwerpunkt dieses Buches auf Krisenintervention liegt, sollen im Rahmen dieses Kapitels lediglich die Grundzüge der Therapie skizziert werden, bevor die spezifischen Strategien zur Krisenintervention bei Borderline-Patientinnen beschrieben werden.

Abb. 4.4 skizziert die wesentlichen Faktoren des neuro-behavioralen Entstehungsmodells:

I.   Die Erfahrung früher Traumata führt auf neurobiologischer Ebene zu Störungen der Emotionsregulation im limbischen

Abb. 4.4: *Neuro-behaviorales Entstehungsmodell*

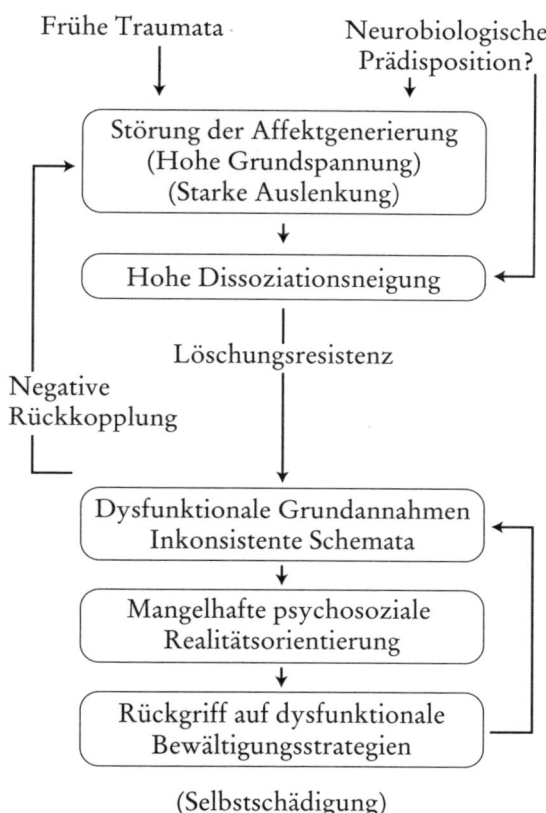

(Selbstschädigung)

System sowie zu einer erhöhten Dissoziationsneigung. Auf kognitiver und emotionaler Ebene etabliert sich eine ausgeprägte Angststruktur.

II. Die enge Beziehung zum Täter verunmöglicht eine klare Abgrenzung zu diesem und führt zur Etablierung inkompatibler, das heißt in sich widersprüchlicher Schemata und Grundannahmen. Störungen der Emotionsmodulation auf der kognitiven Ebene sind die Folge.

III. Das Zusammenwirken dieser Faktoren führt zu Störungen der Assimilations- und Adaptationsprozesse während der weiteren psychosozialen Entwicklung. Die traumatischen Erfahrungen werden durch die Lernprozesse der Gegenwart nicht relativiert, bleiben daher virulent und können durch externe oder interne Stimuli (aufkeimende Sexualität, Retraumatisierung, Psychotherapie) aktiviert werden.

IV. Borderline-typische Verhaltensmuster, wie z. B. Selbstverletzungen und deren Konsequenzen, werden nun zunächst als Bewältigungsstrategien etabliert, erfahren jedoch sehr bald eine negative Verstärkung im Sinne einer instrumentellen Konditionierung und werden zum eigenständigen Problem.

Frühe Traumatisierung

Auch wenn die Interpretation von retrospektiv erhobenen Untersuchungen zur Häufigkeit von sexuellem oder körperlichem Missbrauch in der Kinder- und Jugendzeit schwierig ist, so gilt mittlerweile als gesichert, dass Borderline-Patientinnen überproportional häufig von emotionaler Vernachlässigung, sexuellem oder körperlichem Missbrauch berichten. Bryer et al. (1987) berichten über 86% Missbrauch bei stationären Borderline-Patientinnen gegenüber 34% bei anderen stationären Patientinnen. Herman et al. (1989) fanden schwere Realtraumata bei 81% aller Borderline-Patientinnen, 17% waren körperlich misshandelt, 87% sexuell missbraucht und 62% Zeugen massiver häuslicher Gewalt geworden. Eigene Untersuchungen an stationär behandelten Patientinnen ergaben eine Missbrauchsrate von 85%, wobei 50% glaubhaft über vollzogenen Geschlechtsverkehr vor dem 12. Lebensjahr mit primären Bezugspersonen berichten. Diese Befunde decken sich mit den Arbeiten von Herman, die bei Borderline-Patientinnen im Vergleich zu Patientinnen mit anderen Persönlichkeitsstörungen frühere, längere und schwerwiegendere Formen sexueller und physischer Traumatisierung fand. Bei vielen Untersuchungen ergeben sich Hinweise darauf, dass bei Patientinnen mit schwererem Ausprägungsgrad des Störungsbildes insbesondere der Derealisation, chronischer Dysphorie und Dissoziationsneigung mehrere Täter involviert waren. Sicherlich entwickeln nicht alle Kinder mit derartigen Erfahrungen Störungen vom Borderline-Typus, und nicht alle Patientinnen mit Borderline-Symptomatik weisen diese Erfahrungen auf.

Störung der Affektgenerierung

Da neurobiologische Untersuchungen bei Borderline-Patientinnen erst in den Anfängen stecken, liegt es nahe, Forschungsergebnisse heranzuziehen, die bei der Untersuchung der Posttraumatischen Stresserkrankung (PTSD) gewonnen wurden.

So leiden Patienten mit PTSD, wie Borderline-Patientinnen, an einem latenten Gefühl der Bedrohung, an einer Hypersensitivität des autonomen Nervensystems, an Schlafstörungen und Alpträumen sowie an Flashbacks. Letztere werden nicht nur durch externe Auslöser oder durch Kognitionen hervorgerufen, die unmittelbar mit dem traumatisierenden Ereignis zusammenhängen, sondern auch durch Elemente, die nur entfernt damit assoziiert sind. Es handelt sich also um Phänomene der klassischen Konditionierung sowie der Generalisierung auf Reize, die zunächst keine Elemente der traumatisierenden Situation darstellten. In Abgrenzung zu klassischen Angststörungen (z. B. Agoraphobie) sind bei der PTSD nach Foa (1986) traumatische Angststrukturen etabliert, die auf einer Verletzung zentraler Sicherheitskonzepte basieren. Dies hat zur Folge, dass Reize, die vormals als sicher erlebt wurden, durch das Trauma als gefährlich umbewertet und damit Teil der Angststruktur werden. Die Repräsentation der Welt und des eigenen Körpers wird als gefährlich erlebt, das Individuum als hilflos und ausgeliefert.

Auf neurobiologischer Ebene konnten bei der PTSD neben einer generellen Hypersensitivität des autonomen Nervensystems auch Störungen der subkortikalen Zentren im limbischen System nachgewiesen werden (Übersicht: Charney et al., 1993). Amygdala, Hippokampus und Septum spielen eine entscheidende Rolle bei der Etablierung des »emotionalen Gedächtnisses«. Visuelle, akustische, somatosensorische und kognitive Reize können diese Zentren aktivieren und emotional gekoppelte Bilder induzieren, wenn die hippokampal vermittelte Steuerung beeinträchtigt ist.

Hohe Dissoziationsneigung

Dass Borderline-Patientinnen rascher, intensiver und länger dauernd aversive Spannungszustände erleben als Gesunde, konnte mittlerweile in einer kontrollierten Feldstudie nachgewiesen werden (Stiglmayr et al., im Druck). Diese Untersuchung ergab zudem, dass Borderline-Patientinnen unter Anspannung häufig ausgeprägte dissoziative Phänomene entwickeln. Auch wenn der Begriff der Dissoziation nur schwer zu fassen und daher derzeit uneinheitlich verwendet wird, so kann er als psychopathologischer Oberbegriff für Borderline-typische Phänomene wie Depersonalisation, Derealisation, dissoziative Halluzination und Wahrnehmungsverzerrungen gebraucht werden (Gast, 1997). Hinzu kommen somatische Dimensionen wie Hypo- oder Analgesie, Hypakusis, Reduktion des Geruchsvermögens und Veränderung der optischen Qualitäten. Diese Phänomene können mittlerweile als mögliche Folgen schweren Kindesmissbrauchs angesehen werden. Offensichtlich behindern dissoziative Phänomene auch die Affektwahrnehmung. Erwachsene Opfer von Gewaltverbrechen berichten übereinstimmend über die wohltuende Angstreduktion beim Einsetzen von Derealisation (»alles wurde plötzlich unwirklich«) und Depersonalisation (»ich hatte das Gefühl, außerhalb meines Körpers zu sein«). Der menschliche Organismus verfügt also offensichtlich über ein komplexes System der kortikalen Afferenzkontrolle, über welches die Wahrnehmung von sensorischen Reizen (Schmerz, Geräusche, Optik, Kinästhetik usw.) und affektiven Signalen gedrosselt werden kann. In finalen Bedrohungssituationen scheint dieses System sich automatisch zu aktivieren. Retrospektiv berichten Borderline-Patientinnen über eine hohe Dissoziationsneigung in der Kindheit. »Ich hörte die Schritte meines Vaters auf der Treppe, zählte die Bretter meines Regales, und wenn ich bei sieben angelangt war, befand ich mich außerhalb meines Körpers.« Diese zunächst angstreduzierenden Erfahrungen haben jedoch die Tendenz, sich zu automatisieren und zu verselbstständigen. Der Preis sind oft peinigender Kontrollverlust und Schwierigkeiten in der Unterscheidung zwischen Phantasie und Realität. Man stelle sich eine akut bedrohliche Situation vor, etwa eine drohende körperliche Auseinandersetzung mit einem stärkeren Gegner, in der sich plötzlich die optischen Konturen auflösen, das Gefühl für Beine, Rumpf und Arme verloren geht, die Geräusche nur noch von ferne herandringen und die Muskulatur dem Willen nicht mehr gehorcht. Die Angst wird sich sicherlich zur Panik steigern, was jedoch das Gefühl der Unwirklichkeit nur noch verstärkt. Die meisten Borderline-Patientinnen erfahren täglich mehrmals derartige Situationen.

Löschungsresistenz

Der Verlust von Realitätswahrnehmung hat neben Kontrollverlust und eingeschränkter Handlungsfähigkeit noch eine weitere Konsequenz: Das Verlernen alter Erfahrungen ist erheblich behindert. Das heißt, die kognitive und emotionale Überprüfung, ob alte Erfahrungen in der Gegenwart noch gültig sind oder ob Anpassungen der erlernten Schemata an die Realität sinnvoller erscheinen, ist reduziert. Im Tierversuch konnte gezeigt werden, dass eine Unterbrechung der neuronalen Verbindungen zwischen Amygdala (als affektinduzierende Zentren) und präfrontalem Kortex (als »Pforte zum Bewusstsein«) Lernprozesse und Habituation verunmöglichte. Lernen, also die Abspeicherung neuer Erfahrung, kann nur dann seine Wirksamkeit entfalten, wenn diese Erfahrungen an ehemals sinnvolle Erinnerungsnetzwerke assoziiert werden und deren Kontrolle übernehmen. Ansonsten werden neue Erfahrungen entweder nicht etabliert oder unabhängig neben den alten Erfahrungen installiert, sodass assoziierte Stimuli die gesamte Wucht der alten Erfahrung aktivieren können. Beide Phänomene sind bei Borderline-Patientinnen zu beobachten. Nur so ist zu erklären, dass diese Patientinnen oft jahrelang sozial auch auf hohem Niveau funktionieren, lediglich getrübt durch das Gefühl, »nicht ganz vollständig« zu sein. Neue traumatische Erfahrungen oder auch der Beginn einer Psychotherapie können die alten gespeicherten kognitiv-emotionalen Netzwerke aktivieren, ohne dass diese durch die gemachte Lebenserfahrung relativiert werden können.

Dysfunktionale Grundannahmen und inkompatible Schemata

Die meisten Patientinnen mit schweren Missbrauchserfahrungen in frühen Jahren weisen in erheblichem Maße Intrusionen, vor allem tagelange peinigende Flashbacks auf, aber nur ein Teil dieser Betroffenen entwickelt die typischen Verhaltensmuster der Borderline-Störung: stark oszillierende Beziehungsgestaltung und schwere Selbstverletzungen bei ausgeprägten, einschießenden Anspannungen. Was macht den Unterschied?
Berücksichtigt man retrospektiv erhobene Daten aus der Behandlung von Einzelfällen, so zeigt sich als Schlüsselproblem für die Entstehung der Borderline-Störung die Beziehung zum Täter. Ge-

lingt es Kindern, die Opfer von Gewalt durch Dritte wurden, sich von den Tätern abzugrenzen, das heißt die Gewalt als von außen kommend, also jenseits des sozialen Sicherheitssystems, zu erleben, so werden sie diese als überwältigend, vielleicht lebensbedrohlich erfahren. Sie werden sicherlich eine ausgeprägte Angststruktur entwickeln und zeitlebens mit Intrusionen rechnen müssen. Sie haben aber dennoch die Chance, dass der »Kern« ihrer Persönlichkeit nicht betroffen ist. Die kognitiv-emotionalen Schemata sind eindeutig: Von außen kommende spezifische Reize, die auch generalisieren können, werden einer körperlichen Erfahrung zugeordnet, die insbesondere die Emotion Angst auslöst und Rückzug oder schutzsuchendes Verhalten induziert. Der Schutz wird intensiv gesucht und kann angenommen werden. Hingegen sind Borderline-Patientinnen als Kinder häufig damit konfrontiert, dass Täter und wichtige, primäre Bezugspersonen identisch sind. Der Täter wird daher nicht ausschließlich als Angreifer erlebt, sondern auch als liebendes, schutzgebendes Objekt. Je traumatischer die Erfahrung, desto dringender wird das Bedürfnis nach Schutz beim und vor dem Täter. In der Regel stürzt der Täter das Kind in einen Strudel unterschiedlichster, verwirrender Wahrnehmungen. Das Gefühl der Privilegiertheit (»du bist mir näher als die Mutter«) wird gekopppelt mit Schuld und Scham, Aussagen wie »das macht dir doch auch Spaß, meine kleine Hure« wirken intensiv, gerade wenn Teilaspekte der sexuellen Beziehung tatsächlich erregen oder Spaß machen. Nicht selten ist der sexuelle Missbrauch gekoppelt mit tiefen Liebesbeteuerungen, aber auch mit der Drohung, die Schwester ranzunehmen, die Mutter zu ermorden oder ins Gefängnis zu müssen, wenn das Kind das Geheimnis nicht wahrt. Wird das Kind zum Zeugen körperlicher oder sexueller Gewalt an anderen Kindern, wird es eventuell sogar gezwungen, gegen andere Kinder Gewalt anzuwenden, so wird das Opfer zum schuldhaft verstrickten Mittäter. Es fällt nicht schwer, sich vorzustellen, dass die herkömmlichen Bewältigungsstrategien eines Kindes in dieser Situation vollkommen überfordert sind. Dies führt zu einer spezifischen kognitiv-emotionalen Struktur. Analytisch orientierte Autoren sprechen dabei von Internalisierungen widersprüchlicher Introjekte, sog. »perversguter« Objekte (Sachsse, 1994) oder unassimilierter Objekte. Aus kognitiv-behavioraler Sicht handelt es sich um widersprüchliche

Schemata, das heißt um intrapsychische Strukturen, die unsere Sichtweise, emotionale Bewertung und Handlungsebenen bezüglich unserer eigenen Person und der Welt organisieren. Schemakonforme Wahrnehmung oder Handlung erzeugt das Gefühl der Sicherheit und Stimmigkeit, während Abweichungen von Schemata potenziell mit dem Gefühl des Kontrollverlustes und damit häufig mit aversiver Spannung gekoppelt sind. Die intrapsychische Organisation des »Borderline-Kindes« kann als Bewältigungsstrategie betrachtet werden oder schlicht als die Manifestation äußerst widersprüchlicher Interaktionsvariablen. So wird die Erfahrung von Zärtlichkeit gekoppelt mit Angst, Stolz mit Scham, Erregung mit Schuld, Wut mit Todesangst usw. Um Kernberg vom Kopf auf die Füße zu stellen, könnte man anmerken, dass das Problem der Borderline-Patientinnen sich nicht im Überleben frühkindlicher Abwehrmechanismen wie Spaltung manifestiert, sondern gerade in der mangelhaften, zu schlecht ausgeprägten Spaltung von traumatisch erworbenen Schemata und affektiven Netzwerken. »Multiple Persönlichkeiten«, die in aller Regel ebenfalls schwerwiegende frühe Traumatisierungen aufweisen, sind in der Lage, diese widersprüchlichen Subschemata komplett zu trennen und zu personifizieren. Sie unterscheiden sich von Borderline-Patientinnen gerade im Fehlen von rasch einschießenden Spannungszuständen. Die eigene klinische Erfahrung zeigt, dass therapeutische Prozesse mit »multiplen Persönlichkeiten« bei zunehmender Integration widersprüchlicher Persönlichkeitsanteile das Durchgangsstadium einer Borderline-Störung durchschreiten, wobei zum Teil erstmals diese äußerst unangenehmen Erfahrungen der intrapsychischen Spannung gemacht werden.

Mangelhafte psychosoziale Realitätsorientierung

Die klinische Manifestation der Borderline-Störung scheint zweigipflig zu verlaufen. Ein Teil der Patientinnen entwickelt bereits sehr früh (noch vor Beginn der Adoleszenz) behandlungsbedürftige Verhaltensmuster, ein anderer Teil scheint die Problematik besser zu kompensieren. Als konkrete Auslöser für den späteren Ausbruch der Störung werden häufig Retraumatisierungen, Konfrontation mit Sexualität oder Psychotherapie genannt. Die Betroffenen der ersten Gruppe (junge Erstmanifestation) zeichnen sich häufig durch sehr klare, detailbesetzte Erinnerungen an früheste traumatische Ereignisse aus, die häufig mit peinigenden Emotionen verknüpft sind. Die Vermeidung der Aktivierung dieser Angststrukturen ist häufig handlungsbestimmend. Vereinfacht ausgedrückt ist es diesen Patientinnen nicht vergönnt »zu vergessen«. Die meisten dieser Jugendlichen haben gelernt, unter Spannung rasch zu dissoziieren, um sich so den Affekten und der Realität zu entziehen. Notwendige soziale und intrapsychische Lernprozesse, die üblicherweise in der Adoleszenz zu erringen sind, bleiben jedoch auf der Strecke. Häufig erinnern die Verhaltensmuster dieser Patientinnen auch noch im späteren Alter an (Prä)adoleszente. Im Gegensatz dazu sind die Betroffenen der zweiten Gruppe oftmals beruflich und sozial erfolgreich, weisen jedoch ausgeprägte Erinnerungslücken oder lediglich fragmentarische Gedächtnisspuren bezüglich Kindheit und Jugend auf. Die Reaktivierung der traumatischen Strukturen manifestiert sich im oft beschriebenen »Dualismus des Traumas« (Herman, 1989), wobei überwältigende szenische Fragmente mit emotionaler Wucht und hohem Realitätsgehalt sich mit Phasen der »emotionalen Taubheit« (numbness) abwechseln, die bisweilen noch quälender erscheinen. Hier wurde zwar »vergessen«, aber nicht verlernt. Das heißt, neue Erfahrungen wurden nicht mit den traumatischen Erinnerungsspuren verknüpft.

Etablierung dysfunktionaler Bewältigungsstrategien

Fast alle Borderline-typischen Verhaltensmuster werden zunächst zum Zwecke der Beendigung aversiver Affekte oder Spannungszustände entwickelt. Selbstverletzung kann im Sinne einer Selbstbestrafung zur Schuldreduktion eingesetzt werden, aber auch zur Reorientierung bei schweren dissoziativen Zuständen oder einfach »um sich wieder zu spüren« (Aufhebung der Analgesie unter starker innerer Anspannung). Hochrisikoverhalten, also die Bewältigung einer bewusst herbeigeführten, kontrollierten Angstexposition, dient häufig dazu, Ohnmachtsgefühle zu stabilisieren. Suizidphantasien können als Rachephantasien auf kognitivem Weg Wut oder Ohnmacht reduzieren. Rasen auf der Autobahn erfordert eine starke Aktivierung des optischen Systems und damit häufig Unterbrechung von perpetuierenden kognitiv-emotionalen Schleifen, um nur einige Beispiele zu nennen. In aller Regel ist also zunächst die Reduktion der peinigenden Situation als negativer Verstärker zu sehen. Zuwendung durch das besorgte Umfeld und Aufmerksamkeit sind positive Verstärker, die, nicht unbedingt bewusst, die Generalisierung der dysfunktionalen Verhaltensmuster fördern. Schließlich ist noch die kleine Gruppe von Patientinnen zu nennen, die durch Selbstverletzung positive Verstärker im Sinne von »Kicks« erfährt, das heißt kurze, rauschhafte Euphorisierung. Die Betroffenen schneiden sich nicht selten täglich (daily cutters) und entwickeln ähnlich wie Drogenabhängige craving-Verhalten.

4.7.3 Dialektisch-Behaviorale Psychotherapie

Grundfragen der Psychotherapie komplexer Störungen

Welche Verhaltensmuster sollten zu welchem Zeitpunkt (Behandlungsstruktur) auf welcher Ebene (Behandlungsstrategie) mit welcher Methode (Behandlungsstrategie) behandelt werden? Und wie kann die Patientin dazu motiviert werden?

Die DBT löst zunächst das Problem der Wahl des Behandlungsfokus und damit der Behandlungsstruktur. Die Frage nach der Behandlungsebene resultiert aus hochauflösenden Verhaltensanalysen und bedingt damit letztlich differenzierte Behandlungstechniken. Die latenten Schwierigkeiten, die Patientin für Veränderungsprozesse zu motivieren, Veränderungsprozesse einzugehen, werden in konkreten Hilfestellungen zur therapeutischen Grundhaltung und Beziehungsgestaltung berücksichtigt. Die Grundlagen der ambulanten Therapie sind in zwei Handbüchern beschrieben, die mittlerweile in deutscher Sprache vorliegen (Linehan, 1996 a und b). Auf einen Punkt gebracht, orientiert sich der Therapeut an einer dynamisch organisierten Hierarchie pathologischer Verhaltensmuster (Suizidversuche vor Gefährdung der Therapie, vor Problemen der Lebensqualität). Zusammen mit der Patientin erarbeitet er zum jeweils hochrangigsten Problemverhalten detaillierte Verhaltensanalysen und wählt diejenige Ebene (Bedingungsfaktoren, neurobiologische Ebene, kognitive Ebene oder die Ebene der

Konsequenzen), die eine Wiederholung des Problemverhaltens am wahrscheinlichsten erscheinen lässt .

Die Wahl der Ebene zieht die entsprechende Behandlungsmethode nach sich. Probleme der *Ebene I* (Vulnerabilitätsfaktoren) fordern in der Regel konkrete Problemlösung oder Verbesserung der zwischenmenschlichen Fertigkeiten. *Ebene II* (neurobiologische Ebene) stellt die Domäne psychopharmakologischer Behandlung und spezifischer Fertigkeiten zur Affektmodulation und Stress-Toleranz dar. *Ebene III (dysfunktionale Schemata)* bedarf der kognitiven Umstrukturierung oder Emotions-Exposition, und *Ebene IV (dysfunktionale Handlungsebenen)* kann unter anderem als Feld des Kontingenzmanagements betrachtet werden. Das Problem der Compliance-Sicherung und der Motivierung für Veränderungsprozesse bedarf spezifischer therapeutischer Fertigkeiten, die auf einer permanenten Validierung der Patienten-Sichtweise basieren und fortwährend die aktivierten konträren Schemata berücksichtigen. Diese schwierige Balance von manifesten oder verborgen wirksamen Widersprüchen bezeichnet M. Linehan als »dialektische« Strategie.

Vor der Matrix einer sensiblen Balance zwischen Akzeptanz bzw. Sinngebung dysfunktionaler Verhaltensmuster einerseits und der Verdeutlichung der Notwendigkeit von Veränderungen andererseits kombiniert die DBT also Methoden wie Expositionsverfahren, kognitive Umstrukturierung, Problemlösetechniken und Vermittlung von Fertigkeiten. Gerade Letzteres beansprucht sehr viel Zeit, etwa für praktische Übungen, und kollidiert daher häufig mit dem therapeutischen Prozess in der Einzeltherapie. Aus diesem Grund erfolgt das Erlernen von spezifischen Fertigkeiten wie Spannungstoleranz, Emotionsregulation, sozialer Kompetenz und innerer Achtsamkeit im Rahmen einer wöchentlich stattfindenden Gruppentherapie, deren Dauer sich auf sechs Monate oder ein Jahr erstreckt.

Das DBT-Gesamtkonzept besteht aus vier Modulen:

Einzeltherapie
Fertigkeitentraining in der Gruppe
Telefonberatung
Supervisionsgruppe

Die ambulante Einzeltherapie erstreckt sich über einen Zeitraum von zwei Jahren mit ein bis zwei Wochenstunden. Im Rahmen seiner individuellen Möglichkeiten sollte der Einzeltherapeut zur Lösung akuter, eventuell lebensbedrohlicher Krisen telefonisch erreichbar sein. Die Kommunikation zwischen Einzel- und Gruppentherapeuten erfolgt im Rahmen der Supervisionsgruppe, die ebenfalls wöchentlich stattfinden sollte. Der Einzeltherapeut ist gehalten, die in der Fertigkeiten-Gruppe erlernten Fähigkeiten fortwährend in seine Therapieplanung zu integrieren, um so die Generalisierung des Erlernten zu gewährleisten. Den Strukturen, Regeln und der inhaltlichen Gestaltung der Supervisionsgruppe widmet M. Linehan ein ausführliches Kapitel in ihrem Handbuch, was deren Bedeutung für das Gesamtkonzept der DBT verdeutlicht. Der Einsatz von Video- oder zumindest Tonträgeraufzeichnungen der Therapiestunden gilt für eine adäquate Supervision als unabdingbar.

Die therapeutische Grundhaltung

Linehan beschreibt zwei Interaktionsmuster, wie sie in der Behandlung der Borderline-Störung häufig auftreten:
»Wenn therapeutische Bemühungen nicht aktiv und veränderungsorientiert sind, nicht darauf zielen, den Patienten notwendige Fertigkeiten beizubringen, und sich nicht mit deren Motiven befassen, erleben Borderline-Patienten den Therapeuten oft so, als missachte er ihr Drängen auf Veränderung. Sie werden unfähig, sich selbstständig zu verändern, und möglicherweise eskaliert das dysfunktionale Verhalten, bis mehr Hilfe zur Verfügung steht.«
»Den Fokus auf Veränderung der Patienten zu legen, sei es auf der Motivationsebene oder durch Verbesserung ihrer Fertigkeiten, wird von Borderline-Patienten oft als missachtend erlebt und führt zu plötzlichem Rückzug, Noncompliance und manchmal zu Gegenangriff oder Therapieabbruch.«
Das Aufrechterhalten einer Balance zwischen diesen auf den ersten Blick so widersprüchlichen Interaktionsmustern ist die Voraussetzung einer erfolgreichen therapeutischen Arbeit mit Borderline-Patienten. Dies gilt nicht nur für die Gestaltung der Therapeut-Patient-Beziehung, sondern auch für die Auswahl der jeweiligen therapeutischen Strategien und Ziele. Die Grundhaltung des

Therapeuten besteht also darin, fortwährend Widersprüche zu akzeptieren, zu akzentuieren und die so generierte Spannung für den therapeutischen Prozess nutzbar zu machen.

Grundannahmen der DBT

1. Borderline-Patientinnen versuchen, das Beste aus ihrer gegenwärtig verheerenden Situation zu machen.
2. Borderline-Patientinnen wollen sich positiv verändern.
3. Borderline-Patientinnen müssen sich stärker anstrengen, härter arbeiten und stärker motiviert sein, um sich zu verändern, dies ist ungerecht.
4. Borderline-Patientinnen haben ihre Probleme in der Regel nicht alle selbst verursacht, aber sie müssen sie selber lösen.
5. Das Leben suizidaler Borderline-Patientinnen ist so, wie es gegenwärtig gelebt wird, in der Regel unerträglich.
6. Borderline-Patientinnen müssen in fast allen relevanten Dimensionen neue Verhaltensweisen erlernen.
7. Patientinnen können in der DBT nicht versagen.
8. Therapeuten, die mit Borderline-Patientinnen arbeiten, brauchen Unterstützung.

Wahrnehmung der eigenen Grenzen

Die Wahrnehmung der eigenen Grenzen ist im Rahmen der DBT von großer Wichtigkeit und betrifft sowohl den Einzeltherapeuten als auch alle anderen involvierten Therapeuten. Im Gegensatz zu psychodynamisch orientierten Ansätzen, die interaktionelle Probleme als Manifestation intrapsychischer Konflikte postulieren und deren Deutung als zentralen Bestandteil des therapeutischen Prozesses sehen, orientiert sich die DBT als Verhaltenstherapie an dem Grundsatz, dass der Therapeut als Partner und Coach fungiert, um bei der adäquaten Problembewältigung außerhalb des therapeutischen Beziehungsrahmens zu assistieren. Konflikte zwischen Patientin und Therapeut werden also explizit nicht zur Deutung herangezogen, sondern im Sinne adäquater interpersoneller Verhaltensweisen möglichst rasch beigelegt. Dies impliziert auch und vor allem die Wahrnehmung der eigenen Belastbarkeit. Es gilt, die Therapeuten darin zu schulen, die jeweils zur Verfügung stehenden Kapazitäten einschätzen zu lernen und frühzeitig darüber zu reflektieren, wenn diese überschritten werden. Auch unter stationären Bedingungen hat sich gezeigt, dass dadurch das Arbeitsklima erheblich verbessert wird und Überlastungen reduziert werden können.

Wahrnehmung eigener Grenzen bedeutet:

> Jeder Therapeut ist unterschiedlich belastbar
> Die subjektiven Grenzen sind schwankend
> Die subjektiven Grenzen sind bei verschiedenen Patientinnen verschieden
> Die subjektiven Grenzen sind der Patientin zu vermitteln
> »Meine persönlichen Grenzen sind derzeit ..., wie kann ich Ihnen helfen, damit umzugehen?«

Behandlungsstruktur

Der Ablauf der Therapie ist klar strukturiert.

Die Vorbereitungsphase dient der Diagnostik und Informationsvermittlung über das Krankheitsbild, die Grundzüge der DBT sowie der Zielanalyse und Motivationsklärung. Anschließend folgt die erste Therapiephase, in der diejenigen Problembereiche bearbeitet werden, die in direktem Zusammenhang mit Verhaltensweisen wie Suizidalität, Gefährdung der Therapie oder Beeinträchtigung der Lebensqualität stehen. In dieser Phase sollte vor allem die emotionale Belastbarkeit erhöht und damit die Voraussetzung für die zweite Therapiephase geschaffen werden. In dieser geht es um die Bearbeitung traumatischer Erfahrungen. Die Reihenfolge der Therapiephasen sollte unbedingt berücksichtigt werden. Innerhalb der Therapiephasen sind die zu bearbeitenden Problembereiche bzw. Therapieziele hierarchisch geordnet: *Wann immer ein höher geordneter Problembereich auftritt, z. B. Suizidalität oder Parasuizidalität, muss dieser bearbeitet werden.* Die durchschnittliche Dauer der Behandlung in der ersten Phase beläuft sich je nach Schweregrad der Störung auf etwa ein Jahr.

Vorbereitungsphase: Aufklärung und Einverständnis

Nach Abschluss der Diagnostik folgt die Aufklärung über die spezifische Charakteristik der Borderline-Störung. Da die Psychoedukation während des gesamten Therapieverlaufes eine wichtige Rolle spielt, sollten der Begriff »Borderline-Störung« sehr früh genannt und die typischen Verhaltensmuster besprochen werden. Im Allgemeinen erleben die Patientinnen das diagnostische Gespräch als entlastend. Sie müssen sich auf eine für Verhaltenstherapie ungewöhnlich lange und zum Teil erheblich belastende Therapie einlassen und akzeptieren, dass ihre Symptomatik in der Regel durch »andere« verschuldet, jedoch nur durch sie selbst reduziert werden kann.

Anschließend werden Informationen über die Art und Dauer der DBT vermittelt sowie die Behandlungsbedingungen geklärt. Auf die Möglichkeit von Telefonkontakten mit dem Therapeuten wird ausdrücklich hingewiesen. In der Regel verpflichtet sich der Therapeut, falls er nicht erreichbar ist, innerhalb eines festzulegenden Zeitrahmens zurückzurufen. Die Therapievereinbarungen gelten zunächst für die Dauer eines Jahres. Für die Dauer der Therapie wird ein »Non-Suizidvertrag« geschlossen. Die Fortsetzung der Behandlung wird vom erfolgreichen Verlauf der Therapie abhängig gemacht. Hierdurch wird der latenten Angst der Borderline-Patientinnen entgegengewirkt, gerade im Falle eines raschen Therapiefortschrittes den Therapeuten zu verlieren. Als eines der Hauptprobleme bei der Behandlung der Borderline-Störung gilt die Tendenz, Therapien abzubrechen und Therapeuten zu wechseln. Ein wichtiger Bestandteil der Vorbereitungsphase sind daher die Analyse frühere Therapieabbrüche und die Etablierung von diesbezüglichen »Frühwarnsystemen«. Auch eine detaillierte Verhaltens- und Bedingungsanalyse früherer Suizidversuche sollte bereits in der Vorbereitungsphase erhoben werden, da relevante auslösende Ereignisse als Prädiktoren für suizidale Krisen im weiteren Verlauf der Therapie in Betracht gezogen werden müssen.

Vorbereitungsphase

Diagnostik
- Aufklärung über das Störungsbild
- Abklärung der gemeinsamen Behandlungsziele
- Aufklärung über die Methodik der DBT
- Behandlungsvertrag
- Non-Suizidvertrag

- Verhaltensanalyse des letzten Suizidversuchs
- Verhaltensanalyse des letzten Therapieabbruchs

Erste Therapiephase

In dieser Phase werden vorwiegend Problembereiche bearbeitet, die in direktem Zusammenhang mit Verhaltensweisen stehen, welche das Leben selbst, eine akzeptable Lebensqualität oder die Aufrechterhaltung der Therapie gefährden. Auch die Vermittlung relevanter Fertigkeiten zur Bewältigung von emotionalen Regulationsstörungen findet in dieser Phase statt. Die einzelnen Problembereiche und Unterbereiche sind, wie bereits erwähnt, hierarchisch geordnet. Die Patientinnen werden angehalten, in Form eines Wochenprotokolles täglich dysfunktionale Kognitionen, emotionale Not und maladaptive Verhaltensmuster zu protokollieren. Die Wahl des zu bearbeitenden Problembereiches orientiert sich dann an der jeweils vorherrschenden Symptomatik. Ein notwendig erscheinender Wechsel des Problembereichs wird jeweils ausführlich mit der Patientin besprochen und sollte nur mit deren Zustimmung vollzogen werden.

1. Suizidales und parasuizidales Verhalten

Bei Borderline-Patientinnen, die sich selbst verletzen, liegt die Suizidrate doppelt so hoch wie bei Patientinnen mit dem gleichen Krankheitsbild, die sich nicht verletzen. Damit können parasuizidale Handlungen nicht nur als Prädiktorvariable für Therapieabbruch, sondern auch für einen Suizid gewertet werden. Die Behandlung von suizidalem Verhalten und Selbstverletzung hat Priorität innerhalb der hierarchisch gegliederten Therapiestruktur. Ziel ist die Reduktion von Selbstschädigungen, von Suiziddrohungen und Kommunikation über Suizidabsichten. Die DBT bietet ein umfangreiches Instrumentarium zur Einschätzung und Erfassung der Dringlichkeit suizidalen Verhaltens. Insbesondere ist, wie ja bereits ausgeführt, zu unterscheiden, ob das Problemverhalten an auslösende Bedingungen gekoppelt ist oder durch die nachfolgenden aufrechterhalten wird. Die suizidale Krise einer Patientin, die im Haushalt ihres Vaters lebt und über keine Möglichkeiten verfügt, sich gegen einen fortgesetzten Missbrauch zu wehren, erfordert andere Interventionen als suizidales Verhalten, das primär eine verstärkte Aufmerksamkeit und Zuwendung des Therapeuten nach sich ziehen soll. Borderline-Patientinnen betonen häufig, dass sie erst dann ihr selbstschädigendes Verhalten einstellen können, wenn ihnen das Leben lebenswert erscheint, d. h., wenn die dem suizidalen Verhalten zugrunde liegenden Probleme gelöst sind. Aus Sicht der DBT hingegen wird suizidales und selbstschädigendes Verhalten als Bestandteil eines maladaptiven »Teufelskreises« verstanden. Dieses trägt zum einen zur Labilisierung des fragilen emotionalen Gleichgewichts bei, andererseits fungiert selbstschädigendes Verhalten als gelernte Reaktionsbildung als Vermeidungsmittel negativ konnotierter Emotionen. Ohne eine Kontrolle dieses Verhaltens ist es kaum möglich, die Toleranz situationsadäquater Emotionen zu verbessern. »Nur indem sie lernen, nicht ständig sofort den Notausgang zu benutzen, werden sie sich in die Lage versetzen, sich in ihrem Gebäude langsam einzurichten.«

Wann immer also suizidale oder parasuizidale Handlungen auftreten, werden diese bearbeitet. Ein Übersehen bzw. eine unvollständige Verhaltensanalyse oder gar Akzeptanz gilt als therapeutischer Fehler.

2. Therapiegefährdendes Verhalten

Die Abbruchquoten von herkömmlichen Psychotherapien mit Borderline-Patientinnen werden mit über 75% angegeben. Der zweite Fokus der Individualtherapie liegt daher auf der Behandlung von Verhaltensmustern, welche die Aufrechterhaltung der Therapie gefährden. Dies können nicht nur Interaktionsmuster der Patientin, sondern auch und vor allem Verhaltensweisen des Therapeuten sein, die zu suizidalen oder parasuizidalen Krisen führen. Alle Verhaltensmuster des Therapeuten, die dazu tendieren, die »dialektische Balance« zwischen subjektiver Funktionalität und interaktioneller Dysfunktion sich replizierender Verhaltensschemata zu verlassen, gefährden den therapeutischen Prozess. Hierzu zählen auch zu lange Toleranz von pathologischem Verhalten oder zu rigides Drängen auf Veränderung, zu geringe Flexibilität oder zu unklare Strukturen. Eine Überforderung der Patientin durch zu frühe und zu starke Fokussierung auf traumatische Themen, welche die Patientin überfluten können, sind hierunter ebenso einzuordnen wie Unaufmerksamkeit, Zuspätkommen,

Vergessen von Terminen bis hin zu Verhaltensweisen, die der Patientin Angst machen.

Die Wahrnehmung der Grenzen eigener Belastbarkeit und die Akzeptanz dieser Grenzen ist für Therapeuten, die mit Borderline-Patientinnen arbeiten, unumgänglich. Bedingt durch die Sorge um die Patientin, durch die Angst, die häufig fragilen Beziehungen zu gefährden, neigen Therapeuten dazu, therapieschädigendes Verhalten ihrer Patientinnen sehr lange zu tolerieren. Die daraus resultierende Erschöpfung des Therapeuten führt nicht selten zum Abbruch durch den Therapeuten. Dabei besteht die Gefahr, dass der Therapieabbruch der Patientin schuldhaft angelastet wird. So erleben viele Borderline-Patientinnen im Laufe ihrer klinischen und therapeutischen »Karriere« eine Reihe von Therapieabbrüchen, die von ihnen nicht verstanden werden konnten. Dies hat nicht nur suizidale Krisen zur Folge, sondern auch zunehmendes Misstrauen gegenüber neuen Therapeuten. M. Linehan betont, dass die variablen Grenzen der Belastbarkeit des Therapeuten der Patientin fortwährend transparent gemacht werden sollten, ohne ihr zu vermitteln, dass die Akzeptanz dieser Grenzen »dem Wohle« der Patientin dienten. Leitlinie therapeutischen Handelns in diesem Punkt sollte die Frage sein: »Wie kann ich als Therapeut Ihnen helfen, mit den Grenzen meiner Belastbarkeit umzugehen?« Auf Seiten der Patientin sollten vor allem Fehlzeiten angesprochen werden, aber auch die Verweigerung von Hausaufgaben oder der Mitarbeit in der Fertigkeiten-Gruppe. Feindseliges und hoch aggressives Verhalten oder die Vermeidung schwieriger Problembereiche sollten beim Auftreten sofort thematisiert werden. Es ist wichtig zu betonen, dass auch und gerade bei der Bearbeitung dieser Verhaltensmuster Beschuldigungen der Patientin zu vermeiden sind. Vielmehr sollte der Therapeut die Konsequenzen eines bestimmten Verhaltens benennen und nachfragen, ob diese willentlich intendiert sind. (»Wenn Sie sich mir gegenüber so aggressiv verhalten, löst dies auch in mir Wut und Ärger aus. Liegt dies in Ihrer Absicht?«) – Und der Beschluss, sein Verhalten zu ändern, führt noch lange nicht zur Veränderung! Die Wahl der Behandlungsstrategie orientiert sich auch in diesem Falle an einer minutiös durchgeführten Verhaltensanalyse, welche vor allem die aufrechterhaltenden Faktoren des therapiegefährdenden Verhaltens berücksichtigt. Persistiert das Problemverhalten trotz möglicher Alternativen, sollte noch einmal eine Zielanalyse durchgeführt und gegebenenfalls auch über Therapiepausen nachgedacht werden.

3. Verhalten, das die Lebensqualität beeinträchtigt

Borderline-Patientinnen zeichnen sich häufig durch ein breites Spektrum von Verhaltensweisen aus, durch die ihre Lebensqualität stark beeinflusst bzw. vermindert wird: Ausgeprägte dissoziative Phänomene, Drogen- und Alkoholmissbrauch, Essstörungen, finanzielle Probleme, Neigung zu Diebstählen, antisoziales Verhalten (das zu Gefängnisstrafen führen kann), ausgeprägte Promiskuität oder die Vernachlässigung medizinisch notwendiger Behandlungen, um nur einige zu nennen. Sehr häufig liegen mehrere dieser Verhaltensmuster vor, die einander zum Teil gegenseitig bedingen. Aufgabe des Therapeuten ist daher zunächst die Auswahl eines Problembereichs und des damit in Verbindung stehenden Therapiezieles. Die DBT schlägt eine Hierarchie bei der Auswahl der zu behandelnden Themen vor und präferiert dabei jeweils das bedrohlichste Verhalten. So werden Notfälle grundsätzlich vorgezogen, gefolgt von Verhaltensmustern, die funktionell eng mit hierarchisch höher geordneten Problembereichen verknüpft sind. Gilt Alkoholmissbrauch zum Beispiel als Prädiktorvariable für suizidales Verhalten, so ist der Umgang mit Alkohol in den Vordergrund zu stellen. Ansonsten gilt grundsätzlich die Regel, dass einfach zu lösende Problembereiche komplexeren oder schwierig zu lösenden Problembereichen vorzuziehen sind. Noch einmal sei darauf hingewiesen, dass die jeweils zu bearbeitenden Themen mit der Patientin abgestimmt sein müssen, dass es dann jedoch Aufgabe des Therapeuten ist, diese im Fokus zu halten.

4. Verbesserung von Verhaltensfertigkeiten

»Die Fertigkeiten sind der Ton, aus dem der Einzeltherapeut das Gefäß formt.« (Linehan, 1996b)

M. Linehan definiert Fertigkeiten (Skills) als kognitive, emotionale und handlungsbezogene Reaktionen, die sowohl kurz- als auch langfristige, von der Patientin erwünschte Konsequenzen bedingen. Die DBT unterscheidet zwischen *»fehlenden Fertigkeiten«* und *Schwierigkeiten in der Anwendung (Integration) vorhandener Fertigkeiten.* »Problemlösetechniken«, »Training zwischenmenschlicher Fähigkeiten«, »Emotionsregulation«, »Stresstoleranz« und »innere Achtsamkeit« sind zum Teil verhaltenstherapeutische Standardtechniken, zum Teil störungsspezifische Modifikationen, deren Aneignung üblicherweise im Rahmen einer »Skills-Training-Gruppe« stattfindet. Die DBT bietet ein gut durchstrukturiertes Manual mit zahlreichen Übungsbeispielen und Borderline-spezifischen Instruktionen an. Die Gruppe findet obligatorisch wöchentlich statt. Die Aufgabe des Individualtherapeuten liegt vornehmlich in der Integration und Generalisierung der erlernten Fähigkeiten. Zudem sind diese integraler Bestandteil in der Entwicklung von alternativen Verhaltensmustern. Die Kompetenz von Borderline-Patientinnen wird häufig eher über- als unterschätzt, da die Verfügbarkeit adäquater Reaktionsmuster sehr stark vom Ausmaß der emotionalen Belastung abhängt. Gerade unter Stress greifen die Patientinnen häufig auf alte Reaktionsmuster zurück und bewerten dies als Beleg für die Dysfunktion der gerade erlernten Fähigkeiten. Antizipatorische Arbeit, die Vorwegnahme schwieriger, belastender Situationen, die Planung adäquaten Verhaltens gehören zum Standardrepertoire der DBT. Rollenspiele unter Videokontrolle sollten kontinuierlich eingesetzt werden, aber die Erprobung der erlernten Fähigkeiten unter Alltagsbedingungen auf keinen Fall ersetzen.

Einer der häufigsten Fehler bei der Durchführung der DBT ist die Unterschätzung der Bedeutung dieses Fertigkeitentrainings durch den Einzeltherapeuten. Es liegt in dessen Aufgabenbereich, darauf hinzuwirken, dass die erlernten Fähigkeiten fortwährend trainiert und im sozialen Alltag angewendet werden.

Stresstoleranz-Skills

Unter hoher Anspannung ist bei Borderline-Patientinnen grundsätzlich mit dissoziativen Phänomenen und Einschränkung der kognitiven Funktionsfähigkeit zu rechnen. Um überhaupt eine »Operationsbasis« zu entwickeln, also eine kognitive Ebene, die eine realistische Beurteilung der vorherrschenden Emotionen und der auslösenden Bedingungen zulässt, ist es zunächst notwendig, auf rasch wirksame, einfache Mittel zurückzugreifen. Man sollte sich damit begnügen, der Patientin lediglich zwei bis drei Techniken zu vermitteln. Diese sollten dann aber in einem »Notfallkoffer« verpackt werden und jederzeit zur Verfügung stehen.

Das Grundprinzip der Stresstoleranz besteht darin, mittels starker sensorischer Reize die autonomen subkortikalen Regelkreise zu durchbrechen:

- Geruch: Intensive Duftstoffe
- Temperatur: Eis oder kaltes Wasser
- Nervenreizstoffe: Ammoniak
- Geschmack: Meerrettich, Chili
- Akustik: Klare, rhythmische Musik (cave – keine »Klagelieder«)
- Kinästhetik: Igelbälle, Muskelaktivierung, Jonglieren
- Optik: Jump- and Run-Spiele

4.7.4 Orientierungshilfen zur Krisenbewältigung bei Borderline-Patientinnen

Wie bereits erwähnt, befinden sich Borderline-Patientinnen häufig in Krisenzuständen. Unter Krisenbedingungen ist die Fähigkeit, gelernte Bewältigungsstrategien anzuwenden, nicht selten auf ein Minimum reduziert.

Die starken emotionalen Erregungen beeinträchtigen die kognitive Verarbeitung und fokussieren doch die gesamte Erlebenswelt auf die momentane Krise.

Befindet sich die Patientin in therapeutischer Behandlung, so liegt die Verantwortung, die Patientin in der Krisenbewältigung zu unterstützen, zunächst beim Therapeuten. Andere involvierte Bezugspersonen sollten die Patientin also ermutigen, Kontakt mit dem Einzeltherapeuten aufzunehmen. Gibt es massive Schwierigkeiten auf der Beziehungsebene zwischen Patientin und Einzeltherapeut, so sollte man der Patientin helfen, diese zu bewältigen oder auszuräumen. Je mehr andere Bezugspersonen, professionelle oder semiprofessionelle Helfer sich einmischen, desto komplizierter wird die Problematik.

Der Therapeut sollte zunächst der emotionalen Ebene der Patientin Beachtung schenken (validieren).

Nicht selten wirken die auslösenden Faktoren von heftigen, zum Teil suizidalen Krisen für Außenstehende nicht nachvollziehbar oder geringfügig. Bemerkungen wie »das ist doch halb so wild«, »ist das alles?« oder »ich glaube, Sie bewerten die Situation etwas übertrieben« führen dazu, dass die Betroffene sich nicht verstanden fühlt und zurückfällt auf die bekannte kognitive Matrix: »Ich bin anders als alle anderen, niemand versteht mich, am besten bringe ich mich um.«

Es ist also anzuraten, sich zunächst in die gegenwärtige emotionale Befindlichkeit der Patientin hineinzuversetzen, ihr dies auch widerzuspiegeln.

Z. B.: »Wenn Sie davon ausgehen, dass Sie ohne Ihren Partner nicht überleben können, dass er der Einzige ist, den Sie überhaupt haben werden, so kann ich nachfühlen, dass Sie jetzt vollkommen verzweifelt sind ...«

»Wenn Sie das Gefühl haben, Ihren Therapeuten völlig zu verlieren, wenn er für eine Woche in Urlaub geht, dann wird mir klar, wie verzweifelt Sie sind ...«

Diese »Validierungsstrategien« bauen darauf, das gegenwärtige emotionale Erleben an Kognitionen, Grundannahmen oder Interpretationen zu knüpfen, die für die Patientin gegenwärtig als stimmig erscheinen, jedoch gleichzeitig den Boden für eine andere Sichtweise der Dinge bereiten.

»Validierung« heißt also, die subjektive Sicht- und Erlebensweise der Patientin widerzuspiegeln, ohne zu übersehen, dass diese nur eine von vielen möglichen Betrachtungsweisen ist.

Das aktuelle Problem explorieren

Im Zustand starker emotionaler Erregung verliert die Patientin häufig das Ereignis aus dem Auge, das die Krisensituation aktuell ausgelöst hat. In aller Regel werden stattdessen Situationen oder Ereignisse erinnert und vergegenwärtigt, die dem gegenwärtigen Ereignis oder dem emotionalen Zustand ähneln. Durch eine Art kognitiv-emotionalen Filter werden jetzt Vergangenheit, Gegenwart und Zukunft entsprechend der gegenwärtigen Stimmungslage interpretiert. Die Patientin ist dann tatsächlich kaum in der Lage, gegenwärtige *akute Auslöser zu benennen*. Der Therapeut sollte ihr dabei helfen, sich genau darauf zu konzentrieren, was vor der aktuellen Krise geschehen ist, anstatt sich auf eine Diskussion aller negativen Ereignisse ihres Lebens einzulassen.

Die Identifizierung des auslösenden Ereignisses ist manchmal schwierig. Der Therapeut sollte zunächst aufmerksam zuhören und seine Reaktion auf relevante Informationen selektieren. Das heißt, je konkreter die Information, je enger mit der gegenwärtigen Krise verknüpft, umso deutlicher reagiert er, umso genauer fragt er nach, umso zugewandter wird er. In aller Regel sollte der Therapeut offene Fragen vermeiden. Stattdessen sollte ein spezifischer Aspekt der Krisenreaktion herausgearbeitet werden: »Haben Sie sich ohnmächtig gefühlt?« »Haben Sie sich in Grund und Boden geschämt?« »Haben Sie sich überwältigt gefühlt?« Ist die Emotion benannt, fragt der Therapeut schrittweise zurück in der Zeit, um genau die auslösende Situation festzumachen: »Haben Sie sich schon geschämt, als Sie auf die Straße gegangen sind?« – »Ja.« – »Was ist denn vorher passiert?« »Wann haben Sie sich gestern das letzte Mal ausgeglichen gefühlt?« …

Im Laufe der Krisensitzung wird es notwendig sein, immer wieder die Problemsituation genau zu beschreiben und zusammenzufassen. Beide, Patientin und Therapeut, sollten sich auf eine Definition der wichtigsten Elemente des Problems einigen. Häufig versuchen sowohl Patientin als auch Therapeut, vorschnelle »Lösungen« zu finden, bevor das Problem exakt herausgearbeitet ist. Seitens der Patienten entsteht oft sehr schnell die Idee, sich zu suizidieren, als Lösung des Problems. Der Therapeut sollte früh darauf achten, wenn Suizidalität als Problemlösungsversuch auftaucht, und dies dann auch explizit so benennen.

»Und als Sie sich dann in diesem Maße schämten, hatten Sie das Gefühl, am liebsten vom Erdboden zu verschwinden. Wann trat die Idee auf, sich zu töten? Ging es Ihnen bei dieser Idee besser? – Also eine Lösung für Ihr Problem?«

Sobald der Moment identifiziert ist, an dem die Suizidgedanken erstmals auftraten, kann der Therapeut explorieren, was an dieser Situation so problematisch ist, dass sie die Selbstmordgedanken auslöst. Für manche Borderline-Patientinnen stellen Suizidgedanken lediglich automatisierte Reaktionsmuster auf jedes problematische Ereignis dar, oder es kamen spezifische schmerzliche Emotionen oder Gedankenschleifen hinzu. In der Regel führt das Aufspüren der auslösenden Ereignisse rasch zum Verständnis der problematischen Situation.

> *Es ist die vordringlichste Aufgabe des Therapeuten, bei jeder Krisensituation nach den unmittelbar auslösenden Ereignissen zu suchen.*

Konzentration auf die Problemlösung

Im Rahmen der Problemlösung nimmt der Therapeut – wie so oft in der Arbeit mit Borderline-Patientinnen – die Rolle eines Coachs ein. Das heißt, er ist nicht nur für eine fundierte Beratung zuständig, sondern in gewissem Maße auch für die zielgerichtete Durchführung der Problemlösestrategien und für die Überprüfung deren Wirksamkeit.

Es reicht also keinesfalls aus, der Patientin lediglich mittels sokratischen Dialogs »auf die Sprünge zu helfen«. In aller Regel ist es nötig, eigenständig Vorschläge zu unterbreiten, rückzufragen, ob die Patientin sich in der Lage sieht, die besprochenen Schritte einzuleiten und schließlich ein enges Rückmeldesystem anzubieten.

Befindet sich die Patientin in einer laufenden Therapie, so obliegt dem Therapeuten noch eine weitere Aufgabe: Jedes Problem bietet verschiedene Lösungsmöglichkeiten. Aus längerfristiger Sicht erscheint es sinnvoll, diejenigen Lösungsstrategien auszuwählen, die gerade im Fertigkeitentraining (siehe oben) erlernt werden.

> *Jedes Problem kann auch als Möglichkeit gesehen werden, um Krisenbewältigungsstrategien zu trainieren.*

Ein Beispiel soll dies verdeutlichen: Eine Patientin berichtet ihrem Therapeuten, dass sie dessen Urlaub, den er in einer Woche antreten wird, nicht ertragen kann, dass sie sich abgrundtief verlassen fühle, dass sie sich gleichzeitig hasse, dass sie in diesem Ausmaß vom Therapeuten abhängig sei, dass sie keinen Ausweg wisse, dass sie sich gleichzeitig unsäglich dumm vorkomme, wegen einer Lappalie so einen Zirkus zu machen, dass sie sich in Gedanken wie rasend im Kreise drehe und immer öfter über Suizid nachdenke.

Es eröffnen sich viele Möglichkeiten, mit diesem Problem umzugehen.

Die schlechteste wäre sicherlich, auf den Urlaub zu verzichten. In jedem Fall aber sollte der Therapeut die Patientin ermutigen, ihre eigenen primären Emotionen, nämlich das tiefgreifende Gefühl der Verlassenheit, ernst zu nehmen. Die sekundär einsetzende Scham über das Ausmaß der Abhängigkeit würde sonst jeden Interventionsversuch behindern. Der nächste Schritt gestaltet sich nun je nach der aktuellen »Lernebene« der Patientin. Ist sie gerade dabei zu lernen, unangenehme, aber unausweichliche Gefühle auszuhalten (»pain-tolerance«), so könnte der Therapeut sie ermutigen, die Emotionen zuzulassen, das Leiden auszuhalten (»urgesurfing«) und zu beobachten, wie es langsam schwächer wird, wenn es zugelassen wird. Ist die Patientin dabei, zwischenmenschliche Fertigkeiten zu trainieren, so könnte sie angehalten werden, sich für die Zeit des Urlaubs Ersatz zu suchen, neue Bekanntschaften zu knüpfen oder alte Bekanntschaften zu reaktivieren. Lernt die Patientin gerade, wie Emotionen zu modulieren sind, so sollte sie Strategien zur Reduktion von Einsamkeit einsetzen: Eine Audio-Kassette mit der Stimme des Therapeuten aufnehmen, sich vielleicht eine Geschichte vorlesen lassen und diese anhören, wenn sie sich einsam fühlt, ein Bild vom Therapeuten erbitten, um dieses anzuschauen, virtuellen Kontakt mit dem Therapeuten knüpfen, vielleicht einen kleinen Fetisch bitten ... Ermuntern Sie die Patientin, erfinderisch zu sein ...

> *Die Wahl der Problemlösungsstrategie orientiert sich auch am gegenwärtigen Lernprozess der Patientin*

Menschen in suizidalen Krisen konzentrieren sich häufig eher auf die kurzfristigen Vorteile ihrer Handlungspläne und vernachlässigen die langfristigen Konsequenzen. Der Therapeut sollte der Patientin helfen, sich die langfristigen Konsequenzen ihres Verhaltens klarzumachen. Die Patientin sollte angehalten werden, die Vor- und Nachteile der verschiedenen Handlungsalternativen abzuwägen (Pro und Contra). Wenn der Therapeut den Eindruck hat, dass eine bestimmte Vorgehensweise negative Auswirkungen haben wird, sollte er die Patientin direkt mit den Folgen ihres Handelns konfrontieren. Da die Patientin dann oft glaubt, der Therapeut verstehe sie nicht oder unterschätze das Ausmaß ihres Leidens (sonst würde er ja jeden Rettungsversuch unterstützen), ist es außerordentlich wichtig, gerade in Phasen der direkten Kritik die jeweils subjektive Sichtweise der Patientin zu verstehen und zu verbalisieren, ohne dabei jedoch die Gesamtlösung aus den Augen zu verlieren. Dies gilt auch für die Vorstellung, der Therapeut möge sie »irgendwie« retten.

»Ich kann nachvollziehen, dass Sie von mir jetzt akute Hilfe erwarten. Ich spüre, wie schlecht es Ihnen geht, und Sie können sicher sein, wenn ich nur mit dem Finger schnippen müsste, damit es Ihnen besser geht, ich würde es sofort tun. Ich würde alles tun, um Sie zu retten – nur: ich weiß nicht wie. Ich fürchte, wir müssen uns hinsetzen und zunächst einmal gemeinsam herausfinden, was Sie tun können, um die Situation zu verändern. Vielleicht fällt Ihnen ein, was Sie früher unter ähnlichen Bedingungen unternommen haben, um die Krise zu bewältigen …«

Sobald die Patientin beginnt, angemessene Lösungsschritte zu unternehmen, sollten diese belohnt und verstärkt werden. Sobald Patientin und Therapeut einen Handlungsplan entworfen haben, der sinnvoll erscheint, sollten beide versuchen, Faktoren zu identifizieren, die diesen Plan durchkreuzen könnten (trouble-shooting). Wird dieser Schritt vernachlässigt, und das geschieht häufig, läuft die Patientin Gefahr, dass der Lösungsversuch tatsächlich fehlschlägt.

> *Sobald man sich auf Lösungswege geeinigt hat, sollte man die Störvariablen bedenken. »Was könnte alles passieren, das den Erfolg vereitelt?«*

Konkrete kleine Schritte planen

Der Handlungsplan, auf den sich Patientin und Therapeut schließlich einigen, sollte zunächst in kleine, konkret definierbare Schritte untergliedert werden. Jeder dieser Schritte sollte einzeln benannt und auf Risikofaktoren hin untersucht werden (»was passiert, wenn dies nicht klappt?«). Es sollten kurzfristige Kontakte ausgemacht werden zur unmittelbaren Kontrolle der kleinen Lösungsschritte (»wenn Sie das mit Ihrem Partner geklärt haben, rufen Sie mich bitte kurz an und teilen mir mit, wie es war«). Es sollte ein expliziter, befristeter Vertrag ausgehandelt werden, in dem die Anforderungen an die Patientin bis zum nächsten Kontakt ausgeführt sind. Der Therapeut muss ganz klarstellen, dass er von der Patientin erwartet, die vereinbarten Schritte zu unternehmen, um die aktuelle Krise zu lösen.

Suizidrisiko nach der Intervention einschätzen

Vor dem Ende jeder Krisenintervention sollte der Therapeut erneut das Suizidrisiko der Patientin einschätzen. Es ist nicht selbstverständlich davon auszugehen, dass ein Lösungskonzept die suizidalen Vorstellungen reduziert hat.

»Jetzt haben wir die wichtigsten nächsten Schritte besprochen, und Sie wissen, was als Nächstes zu tun ist. Kann ich sicher sein, dass Sie sich nicht suizidieren?« Auch wenn die Patientin dies bejaht, ist nachzufragen: »Was hat zu einer Veränderung Ihrer Einstellung geführt, was macht Sie so sicher, dass Sie stabil sind, was geschieht, wenn die wichtigste Lösungsstrategie fehlschlägt? – Ich muss mich hundertprozentig auf Sie verlassen können. Was brauchen Sie, um die nächste Krise zu bewältigen?«

Die nächste Krise kommt bestimmt, daher vorausplanen!

5. Zum Umgang mit unkontrollierter Aggressivität und dissoziativen Erregungsphänomenen

Martin Bohus und Christine Unckel

Aggressive Durchbrüche, die sich gegen äußere Objekte oder Menschen richten, haben nicht nur in der akuten Situation, sondern auch im weiteren Verlauf oft weit reichende Konsequenzen für alle Beteiligten. Die Opfer oder Augenzeugen von derartigen Situationen sehen sich oft aus heiterem Himmel einem Ausbruch von Gewalt ausgesetzt. Neben möglichen körperlichen Schäden stellt sich in aller Regel ein tief greifendes Gefühl der Ohnmacht und des Kontrollverlustes ein. Selbst eine langjährige Vertrauensbasis wird dadurch oft in den Wurzeln erschüttert.

Für den professionellen Helfer stellen sich drei Problembereiche:
1. Umgang in der Akutsituation
2. Umgang mit dem Betroffenen nach der Akutsituation
3. Umgang mit den Opfern oder Augenzeugen nach der Akutsituation

5.1 Verhalten in der Akutsituation

Konfrontiert mit einem unkontrollierbar tobenden, schreienden oder zerstörenden Menschen wird sich auch der professionelle Helfer zunächst instinktiv richtig verhalten: Abstand halten. Die Sicherheit der eigenen Person oder von anderen Beteiligten geht vor. Lieber das Mobiliar zertrümmern lassen, als sich blaue Flecken holen. Da sich differenzialdiagnostische Feinheiten in dieser Situation erübrigen, sollte grundsätzlich versucht werden, eine Übermacht an helfenden Personen zusammenzuziehen, bevor Interventionen stattfinden. Das Personal der Polizei ist im Umgang mit derartigen Situationen weit besser ausgebildet als der durchschnittliche Sozialarbeiter oder Threapeut. Es ist also keine Schande, frühzeitig Polizeikräfte zu Hilfe zu rufen. Die Intervention selbst sollte zwischen den Hilfskräften abgesprochen werden. Es empfiehlt sich, die Polizeibeamten darauf hinzuweisen, dass die Waffen vorher verwahrt werden sollten. Die Koordination der Intervention sollte *einem* Helfer überlassen werden, an dessen Anweisungen die anderen sich orientieren. In aller Regel sollte es einer deutlichen Übermacht gelingen, den Betroffenen körperlich rasch zu überwältigen und eine intramuskuläre Medikation ermöglichen. Stehen keine Medikamente zu Verfügung, so muss, je nach Situation, auf Handschellen zurückgegriffen werden. Je nach zu Grunde liegender Ursache der akuten Erregung genügt häufig auch schon das Gewahrwerden einer körperlich ausweglosen Situation, damit der Patient sich beruhigt.

Eine Ausnahme stellen dissoziative Erregungszustände dar, wie sie bei Patienten und Patientinnen mit Borderline-Störungen bisweilen gesehen werden. In diesem Falle kann davon ausgegangen werden, dass der Betroffene die Orientierung in Raum und Zeit verloren hat und sensorische Informationen nicht mehr verarbeitet werden. Zumeist werden starke Intrusionen, also szenisches Wiedererleben von frühen Gewalterfahrungen, berichtet. Körperliche Gewalt, die in dieser Situation vom Helfenden ausgeht, wird in aller Regel als Retraumatisierung erlebt und führt zur Verstärkung der Symptomatik. Liegen klare Hinweise auf einen dissoziativen Erregungszustand vor (keinerlei Reaktion auf Umweltreize, Abwehrbewegungen gegen imaginierte Angriffe, Sprachäußerungen, die zusammenhanglos wirken, Schwierigkeiten in der motorischen Koordiantion …), so kann versucht werden, den Betroffenen auf die Beine zu stellen, ihn so laut als möglich anzusprechen, Kältereize, wie Eiswürfel, aufzutragen, starke Reizstoffe wie Ammoniak anzufächeln oder (dosiert) Schmerzreize zu setzen. Gelingt es, Kontakt mit dem Betroffenen aufzunehmen, so sollte dieser angehalten werden, die Augen nach *oben* zu bewegen und Fingerbewegungen zu fixieren. Häufig gelingt es, mit dieser Methodik den akuten dissoziativen Erregungszustand zu unterbrechen.

5.2 Umgang mit dem Betroffenen nach der Akutsituation

Ist die akute Situation geklärt, das heißt, eine Fremd- oder Eigengefährdung ausgeschlossen, so richtet sich das weitere Vorgehen zunächst danach, ob der Patient ansprechbar ist, oder eventuell somnolent und daher nicht explorierbar. Wie bei jeder Krisenintervention sollten zunächst alle somatischen Ursachen von akuten Erregungszuständen ausgeschlossen werden. Drogen und Alkohol stehen an erster Stelle, selten auch schwere Stoffwechselstörungen wie etwa Porphyrie. Zum zweiten sollte an akute psychiatrische Störungsbilder gedacht werden – wie etwa gereizte Manien oder schizophrene Psychosen. Schließlich bleiben die schweren Persönlichkeitsstörungen als diagnostische Möglichkeit. Grunsätzlich finden sich aggressive Durchbrüche häufiger bei Männern und oft in Verbindung mit Alkohol. Liegt keine akute somatische Gefährdung des Patienten vor, so sollte man zuwarten, bis eine sorgfältige Exploration möglich ist. Eine detaillierte Verhaltensanalyse bietet auch hier den Schlüssel zum Verständnis der Problematik. Vulnerabilitätsfaktoren, situative Auslöser, Reaktionsmuster und unmittelbare Konsequenzen des aggressiven Durchbruchs sollten minutiös erfasst werden, um schließlich zwischen zwei Kategorien zu differenzieren: Zum einen aggressive Durchbrüche, die sich langsam aufgeschaukelt haben und denen in der Regel eine Hemmung der emotionalen Kommunikation von Wut und Ärger zu Grunde liegt, zum anderen aggressive Durchbrüche, die blitzschnell erfolgen, als unmittelbare Reaktion auf spezifische Reize. Diese beiden Gruppen von Patienten erfordern sehr verschiedene therapeutische Zugangsweisen.

Die erste Gruppe von Patienten muss lernen, dass die Wahrnehmung von Wut und Ärger zunächst eine legitime und wichtige Qualität darstellt. Das Gespür für Körperreaktionen, für Veränderungen der Atmung, des Muskeltonus und anderer physiologischer Prozesse sollte verfeinert werden, um schließlich dem Patienten zu helfen, seinen Ärger früh und sozial adäquat zu verbalisieren. Häufig spielen Kognitionen wie »ich muss mich unauffällig verhalten«, »ich habe kein Recht, mich zu wehren«, »ich ziehe immer den Kürzeren« eine gravierende Rolle in der Blockierung adäquater Kommunikation. Als hilfreich erwiesen haben sich auch körpereinbeziehende Therapieformen wie »Escrima«, eine leicht zu erlernende, ritualisierte Stockkampfform, die eine geführte und kontrollierte Bahnung des Aggressionsausdruckes ermöglicht. Rollenspiele, Gruppenübungen und schließlich die Integration des Erlernten in den Alltag der Betroffenen sollten Bestandteile einer spezifisch zugeschnittenen Therapie sein.

Weit schwieriger zu behandeln ist die Gruppe von Patienten, die an Störungen der Impulskontrolle leidet. In diesem Falle sollte zunächst eine sorgfältige Klärung und Sammlung der auslösenden Reize und der vulnerablen Faktoren erfolgen. An zweiter Stelle steht die Vermittlung von spezifischen Fertigkeiten. Diese beinhalten eine genaue Beobachtung von »Frühwarnzeichen«, eine gezielte Aneignung von raschen »Distraktionstechniken«, das heißt, von Körperreaktionen oder Gedanken, die einer rasch aufschießenden Wutreaktion genau entgegenwirken. Diese »Störprozesse« müssen individuell abgeglichen und entwickelt werden. Ein sorgfältiges Training unter Anwendung von Imaginationstechniken und anderen hypnotherapeutischen Methoden dürfte zunächst das Mittel der Wahl darstellen. Schließlich folgen Rollenspiele und sorgsam geplante Expositionen im »wirklichen Leben«. Spielt Alkohol als Trigger für aggressive Durchbrüche eine Rolle, so sollte dieses Problem vordringlich bearbeitet werden.

5.3 Umgang mit Opfern oder Augenzeugen nach der Akutsituation

Die therapeutische Arbeit mit den »Tätern« nimmt die Helfenden häufig so in Beschlag, dass an die Unterstützung der Opfer oder anderer Betroffener selten gedacht wird. Dabei hat diese Arbeit nicht nur für den Betroffenen selbst, sondern in besonderem Maße auch für den Patienten Bedeutung. Im ersten Fall kann die Erfahrung einer akuten, plötzlich auftretenden unkontrollierbaren Bedrohung durchaus eine posttraumatische Belastungsreaktion auslösen. Im zweiten Fall ist davon auszugehen, dass die Beziehung zwischen »Täter« und »Opfer« durch den aggressiven Durchbruch häufig nachhaltig gestört ist.

Als sinnvoll hat sich erwiesen, die »Opfer« anzuhalten, ihre subjektive Wahrnehmung der Ereignisse zu erzählen und dabei die emotionalen Aspekte zu verstärken. Die schwierigste, emotional als am stärksten belastende Situation sollte herausgegriffen und mehrmals erzählt werden, bis die emotionale Beteiligung sich abschwächt. Schließlich sollte die subjektive Sichtweise des »Opfers« bezüglich der motivationalen und intentionalen Aspekte des »Täters« geklärt werden: »Was meinen Sie, weshalb er so und so reagiert hat? ...«

Bei vorbestehenden sozialen Kontakten oder gar engeren Beziehungen sollte der Betroffene eventuell ermutigt werden, die Auswirkungen des aggressiven Durchbruchs gemeinsam mit dem »Täter«, eventuell unter geschützten therapeutischen Bedingungen zu besprechen. Hat sich herausgestellt, dass aggressive Durchbrüche häufig im interaktionellen Prozess stattfinden, dass sich also Wut und Ärger durch spezifische Kommunikationsmuster von Partnern hochschaukeln, so ist es sinnvoll, den Partner in die Therapie mit einzubeziehen um die pathologischen Kommunikationsmuster zu verstehen und zu verändern.

6. Angst

Luise Reddemann

Bei persönlichkeitsgestörten Menschen treffen wir häufig auf Äußerungen von Angst, und zwar als Signalangst wie auch als Zeichen traumatischer Angst. Wie im Artikel über die dissoziativen Phänomene will ich auch hier anhand von Fallbeispielen verdeutlichen, wie man Krisen, die überwiegend unter dem Zeichen der Angst stehen, handhaben kann.

Auch ängstliche Krisen bei diesen Patientinnen und Patienten haben häufig etwas mit vorausgegangenen Traumatisierungen zu tun. Manchmal mit aktuellen, manchmal mit weit zurückliegenden. Signalangst als Ausdruck einer relativ reifen Persönlichkeitsorganisation soll uns hier nicht beschäftigen, da sie nicht zu solch akuten Krisen führt, dass eine Krisenintervention erforderlich ist. Signalangst wird meist mit irgendeiner Art von phobischem Verhalten bzw. Vermeidungsverhalten beantwortet. Wobei dann das Vermeidungsverhalten nach und nach zu heftigen Problemen bis hin zu Krisen führen kann. Starkes Vermeidungsverhalten zeigen auch persönlichkeitsgestörte Patienten vom Typ »ängstlich vermeidende Persönlichkeitsstörung«.

Krisen, bei denen Angst im Vordergrund steht, haben meist eine lange Vorgeschichte, oder sie treten auf, wie bereits erwähnt, wenn ein Mensch mit einer Persönlichkeitsstörung in eine traumatische Situation gerät.

6.1 Grundsätzliches zum Umgang mit traumatischer Angst

Ehe ich anhand der Fallbeispiele unser Vorgehen deutlich machen werde, will ich zunächst die uns wesentlichen Prinzipien in der Arbeit mit Menschen, die auf dem Hintergrund einer Persönlichkeitsstörung mit Angst und Panik in eine krisenhaften Situation kommen, aufzeigen. Diese Prinzipien gelten in Ergänzung zu den allgemeinen Prinzipien, wie sie von Bronisch in diesem Buch in den Eingangskapiteln dargestellt werden.

Uns erscheint es besonders wichtig, Menschen in Krisen dazu zu bewegen, sich von dem, was sie im Augenblick belastet, zu *distanzieren*. Wir fanden dazu folgende Vorgehensweisen nützlich:

6.2 Distanzierungstechniken

- Die Konzentration auf etwas anderes, z. B. den Körper bzw. eine Körperfunktion wie den Atem,
- die Einsicht, dass jeder Mensch im Prinzip mehr ist als das, was er gerade erlebt.

Dies deutlich zu erleben, gibt es verschiedene Möglichkeiten:

- Man kann sich der Tatsache bewusst werden, dass man sich selbst beobachten kann, und sich dies zunutze machen.
- Eine andere Möglichkeit ist die Arbeit mit dem inneren Kind.

6.3 Zur Arbeit mit dem inneren Kind

Nach unserem Konzept handelt es sich in den allermeisten Fällen von starker Angst und Panik um unaufgelöste Konflikte oder Verletzungen i. S. von Traumata aus der Vergangenheit, meist der Kindheit. Die Arbeit mit dem inneren Kind erscheint uns als ein sehr wirksames Instrument, die erwachsene Person von heute in ihrer Funktionsfähigkeit zu stärken, dabei aber gleichzeitig *eine innerseelische Regression zu ermöglichen, ohne dass die Regression in der Beziehung sich ausbreitet.* Das Arbeitsbündnis zwischen Therapeutin und Patientin bleibt intakt. Im Wesentlichen kann man so auch mit nichtkindlichen, aber eben jüngeren Teilen verfahren. Die Person, die in die Therapie kommt, wird als erwachsen und voll funktionsfähig angesehen und behandelt, die Probleme werden dem jüngeren Ich zugeschrieben und die Person von heute eingeladen, sich um den jüngeren Teil zu kümmern. Damit ist die

Hilfe suchende Patientin sofort als kompetent und ressourcenvoll angesprochen.

Fallbeispiel:

Frau Z. erscheint als eine extrem ängstliche und schüchterne junge Frau. Ihr Blick ist gesenkt, fast während des gesamten Gesprächs schaut sie die Therapeutin nicht an. Mit meist gerungenen Händen und unruhigen Bewegungen der Füße erzählt sie ihre Geschichte. Sie sei schon von klein an sehr ängstlich und schüchtern gewesen. Sie habe meist still für sich gespielt, als sie Kind war. Ihre Eltern hätten sie diesbezüglich nie verstanden und sie immer wieder aufgefordert, mehr Kontakt zu anderen Kindern zu pflegen. Aber sie habe es beim besten Willen nicht geschafft. Warum sie den Beruf einer Bankangestellten gewählt habe, wisse sie nicht. Ihr Vater arbeite auch bei einer Bank, da habe sie es halt so gemacht, wie er es ihr geraten habe. Glücklich sei sie damit nie gewesen. Eigentlich hätte sie lieber studieren wollen, aber das habe sie sich nicht zugetraut. Sie sei aber dann einigermaßen zurechtgekommen und habe ganz freundlichen Kontakt zu ihren Arbeitskolleginnen und -kollegen gehabt. Vor vier Wochen sei die Bank überfallen worden. Alles sei sehr schnell gegangen. Vor ihren Augen habe der Räuber dann ihren Kollegen erschossen. Zwar habe die Polizei recht schnell eingegriffen, da ein anderer Kollege Alarm auslösen konnte, aber dieses Bild von ihrem Kollegen, das gehe ihr nicht mehr aus dem Kopf. Während sie dies erzählt, zittert die Patientin und beginnt zu schluchzen. Nachdem sie sich etwas gefasst hat, berichtet sie, dass sie dauernd Angst habe, dass ihr selbst etwas passiere, sie könne seither nicht mehr aus dem Haus gehen, auch jetzt sei sie in Begleitung ihrer Mutter gekommen, denn sie schaffe es nicht, auch nur einen Schritt alleine zu gehen. Sie träume auch oft von dem Ereignis, und dabei habe sie auch das Gefühl, sie selbst werde erschossen. Sie wache dann schweißgebadet auf. Das gehe nun schon die ganze Zeit so, und sie wisse gar nicht, wie es weitergehen solle.

Aufgrund der Schilderung der Vorgeschichte vermutet die Therapeutin eine ängstlich vermeidende Persönlichkeit, die aber offenbar gut kompensiert war bis zum Ereignis des Banküberfalls, der von der Patientin als massiv lebensbedrohlich erlebt und verarbeitet wurde. Die Angst und das daraus sich entwickelnde Vermeidungsverhalten wertet die Therapeutin als *traumareaktiv.*

»Frau Z., ich habe den Eindruck, dass Sie schon immer ein recht ängstlicher Mensch waren, aber trotzdem ganz gut im Leben zurechtgekommen sind. Trifft das zu?«

»Ja, leicht war es für mich nie, aber so wie jetzt war es auch noch nie. Jetzt fühl ich mich einfach fertig und total hilflos.«

»Die Hilflosigkeit gehört ja eigentlich zu der Frau, die den Banküberfall miterleben musste und die erlebt hat, dass ihr Kollege getötet wurde.«

»Schon, das stimmt. Aber was meinen Sie damit?«

»Ich stelle mir vor, dass die Frau vor dem Ereignis ja doch ganz gut klargekommen ist, und die gibt es ja immer noch. Aber das, was Ihnen vor vier Wochen passiert ist, das macht jeden Menschen erst mal fertig, da gerät jeder in Angst und Schrecken, und da braucht man einfach Zeit, damit fertig zu werden.«

»Meinen Sie, dass ich eigentlich gar nicht verrückt bin, auch wenn ich jetzt so viel Angst habe?«

»Ja, das meine ich. Es ist völlig normal, wenn einem so etwas passiert, dass man immer dran denken muss, dass man Alpträume und auch Angst hat.«

»Und was soll ich jetzt machen?«

»Können Sie sich vorstellen, dass Sie wieder mehr die Frau Z. spüren, die ganz gut mit ihrem Leben fertig wurde? Können Sie sich an sich selbst vor dem Überfall erinnern, wie Sie ganz zuversichtlich waren, gab's so was?«

»Ja, sicher, grade kurz vor dem Überfall war ich im Urlaub auf Teneriffa, da ging's mir richtig gut, und ich hatte Freude an meinem Leben.«

»Können Sie sich dieses Gefühl noch mal ins Gedächtnis rufen, wie Sie Freude am Leben hatten? Wissen Sie noch, wie es aussah auf Teneriffa, können Sie noch die warme Sonne spüren und den besonderen Geruch von dort?«

»Ja, das geht. Da fühl ich mich jetzt viel besser, wenn ich daran denke. Und was soll ich jetzt damit machen?«

»Diese Freude, die Sie da spüren, die gehört genau so zu Ihnen wie die Angst. Was ich Ihnen vorschlagen möchte, ist, so zu tun, als wären Sie zwei: die Fröhliche und die Ängstliche. Und dass sich die Fröhliche mal etwas um die Ängstliche kümmert; ihr sagt, dass sie sie gut verstehen kann und dass das ja wirklich eine ganz fürchterliche Geschichte war, die da passiert ist.«

»Dass das geht, kann ich mir nicht vorstellen, aber ich kann's ja mal probieren.«

Die Patientin konzentriert sich auf die Vorstellung, und die Therapeutin kann beobachten, dass sie sich dabei entspannt.

»Es geht wirklich. Hätt ich nicht gedacht.«

»Und wie geht es Ihnen damit?«

»Ich fühl mich besser.«

»Was Sie tun können, ist, dass Sie sich oft die fröhliche Frau aus Teneriffa ranholen und dass die dann mit der ängstlichen redet, wie eben. Dann kann die sich nach und nach beruhigen. Das braucht allerdings Zeit. Ich hab Ihnen schon erklärt, dass das ganz normal ist, was Sie da erleben, und das Wichtigste ist, dass man sich Zeit lässt, solche Erfahrungen zu verarbeiten. In gewisser Weise ist das so, als hätten Sie sich am Körper verletzt. Da wissen Sie, dass der Körper sich selbst heilt und dass sich Wunden nach und nach schließen und heilen. Aber das braucht Zeit. Und so ist es auch bei der Seele, die kann sich letzten Endes auch selbst heilen, denn jeder Mensch verfügt über Selbstheilungskräfte, aber Zeit lassen müssen wir uns dafür schon.«

»Das leuchtet mir ein. Ich hab jetzt Mut, es mal zu probieren«.

»Gut, dann besprechen wir beim nächsten Mal, wie das geklappt hat mit dem inneren Gespräch.«

6.4 Selbstheilungskräfte und Ressourcenorientierung

Das Konzept der *Selbstheilungskräfte* ist durch Antonovski (1998) bekannt geworden. Aber auch in den humanistischen Therapieverfahren wird seit langem davon ausgegangen, dass jeder Mensch in seinem Unbewussten über die Möglichkeiten zur Selbstheilung verfügt (Maslow, 1997). Schließlich hat Milton Erickson viel dazu beigetragen, das Unbewusste als »*wise mind*« zu konzeptualisieren. Die Forschung zur Resilienz (Mc Farlane, 1996, Bender und Lösel 1997) hat ebenfalls deutlich gemacht, dass Menschen in der Lage sind, traumatische Situationen nicht nur zu überstehen, sondern sogar gestärkt daraus hervorzugehen.

Unter einer Beziehungsperspektive bedeutet die oben beschriebene Intervention für die Patientin, dass die Therapeutin ihr zutraut, mit sich selbst in einen liebevollen Kontakt zu kommen. (Diese Intervention könnte insofern heikel sein, als sich die Patientin durch ihre Eltern häufig überfordert sah. Es könnte also sein, dass manche Patienten ärgerlich auf die Intervention reagieren oder sich schlecht verstanden fühlen. Es ist daher wichtig, *ressourcenorientierte* Interventionen »passgenau« zu formulieren.)

Die Patientin, Frau Z., kam in die nächste Stunde und berichtete, es sei ihr recht gut gelungen, mit sich selbst im Gespräch zu sein, und es habe ihr gut getan. Sie habe etwas besser geschlafen, aber aus dem Haus gehen könne sie noch immer nicht.

»Was macht Ihnen Angst?«

»Ich stell mir vor, dass plötzlich einer kommt und mir was tut.« Die Patientin wird auf einmal blass, atmet schneller und bricht in Panik aus. Ihre Augen erscheinen starr vor Angst.

»Frau Z., bitte überzeugen Sie sich, dass Sie jetzt hier in meiner Praxis sind und dass Sie sicher sind. Darf ich Ihre Hand halten?«

Die Patientin nickt. Nachdem der Körperkontakt hergestellt ist, wird sie etwas ruhiger. Ihr Puls ist sehr klein, und die Therapeutin ist besorgt, dass die Patientin tatsächlich kollabieren könnte.

»Frau Z., können Sie sich auf Ihren Atem konzentrieren? Achten Sie darauf, dass Ihr Körper atmet. Er atmet ein, er atmet aus …«

Die Patientin folgt diesem Vorschlag, und es kehrt etwas Farbe in ihr Gesicht zurück.

»Das hab ich öfter. Vor dem Überfall war es aber ganz weg. Früher, als junges Mädchen, hatte ich oft diese Zustände. Jetzt ist das alles wieder gekommen. Das ist wirklich eine Gemeinheit, dass es mir so schlecht geht.«

»Ja, da haben Sie Recht. Können Sie das in Ihrem Körper spüren, was Sie gerade gesagt haben, dass das gemein ist?«

»Im Bauch.«

»Bitte spüren Sie das ganz genau mit Ihrem Bauch. Bleiben Sie mit Ihrer Aufmerksamkeit dabei … Was geschieht jetzt?«

»Jetzt geht es mehr in die Arme … und in die Beine. Es ist wie so ein Kribbeln.«

»Das ist gut. Das ist, als kämen Ihre Lebensgeister wieder. Haben Sie ein Bild zu dem, was Sie da erleben?«

»Ich weiß nicht, muss ich mir da wirklich keine Sorgen machen wegen dem Kribbeln? Früher fing das immer so an, bevor ich eine Tetanie bekam.«

»Ich verstehe es so, dass Ihr Körper auch, als Sie die Tetanie bekamen, sich eigentlich selbst helfen wollte. Aber Sie haben ihn nicht gelassen, und dadurch konnte Ihr Körper sich dann nicht richtig selbst helfen, und Sie gerieten immer mehr in diesen unangenehmen Zustand. Wenn Sie mir zuhören können, erzähle ich Ihnen etwas von Tieren in der freien Wildbahn, was die machen, wenn sie in eine lebensbedrohliche Situation geraten.«

»Wieso in eine lebensbedrohlichen Situation? Ich bin doch in keiner lebensbedrohlichen Situation.«

»Sie haben Recht, jetzt nicht. Aber Ihre Reaktionen sehen so aus, als hätten Sie eine lebensbedrohliche Situation erlebt, die Ihnen sozusagen noch in den Knochen sitzt. Können Sie etwas damit anfangen, was ich sage?«

»Na ja, erstens fand ich den Überfall schon ziemlich gefährlich, der Mann hätte uns ja alle abknallen können. Und dann hab ich als Kind auch mal was Schlimmes erlebt, was lebensbedrohlich war.«
»Möchten Sie darüber was sagen oder ist das jetzt zu belastend?«
»Heute lieber nicht. Aber erzählen Sie mir doch die Geschichte von den Tieren.«
»O. k. Also, Tiere, die weder flüchten noch kämpfen können, was die normalen Reaktionsweisen sind in einer lebensbedrohlichen Situation, die stellen sich tot. Und wenn die Bedrohung vorbei ist, dann machen sie ganz unkoordinierte Bewegungen. Aber wenn man die in Zeitlupe anschaut, dann sieht man, dass das eigentlich wie Rennen ist. Ist das nicht toll!«
»Wieso machen die das?«
»Sie holen das Fliehen nach und danach sind die wieder o. k. Und wir Menschen können das auch so ähnlich machen. Wenn Sie das Kribbeln nach der Angst spüren, dann ist es, als wollten sich Ihre Arme und Beine bereit machen, das Fliehen nachzuholen.«
»Das wäre ja spannend, wenn das funktionieren würde. Dann müsste es mir ja hinterher besser gehen. Muss ich denn dann auch unkoordinierte Bewegungen machen?«
»Nein, nur Ihrem Körper erlauben, dass er wieder ›lebendig‹ werden darf. Und das Kribbeln, das Sie spüren, das kommt mir vor wie ein Zeichen von Lebendigkeit nach der Erstarrung. Sie wissen ja, bei Angst werden wir Menschen oft ganz starr. Und Sie sahen vorher auch ganz blass aus, so als ob die Lebensgeister Sie verlassen wollten.«
»Das können Sie wohl so sagen. Ich finde das interessant, was Sie mir da erzählen. Das hat mir noch keiner so erklärt. Da klingt das alles gar nicht mehr so schlimm, es klingt sogar eher so, als hätte das einen Sinn.«
»Ich glaube, das hat es auch, nur vertrauen wir so wenig darauf, dass der Körper und die Seele sich auch selbst helfen können. Denken Sie bitte über alles nach. Beim nächsten Mal können Sie mir erzählen, auf was für Gedanken Sie gekommen sind.«

6.5 Selbstheilung, Körpergedächtnis und das Prinzip Achtsamkeit

In unserer Arbeit hat es sich bewährt, auf die Überlegungen von Peter Levine (1998) zurückzugreifen, der u. W. als erster die Zusammenhänge zwischen *Traumaheilung und Stammhirnaktivitä-*

ten nachgewiesen hat. Levine empfiehlt, in der Behandlung von Menschen, die extrem Belastendes erlebt hatten und dabei in Schock (»freezing«) gingen, das Augenmerk auf die Notwendigkeit einer Stammhirnaktivierung zu richten. Diese Aktivierung leistet der Organismus von selbst, aber vieles, was wir tun, verhindert diesen *Selbst-Heilungsmechanismus.* Besonders hilfreich erlebe ich auch seine Empfehlung, beim Körpererleben zu bleiben. Angst, so meint er, sei oft nur ein »Konzept«. Durch die Konzentration auf dieses »Konzept« verstärke sich dann die Angst und deren Körperäquivalente. Leitet man die Patienten an, sich nur auf den Körper zu konzentrieren, führt das häufig – allerdings nicht immer, es kann auch den gegenteiligen Effekt haben bei eher hypochondrisch reagierenden Menschen – zu einer raschen Beruhigung.

Levines Vorgehen greift auf Gendlins Fokussing (Gendlin u. Wiltschko, 1999) zurück. Letzten Endes verwenden beide eine sehr alte buddhistische Übung des *achtsamen Wahrnehmens.*

Achtsamkeit gilt in der buddhistischen Psychologie als Weg zur Heilung. Eindrucksvolle Beispiele für ein solches Vorgehen zeigt Kabat-Zinn (1991), der seine Patienten acht Wochen nur mit Achtsamkeitsübungen behandelt, d. h. genauer, sie ihnen verordnet. Zum Prinzip Achtsamkeit gehört auch das Prinzip Nichturteilen. Es mag einleuchten, dass unser gewohnheitsmäßiges Beurteilen z. B. von Angst, diese verstärken kann. Dagegen mag ein nicht beurteilendes, achtsames Umgehen Veränderungen, die ohnehin immer im Organismus ablaufen, verstärkt ins Bewusstsein bringen. Ohne dass es ausgesprochen werden muss, verstärkt achtsames Wahrnehmen auch das Vertrauen in den Körper und dessen Fähigkeit, sich zu wandeln.

Im weiteren Verlauf der Therapie von Frau Z. berichtete diese von einer äußerst gewaltsamen Mandeloperation, bei der sie von vier Erwachsenen festgehalten wurde, um eine Spritze zu bekommen. Derartige »medizinisch notwendige Gewalt« (Besser, persönliche Mitteilung) ist eine nicht seltene Traumatisierung in der Kindheit, die man auch als (Mit-)Ursache für persönlichkeitsgestörtes Verhalten in Betracht ziehen sollte. In diesem Fall hatte die Patientin die Problematik im Lauf der Pubertät so weit verdrängt und verarbeitet, dass sie nicht mehr unter Panikattacken litt. Die erneute Traumatisierung hatte dann allerdings die alten unaufgelösten Probleme wieder aktiviert.

Ich benutze hier bewusst keine psychoanalytische Begrifflichkeit, obwohl einiges auch in psychoanalytischen Termini umschrieben werden könnte. Dennoch sollten wir uns klar sein, dass eine unaufgelöste Traumageschichte mehr ist als ein unbewusster Konflikt. Wir haben es immer auch mit physiologischen Veränderungen zu tun, d. h. in gewisser Weise mit einer *Psychosomatose*. Angst in diesem Kontext bedarf daher auch eines therapeutischen Angebots, das sowohl die psychologische wie die physiologische Seite berücksichtigt. Interventionen, die *Stress abbauend* sind, wirken auf jeden Fall günstiger als solche, die den inneren Stress verstärken.

Es empfiehlt sich folgendes Vorgehen bei Menschen, die mit einer leichten Persönlichkeitsstörung bisher gut kompensiert gelebt haben und die aufgrund von einer akuten Extrembelastung mit Angst und Panik reagieren:

- Der Angst ihre Schrecken nehmen (von Hypnotherapeuten wird dieses Vorgehen Reframing genannt), d. h., Erklärungen für die Angst anbieten;
- *grounding-Techniken* und achtsames Wahrnehmen des Körpers erläutern;
  erst danach vertiefend auf die Lebensgeschichte eingehen und darüber weitere Stabilisierung und Klärung anstreben.

6.6 Angst, Panik und die Förderung von Selbstberuhigung

Im Folgenden will ich mich mit Angst und Panik bei schwerer gestörten Patienten beschäftigen und auch dies an Fallvignetten erörtern. Wir haben es hilfreich gefunden, auch bei den schwerer gestörten Patienten nach ähnlichen Prinzipien des Stress-Managements vorzugehen wie bei der oben beschriebenen Patientin.

6.7 Selbstmanagement und Selbstberuhigung

Bei Patienten und Patientinnen in Krisen scheint es uns immer wichtig, so schnell wie möglich wieder die *Fähigkeit zum Selbstmanagement und zur Selbstberuhigung* zu aktivieren. Unser Konzept des weisen Unbewussten hilft uns dabei, davon auszugehen, dass jeder Mensch, auch wenn er noch so beschädigt ist, über gesunde Anteile verfügt, auf die man in der Therapie – und in der Krisentherapie allemal – zurückgreifen sollte. Von Goethe ist der Satz überliefert, *»wär' nicht das Auge sonnenhaft, die Sonne könnt' es nie erblicken«*. Damit ist gemeint, dass es zunächst der Fähigkeiten in uns bedarf, ehe wir von außen etwas in Anspruch nehmen können. Dies steht in ziemlich scharfem Gegensatz zu manchen psychotherapeutischen Überzeugungen, wonach Patienten eher wie hilflose Kleinstkinder angesehen werden. Da wir heute jedoch viel mehr über den *»kompetenten Säugling«* (Dornes, 1997) wissen, lassen sich solche Konzepte u. E. schwer aufrechterhalten. In der klinischen Praxis haben wir jedenfalls den Eindruck, dass ein Vorgehen, das den Patienten viel zutraut, von diesen meist so beantwortet wird, dass sie beginnen, sich selbst auch mehr zuzutrauen, als sie bisher gewohnt waren. Einige sind geradezu erleichtert, da sie durchaus um ihre Stärken und Ressourcen wissen. Sie meinen aber, diese verbergen zu müssen, weil sie fürchten, sonst keine Hilfe zu bekommen oder für verrückt angesehen zu werden, wenn sie einem erzählen, dass sie sich schon immer imaginativ Hilfe holen aus »anderen Welten«.

Diese Wertschätzung der Selbstheilungskräfte sollte aber nicht dahingehend missverstanden werden, dass die therapeutische Beziehung für unwichtig gehalten wird. Im Gegenteil!

Interpersonelle Sicherheit ist Voraussetzung für intrapersonelle Sicherheit. Es ist wichtig, dafür zu sorgen, dass die Patientin sich in der Beziehung sicher fühlen kann. Für Menschen in Extremsituationen gilt, dass sie interpersonelle Sicherheit brauchen, um sich zu beruhigen, ganz unabhängig davon, ob der Mensch auch noch traumatisiert ist oder nicht. Bei Traumatisierten verstärkt sich diese Notwendigkeit natürlich. Die *Bindungsforschung* hat uns darüber belehrt, dass Menschen lebenslang sichere Bindungen brauchen, um sich wohl zu fühlen, und dass diese Bedürfnisse keinesfalls neurotisch sind. Wir halten es für wichtig, die therapeutische Beziehung so zu gestalten, dass sie so wenig wie möglich zum Stressor wird.

»Bindungs- und lerntheoretisch ist anzunehmen, dass die Erfahrung von Misshandlung und Vernachlässigung, die in krassem Gegensatz zu den kindlichen Bedürfnissen stehen, die Entwicklung eines uneinfühlsamen und feindseligen Verhaltens fördert. Dementsprechend zeigt sich, dass misshandelte Kinder Probleme mit der Emotionsregulation, mit Aggression und Empathie aufweisen. Misshandlung in der frühen Kindheit durch die primäre Versorgungsperson gefährdet die Organisation und Entwicklung der Bindungsbeziehungen, des Selbst und der Regulation und Integration des emotionalen, kognitiven, motivationalen und sozialen Verhaltens, da diese Merkmale die wesentliche Anpassungsleistung in dieser Entwicklungsperiode sind« (Bender und Lösel, 1997). Wir meinen, dass diese Aussagen über die frühe Kindheitsentwicklung für uns insoweit bedeutsam sein sollten, als wir diesem Wissen Rechnung tragen, nicht, indem wir alle Traumatisierungen sich in der Fantasie und in der Übertragung wiederholen lassen, sondern dadurch, dass wir ein akzeptierendes und beruhigendes Setting zur Verfügung stellen.

6.8 Prinzipien für die Arbeit mit Menschen, die unter Extrembelastung stehen:

- Die Patientin sollte die Erfahrung machen, dass sie die *Kontrolle* behält.
- Die Therapeutin sollte daher vorhersagbar sein (z. B. durch Information).
- Es gilt das Prinzip, dass die Patientin immer Recht hat und weiß, wann für sie der richtige Zeitpunkt da ist, etwas zu beginnen.
- Die Patientin sollte Meisterschaft im Umgang mit sich selbst und der Umwelt erlernen; dies bedeutet insbesondere Regulierung der physiologischen Erregung.
- Die Patientin sollte ihre eigenen Bedürfnisse beachten lernen.

- Wenn Angst auftritt, sollte sie darauf hinwirken, sich selbst zu beruhigen.
- Die Therapeutin sollte zur Hilfe, wenn nötig, bereit sein, auch zur Hilfe, Unsagbares in Worte zu bringen.
- Wichtig ist, real bedrohlich Äußeres von innerer Bedrohung unterscheiden zu lernen.

Fallbeispiel:

Frau G. ruft mich persönlich an. Da ich nicht leicht zu erreichen bin, musste sie dafür einige Hartnäckigkeit aufbringen. Ich sei ihr von ihrer ambulanten Therapeutin dringend empfohlen worden. Sie leide seit Jahren unter schweren Panikattacken. Derzeit sei ihr Zustand wieder »verheerend« und sie halte sich kaum mehr aus. Am liebsten würde sie sich umbringen, so unerträglich sei das alles. Sie bittet um einen schnellen Termin zwecks Klärung einer stationären Aufnahme. Im Erstkontakt begegne ich einer viel jünger und mädchenhaft wirkenden Frau Anfang 50, die einen sehr verzweifelten Eindruck macht. Ihre Panikzustände hätten im Laufe einer Gesprächstherapie vor 10 Jahren begonnen, als sie sich eingehender mit ihrer Lebensgeschichte befasst habe. Seither ringe sie mehr oder weniger stark um ihre Fassung. Sie habe einige stationäre psychiatrische Therapien hinter sich und sei jetzt in Analyse, die aber bald stundenmäßig ausgeschöpft sei. Es gehe ihr derzeit wieder besonders schlecht, d. h., sie habe dauernd Panikgefühle, ohne dass sie wirklich wisse, warum. Natürlich habe sie auch schon mit ihrer Therapeutin daran gearbeitet, dass das bevorstehende Ende der Analyse ihr Probleme mache. Da sei sie sich aber ziemlich sicher, dass die Panik damit nichts zu tun habe. Eine Vermutung habe sie schon, sie habe nämlich in letzter Zeit mehrfach ihre Mutter besucht, die wegen einer beginnenden Alzheimer-Erkrankung im Krankenhaus liege. Sie mache sich auch Sorgen, wie das weitergehen solle. Mir fällt während des Gesprächs ein *diskretes Weggehen* der Patientin auf, das ich anspreche. Ja, das hänge irgendwie zusammen. Wenn sie Panik bekomme, gehe sie innerlich dann auch weg, spüre sich nicht mehr richtig, und das mache ihr noch mehr Angst.
»Das kann ja ein Schutz gegen die Angst sein, dieses Weggehen. Sie spüren sie ja dann weniger.«
»Schon, aber das ist sehr unangenehm. Es ist, als stünde ich neben mir und sähe mir selber zu. Aber das ist doch eigentlich verrückt.«
»Das ist nicht verrückt, wie ich es verstehe, es hat bestimmt gute Gründe. Dennoch verstehe ich, dass das für Sie sehr unangenehm ist. Was hat Ihnen bisher bei Ihrer Angst geholfen?«

»Mich abzulenken. Wenn ich Sport treibe, dann geht's mir besser. Manchmal hilft auch ein lustiger Film. Aber das mach ich ja nun schon all die Jahre, und eigentlich nützt es nichts.«

»Es nützt immer nur kurzfristig, aber nicht auf Dauer.«

»Ja, so kann man das auch sagen.«

»Was denken Sie, wie Sie das schaffen, während Sie sich ablenken, keine Angst zu haben.«

»Keine Ahnung, das passiert halt irgendwie.«

»Finden Sie nicht, dass das interessant ist, dass das möglich ist? Irgendetwas in Ihnen schafft es, diese Angst und auch die Entfremdungsgefühle unter Kontrolle zu kriegen. Ich schlage Ihnen vor, dass wir zusammen einen Weg finden, dass Sie sich diesen Teil mehr zunutze machen können.«

»Wie soll das gehen, ich kann mir das gar nicht vorstellen.« Die Patientin wirkt etwas erschöpft, ihr Ton hat etwas leicht Anklagendes, und es wirkt auf mich erst einmal so, als könne ich die Patientin auf diesem Weg nicht gewinnen.

»Ich habe den Eindruck, als seien Sie von meinem Vorschlag nicht gerade angetan.«

»Ach, was Sie da eben sagten, das klingt für mich so, als sei ich schuld, als hätte ich was falsch gemacht. Dabei hab ich doch schon so viel probiert.«

»Es tut mir leid, dass Sie aus dem, was ich sagte, den Eindruck gewonnen haben, ich wollte Ihnen Schuldgefühle machen. Es sollte eigentlich eine Einladung sein, aus der Hilflosigkeit herauszukommen, weil Sie sich ja gegenüber diesen Gefühlen so hilflos fühlen, und das scheint mir eine zusätzliche Belastung zu sein.«

»Ja, da haben Sie Recht. Diese dauernde Hilflosigkeit diesen Zuständen gegenüber ist wirklich ganz fürchterlich.«

»Haben Sie sich schon mal klargemacht, dass Sie, wie alle Menschen, sich beobachten können?«

»Klar, ich beobachte mich ziemlich viel.«

»*Wunderbar. Sie können sich beobachten, das heißt, Sie sind mehr als das, was Sie im Moment quält, stimmt's?*«

»Ja, stimmt.«

»Können Sie sich vorstellen, dieser beobachtende Teil in Ihnen hätte eine Gestalt?«

»Das ist komisch, da fällt mir doch sofort ein Falke ein, der auf einem Baum sitzt.«

»Ein schönes Bild! Können Sie jetzt bitte mal diesen Falken fragen, wie Ihr Gesamtorganismus das schafft, sich manchmal angstfrei zu fühlen?«

»Er sagt, weil ich mich dann nicht darauf konzentriere.«

»Fragen Sie bitte Ihren Falken noch, ob er sehen kann, ob das die erwachsene Frau von heute ist, die Angst hat, oder ob es sich eher um einen jüngeren Teil handelt, vielleicht sogar ein Kind, das sich da meldet.«

»Er sagt, es ist ein Kind. Und das ist ja auch so klar, ich hab ja eigentlich keine Angst. Ich mache Sachen, die anderen Angst machen, z. B. gehe ich klettern.«

»Aha, dann ist es eigentlich ein Kind in Ihnen, das in bestimmten Situationen ängstlich wird. Was macht man denn mit einem ängstlichen Kind?«

»Man nimmt es an der Hand und beruhigt es.«

»Können Sie, die erwachsene Frau von heute, sich vorstellen, dass Sie das mit diesem ängstlichen Kind in Ihnen machen?«

»Nee, kann ich nicht, das hat mir die andere Therapeutin auch schon vorgeschlagen, aber ich mag dieses Kind nicht, ich will das nicht tun.«

»Nun, ich denke, das Kind braucht aber dringend Hilfe. Es bräuchte eigentlich Eltern, ideale Eltern, die sich um es kümmern. Wie sehen Sie das?«

»Das wäre nicht schlecht. Aber ideale Eltern gibt es nicht. Meine waren fürchterlich.«

»Ideale Eltern gibt es in der Tat nicht als real existierende Menschen, aber in unserer Fantasie können wir sie uns erschaffen. So was gibt es ja reichlich in Märchen und Mythen.«

»Sie meinen, wie eben den Falken, so als inneres Bild?«

»Ja, genau so.«

»Da kommt das Bild von zwei ganz alten Menschen, ein Mann und eine Frau. Die halten sich sogar an den Händen, es ist schon wie im Märchen, ganz freundlich sehen sie aus. Das gefällt mir. Ich wusste noch gar nicht, dass ich das kann.«

»Wissen Sie, wie alt das ängstliche Kind ist?«

»Da gibt es genau genommen viele.«

»Das kann ich mir vorstellen. Können Sie sehen, wie alt das jüngste davon ist, oder vielleicht weiß das der Beobachter?«

»Ja, der weiß es. Ich möchte das lieber nicht sehen. Also, der Beobachter sagt, das Kleinste ist drei Jahre alt.«

»Was meint der Beobachter, was die Kleine von den idealen Eltern braucht?«

»Sie sollen es in ihre Mitte nehmen. Sie sitzen alle zusammen auf einer Bank vor einem Haus, und da sitzt jetzt die Kleine in der Mitte, und das gefällt ihr. Wenn sie will, kann sie sich auch mal auf den Schoß von der Frau oder dem Mann setzen, aber nur, wenn sie will, das ist wichtig, dass die sie nicht bedrängen.«

»Wie geht es Ihnen jetzt?«

»Das ist ja erstaunlich, ich hab jetzt wirklich keine Angst, obwohl ich mich ja nicht abgelenkt habe.«

»Nein, im Gegenteil sogar. Sie haben sich ganz intensiv um sich selbst gekümmert.«

»Stimmt. Damit kann ich was anfangen, es ist ein bisschen wie Theater spielen, das hab ich übrigens früher sehr gerne gemacht. Aber in den letzten Jahren hab ich mich einfach nicht mehr getraut. Ich bekam so viele Panikattacken.«

Die Patientin und ich verabreden einen stationären Aufenthalt von drei Wochen zur weiteren Stabilisierung. Frau G. meint, dass sie sich in der Zeit bis zur Aufnahme mit diesen inneren Bildern wohl würde helfen können.

6.9 Zum Auftauchen dissoziativer Phänomene in laufenden Therapien

Auch in diesem Beispiel wird deutlich, dass wir uns zunächst immer um Ressourcen kümmern. Ich habe auch hier relativ wenig biographisches Material erhoben, wobei die Patientin nebenher einige Daten zur Verfügung gestellt hat, die durchaus einige Rückschlüsse erlauben.

Wenn Patienten in Psychotherapien bei der Frage nach der Biografie dekompensieren, sollte nach unserer Erfahrung stets in Erwägung gezogen werden, dass hier ein Traumahintergrund vorliegt. Viele Menschen haben keine genaueren Erinnerungen an ihre Kindheit. Diejenigen, die »normale« konflikthafte Belastungen erlebt haben, sind aber in der Regel eher erleichtert, mehr über ihre Kindheit in Erfahrung zu bringen. Wenn man in einer laufenden Psychotherapie bemerkt, dass Patienten durch Fragen nach biografischen Ereignissen in Panik geraten oder dissoziatives Verhalten zeigen oder beides, ist die Vermutung einer Traumagenese stets nahe liegend. Man kann dann der Patientin und sich selbst als Behandler viel Kummer ersparen, wenn man, auch wenn dies nicht absolut sicher ist, erst einmal so tut, als sei die Patientin traumatisiert.

Die Patienten können innerhalb oder außerhalb der Therapie dekompensieren. Die Dekompensation außerhalb kann aber in Zusammenhang mit der Therapie gesehen werden, da dadurch vermutlich die Abwehr der Patientin so weit gelockert wurde, dass Angst und Panik machendes Erinnerungsmaterial nahe ins Bewusstsein gelangt. *Wenn die Verdrängung und andere reifere Abwehrmechanismen wie z. B. Rationalisierung und Intellektualisierung nicht mehr greifen, bleibt der Patientin möglicherweise nur noch die Dissoziation* z. B. in Form von Derealisation oder Depersonalisation wie bei dieser Patientin.

Sie sei schon immer ein schwieriger Mensch gewesen, berichtet Frau G. An ihre Kindheit habe sie nur wenige Erinnerungen. Der Vater sei extrem gewalttätig gewesen und hätte wegen versuchten Totschlags längere Zeit im Gefängnis verbracht. Die Mutter sei der Patientin stets als depressiv in Erinnerung. Die Mutter habe sehr unter der Großmutter väterlicherseits, ihrer Schwiegermutter also, gelitten. Sie erinnere sich an die Mutter nur als leidende Frau. Das habe ihr ständig ein schlechtes Gewissen gemacht. Sie selbst sei misstrauisch Fremden gegenüber gewesen, aber auch Freunde konnte sie kaum finden. Ihre meisten Kontakte seien eher distanzierter Art. Vor einem Jahr sei eine länger dauernde Partnerbeziehung zu Ende gegangen. Sie habe den Mann »irgendwie« ganz gern gehabt, aber so richtig »warm geworden« seien sie nicht miteinander. Dies sei wohl auch der Grund der Trennung gewesen, die von ihm ausgegangen sei. Sie sei darüber schon traurig gewesen, denn eigentlich mache es ihr Angst, ganz allein zu sein. Aber sie wisse auch, dass sie viel zu schwierig sei, als dass man es mit ihr gut aushalten könne. Z. B. spreche sie manchmal tagelang kein Wort. Es falle ihr einfach nichts ein. Sie fühle sich oft ganz leer. Was sie dann grade noch schaffe, sei ihre Arbeit. Vor fünf Jahren wurde die Patientin an Brustkrebs operiert. Sie habe jetzt etwas weniger Angst, da sie nun die fünf Jahre überstanden habe, aber bis vor kurzem habe ihr das schwer zu schaffen gemacht. Irgendwie sei das komisch, denn sie lebe ja gar nicht gerne. Aber sterben wolle sie eigentlich auch nicht.

6.10 Ich-stärkende Interventionen

Während der dreiwöchigen stationären Therapie geht es uns nur darum, der Patientin dabei zu helfen, mehr Kontrolle über ihre inneren Zustände zu erlangen, d. h. eine *Ich-Stärkung* herbeizuführen. Wir haben in den letzten Jahren imaginative Verfahren bei allen Menschen, die die Arbeit mit Bildern nicht gänzlich ablehnen, als sehr hilfreich gefunden. Aber auch die *Arbeit an negativen Kognitionen* ist wichtig und das *Erlernen von Affektkontrolle*.

Für die Arbeit an negativen Kognitionen lassen wir uns von Simonton (1992) leiten, der die Vorgehensweise für seine Krebspatienten vorschlägt. Im Falle eines belastenden inneren Zustandes werden die dazugehörigen negativen Kognitionen zusammengetragen. Dann werden diese untersucht nach folgendem Schema:

- Hilft mir diese spezielle Ansicht dabei, mein Leben und meine Gesundheit zu schützen?
- Verhilft sie mir zur Erreichung meiner kurzfristigen und langfristigen Ziele?
- Hilft sie mir dabei, meine schwierigsten Konflikte (mit mir selbst oder mit anderen Menschen) zu lösen oder zu vermeiden?
- Hilft sie mir dabei, mich so zu fühlen, wie ich mich gerne fühle?
- Beruht diese betreffende Ansicht auf Tatsachen?

Wenn drei oder mehr Fragen mit einem klaren Ja beantwortet werden können, gilt die betreffende Kognition als relativ gesund, andernfalls wird empfohlen, eine relativ gesündere Kognition zu finden. Es geht also nicht um positives Denken, sondern um Kognitionen, die helfen, (etwas) mehr in Richtung Gesundheit zu denken.

6.11 Affektkontrolle

Sie kann imaginativ auf zweierlei Weise geübt werden:
Zum einen hilft es bei sehr belastenden Emotionen – wie auch bei Bildern, Gedanken, etc. –, diese in einem *Safe* zu verschließen. Dabei bewährt es sich, Emotionen eine geometrische Gestalt und eine Farbe zu geben. Die Angst kann also durchaus imaginativ erst einmal weggepackt werden.
Die zweite Möglichkeit ist, sich einen *Regler* vorzustellen, der das Ausmaß der gerade noch aushaltbaren Stärke der Emotion regelt.

Frau G. schätzt die Safe-Übung wenig. Sie hat das Gefühl, dass sie dann etwas wieder verdrängt, und das will sie nicht. Aber die Regler-Übung findet sie brauchbar. Die Patientin ist vorsichtig und kritisch, was von mir als Stärke und Fähigkeit gewürdigt wird.

»Sie finden ja immer an allem was Gutes. Dass ich immer so misstrauisch bin, finde ich aber gar nicht gut. Das macht mir auch ziemliche Schwierigkeiten mit meinen Freunden. Denen gehe ich damit auf die Nerven. Wieso Ihnen nicht?«

»Weil ich denke, dass Sie aus guten Gründen vorsichtig sind, oder?

»Ja klar, das war schon mal richtig so, aber jetzt ist es doch nicht mehr nötig.«

»Trotzdem finde ich, dass es wichtig ist, dass Sie sich nicht zu schnell was Neues angewöhnen, erst mal sollten Sie sich richtig sicher fühlen. Und so gut kennen wir uns ja noch nicht.«

»Meinetwegen. Irgendwie haben Sie ja schon Recht. Ich bin das nicht gewöhnt, mich so zu sehen, ich hab eigentlich immer mehr die Fehler an mir gesehen.«

»Hat Ihnen das geholfen? Hat es Ihnen gut getan?«

»Eigentlich nicht. Ich probier das jetzt mal aus, wie das gehen könnte, die Dinge so zu sehen, als hätten sie doch einen guten Sinn. Das sagen Sie doch immer.«

»Ja, so ungefähr.«

Es ist meine Absicht, mich möglichst wenig mit der Patientin zu verwickeln und vor allem für die Aufrechterhaltung eines guten Arbeitsbündnisses einzutreten.

Frau G. ist nach der dreiwöchigen Krisenintervention in der Klinik etwas zuversichtlicher, nun doch mit ihrer ambulanten Therapeutin weitermachen und zu einem guten Ende kommen zu können. Sie will sie bitten, mit ihr ebenfalls weiterhin imaginative Übungen zu machen. Die Arbeit an frühen Traumata, an die sie im Übrigen nur ganz vage Erinnerungen hat, will sie vorerst überhaupt nicht mehr in Betracht ziehen. »Erst wenn es mir viel besser geht, mache ich das. Ich will erst mal versuchen, mich in der Gegenwart besser einzurichten, da gibt's einiges zu tun.«

Wir diagnostizierten bei dieser Patientin eine Borderline-Persönlichkeitsstörung mit Verdacht auf frühe Traumatisierung.

6.12 Panik als Schutz (Abwehr) gegen Dissoziation und Erinnern

Es ist bekannt, dass Menschen sich mit »allem vor allem« schützen können. Eine weit verbreitete Verhaltensweise ist, sich vor Angst mittels Aggression zu schützen oder auch das Umgekehrte. Persönlichkeitsgestörte traumatisierte Menschen wehren nicht selten ihre traumatischen Erinnerungen bzw. die damit zusammenhängenden dissoziativen Phänomene mit Angst und Panik ab. Diese scheinen demnach immer noch »leichter« aushaltbar als Derealisation und Depersonalisation (s. dazu auch die Beispiele im Kapitel über Dissoziation).

Fallbeispiel:

> Frau T. sucht die Ambulanz auf, weil sie seit Tagen nicht mehr schläft und häufig Panikattacken hat. Sie kann nicht mehr alleine sein, eine Freundin ist zur Zeit bei ihr. Es geht Frau T. schlecht, seitdem sie sich von ihrem Mann getrennt hat. Diese Trennung sei »absolut« notwendig gewesen, und dennoch leide sie ganz schrecklich unter dem Alleinsein.
>
> Ihre Ehe sei ein Horror gewesen. Ihr Mann habe sie »nach Strich und Faden« ausgebeutet und betrogen. Sie habe schon einige Therapien hinter sich, in denen ihr jeweils empfohlen wurde, sich von ihm zu trennen. Sie habe aber so viel Angst gehabt, dass sie es lange nicht geschafft habe. Nun, da es ihr so schlecht gehe, frage sie sich, ob das eine gute Entscheidung gewesen sei. Obwohl ihr der Kopf natürlich sage, dass es richtig war. Sie nehme jetzt ein Antidepressivum, aber davon spüre sie »rein gar nichts«. Sie habe schon ziemlich viel an Gewicht verloren, weil sie nicht mehr essen könne. Bei der Therapeutin schleicht sich ein Gefühl der Hilflosigkeit und Ratlosigkeit ein. Wahrscheinlich wird sie auch »alles falsch« machen.
>
> »Wenn ich Ihnen so zuhöre, habe ich den Eindruck, Sie möchten gern immer alles richtig machen.«
>
> »Ja, da haben Sie Recht. Ich bin da auch 150-prozentig. Aber dann mach ich doch immer wieder alles falsch und bin sauer auf mich, dass ich es nicht schaffe.«
>
> »Haben Sie schon mal überlegt, dass Ihre Angst damit etwas zu tun haben könnte?«
>
> »Sie meinen die Angst, was falsch zu machen? Die hab ich jetzt nicht. Das ist ganz was anderes, so eine Panik, eigentlich ohne Grund. Sie überfällt mich.«

»Ich hatte so überlegt, dass Sie, weil Sie immer alles richtig machen wollen, in gewisser Weise sich selbst verlieren und dass Ihr Organismus Ihnen darüber etwas sagen will, aber ich bin mir nicht sicher, ob das jetzt so stimmt. Das müssten Sie überprüfen.«

»Das hatten die in der X-Klinik auch so ähnlich gesagt. Und wissen Sie, ich glaube schon, dass da was dran ist. Ich habe von klein an Angst vor meinem Vater gehabt, dass ich was falsch mache. Er hat mich ziemlich massiv misshandelt, und bis heute hat er mich und meine Geschwister unter Kontrolle, obwohl wir ja weiß Gott erwachsen sind. Aber bei ihm werden wir alle wieder klein.«

»Sie würden also immer darauf bedacht sein, alles richtig zu machen, damit Sie keine Gewalt erfahren müssen?«

»So ähnlich kann man das sagen. Mein Vater hat auch so über meine Mutter bestimmt. Er hat ihr sogar verboten, uns zu stillen, wenn es nicht genau nach der Uhr vier Stunden waren. Übrigens hatte ich als Kind eine Essstörung und jetzt … na, das sehen Sie ja, dick bin ich gerade nicht. Ich hatte immer Probleme mit dem Essen. Wenn ich Kummer habe oder mich aufrege, dann kriege ich wirklich nichts mehr runter.«

»Das heißt, schon als sehr kleines Kind galt nicht das, was Sie empfanden, als richtig, nämlich dass Sie Hunger hatten, sondern es galt ein äußerer Maßstab. Vielleicht fühlt sich das auch deshalb so bedrängend an mit Ihrer Angst, weil Sie das noch mal an die Not des ganz kleinen Kindes erinnert, selbst wenn Sie bewusst daran keine Erinnerung haben, der Körper erinnert sich trotzdem.«

»Ja, so ähnlich ist mir das auch schon mal gesagt worden und ich kann mir das vorstellen, nur weiß ich nicht, was ich damit anfangen soll. Dass ich es weiß, reicht mir nicht, um mir selbst weiterzuhelfen.«

»Sie kennen sich ja sehr gut aus, da weiß ich nicht, ob das, was ich Ihnen vorschlage, für Sie hilfreich ist. Für manche Menschen ist es eine Hilfe, sich dieses kleine Kind in sich vorzustellen, mit ihm in Kontakt zu gehen und sich dabei vorzustellen, dass sie, die Erwachsenen von heute, dem Kind geben, was es braucht.«

»Ja, das kenne ich. Aber ich kann das nicht richtig. Es macht mich immer so unruhig.«

»Sind Sie einverstanden, dass wir es hier einmal ein bisschen anders probieren?«

»Ja, wie?«

»Die meisten Menschen möchten sich wohl fühlen, wahrscheinlich sogar alle. Dafür arbeiten sie die ganze Zeit daran, die Hindernisse des Wohlfühlens aus dem Weg zu räumen. Nur sind sie dadurch die ganze Zeit mit den Hindernissen beschäftigt und eben nicht mit dem Sichwohlfühlen.«

»Das leuchtet ein.«

»Mein Vorschlag ist, dass Sie sich zunächst einmal an eine Situation erinnern, in der Sie sich ganz wohl gefühlt haben, voll Freude, eins mit der Natur oder so etwas Ähnliches. Gibt es das in Ihrem Leben?«

»Klar. Nicht so oft, aber manchmal schon. Wenn ich Klavier spiele, da hab ich dieses Gefühl. Ich fühle mich so eins mit der Musik und der Welt.«

»Das ist gut. Bitte erinnern Sie sich so genau, wie Sie können, an diese Gefühle beim Klavierspielen ... geht das?«

»Ja, geht. Es fühlt sich ganz gut an.«

»Und wie ist das jetzt, wenn Sie mit diesen Gefühlen noch mal in der Vorstellung zu dem ganz kleinen Kind gehen, können Sie es dann annehmen?«

»Das ist ja erstaunlich. Ja, das geht. Es macht sogar Spaß, die Kleine freut sich nämlich, dass ich sie auf den Arm nehme. Das tut ihr gut und mir auch.«

»Was ist jetzt mit Ihrer Angst von eben?«

»Die ist jetzt weg.«

»Vielleicht könnten Sie bis zu unserm nächsten Termin mit dieser Hypothese weitermachen, dass Ihr ganz kleines Kind in Ihnen Unterstützung braucht, und schauen, wie sich das auf Ihr Befinden auswirkt. Sie können mich auch anrufen, wenn Ihnen die Zeit bis zum nächsten Mal (in zwei Wochen) zu lange wird. Aber ich kann mir vorstellen, dass es auch ganz gut sein könnte, wenn Sie das jetzt oft üben mit dem inneren Kind.«

»Das mach ich. Und danke, dass Sie mir das angeboten haben. Das gibt doch etwas Sicherheit.«

Auch bei dieser Patientin findet sich ein Hintergrund von Vernachlässigung und Gewalt. Hier geht es darum, der Patientin das Gefühl für ihre Wichtigkeit, ja Großartigkeit, zu lassen. Außerdem mache ich einige Interventionen, die vermitteln, dass man sich auch mal irren darf, ohne das direkt auf die Patientin bezogen anzusprechen. Auch in diesem Fall ist es wichtig, dass sich die Patientin erst einmal sicher fühlt, dass sie selbst bestimmt, was sie machen würde, und dass ihr das Recht zugestanden wird, skeptisch zu sein. Wichtig erscheint uns auch, die Arbeit an schmerzhaften Erinnerungen dadurch zu erleichtern, dass diesen aus einem ressourcenvollen Zustand begegnet wird. Der Fokus der Erarbeitung von Erinnerungsmaterial sollte auf heilsame Bilder, die – wenn nötig – auch neu imaginativ erschaffen werden können, gerichtet sein.

Unsere Interventionstechnik schließt sich an Fürstenau (1992) an, der vorschlägt, *psychoanalytisch* zu *verstehen*, aber dann *ressourcenorientiert systemisch* bzw. *hypnotherapeutisch* zu *intervenieren*. Insbesondere bei Krisenbehandlungen, wo rasches Eingreifen nötig erscheint, hat sich für uns dieses Vorgehen bewährt.

6.13 Schritte in der Behandlung von panikartigen Ängsten

- Empathisch sein ohne mitzuleiden
- Auf die Selbstheilungskräfte der Patientin vertrauen
- Systematisch alle Ressourcen aufsuchen und verstärken
- Den Körper mit einbeziehen, insbesondere durch achtsames Wahrnehmen, eventuell auch durch verabredete Berührung
- Biografisches Material eher »beiläufig« erheben
- Die Fähigkeit zur Beobachtung fördern
- Distanzierung anregen und fördern.

6.14 Zusammenfassung

Bei Patienten, die unter panikartigen Ängsten leiden, ist es also sinnvoll, die folgenden Prinzipien zu beachten:
Die Therapeutin sollte empathisch sein, aber sich auch nicht von der Angst der Patientin allzu sehr beeindrucken lassen, also »mit leiden«.
Vielmehr hat es sich bewährt, der Patientin etwas zuzutrauen, d. h. auf deren Selbstheilungsmöglichkeiten zu vertrauen und dies auch so zu vermitteln.
Es lohnt sich, mit der Patientin zusammen nach ihren jeweiligen Ressourcen zu suchen und dabei zuversichtlich zu vermitteln, dass es sie gibt. Diese Vorgehensweise wirkt im Allgemeinen beruhigend.
Ein Eingehen auf den Körper als »Ort der Angst« ist empfehlenswert. Für manche Patienten ist es hilfreich, sich auf den Atem zu

konzentrieren, für andere eine andere Art der Körperwahrneh-
mmung. Auch Berührung, die abgesprochen ist, kann manchmal
helfen.

Es empfiehlt sich, sich daran zu erinnern, dass man biografisches
Material, das man natürlich zum Verständnis braucht, manchmal
eher beiläufig erhalten kann, indem man sich eher auf die Ressourcen der Patientin konzentriert. Das hat den Vorteil, dass die Patientin nicht so stark auf das Belastende ihrer Biografie fokussiert.

Die Patientin an ihre selbst beobachtenden Fähigkeiten zu erinnern, unterstützt die Distanzierung von der Angst.

Auch alle anderen Möglichkeiten der Distanzierung sind empfehlenswert (was wäre, wenn Sie über Ihre Angst in 5 oder 10 Jahren
sprechen, wie würden Sie dann darüber denken? Wenn Sie sich
selbst aus einem Flugzeug sähen, wie würden Sie sich dann sehen?
Usw.).

Die Arbeit mit dem »inneren Kind« hat sich als besonders brauch-
bares Instrument in der Arbeit mit angstgestörten Patienten herausgestellt.

7. Dissoziation

Luise Reddemann

Dissoziative Phänomene sind bei Persönlichkeitsstörungen relativ häufig, dies gilt insbesondere für die Borderline-Persönlichkeitsstörung.

7.1 Was ist Dissoziation?

Dissoziation bedeutet das Auseinanderhalten von Bereichen des Seelischen. Nach Eckardt und Hoffmann (1997) wird die Dissoziation folgendermaßen definiert: »Die Dissoziation wird als ein komplexer psychophysiologischer Prozess bezeichnet, bei dem es zu einer teilweisen oder völligen Desintegration psychischer Funktionen wie der Erinnerung an die Vergangenheit, des Identitätsgefühls, der unmittelbaren Empfindungen, der Wahrnehmung des Selbst und der Umgebung kommt. Im Vordergrund steht also eine Störung des Bewusstseins, welche vielfältige Formen aufweist.«

Neuerdings wird wegen des häufigen Vorkommens dissoziativer Phänomene bei Borderline-Persönlichkeitsstörungen zunehmend diskutiert, ob es sich bei dieser Diagnose zumindest dann, wenn traumatische Erfahrungen in der Kindheit und Jugend vorgelegen haben, um eine Fehldiagnose handelt und man nicht besser von einer komplexen posttraumatischen Belastungsstörung spräche. (Herman, 1993)

Fiedler (1999, S. 69) führt dazu aus:

»Zukünftig dürfte es zwingend erforderlich sein, den Zusammenhängen zwischen traumatischer Missbrauchs-(Erfahrung) in Kindheit und Jugend sowie einer dabei sichtbar werdenden Multisymptomatik einschließlich zunehmender Dissoziationsneigung besondere Beachtung zu schenken. Es könnte sein, dass die differenzielle Berücksichtigung dieser Zusammenhänge über die jeweils im Vordergrund stehenden spezifischen psychischen Störungen

hinaus für deren *erfolgreiche Behandlung* von eminenter Bedeutung sind.« (Hervorhebung von L. R.).
Nach Fiedler (a. a. O.) scheinen

- »eine erhöhte Psychopathologie,
- veränderte neurophysiologische Reaktionen auf Stress,
- Störungen in der Entwicklung und Konsolidierung eines einheitlichen Ich-Gefühls,
- Störungen des Gedächtnisses und der Kognition,
- Störungen der Impulskontrolle
  eher mit dissoziativen Störungen als mit Persönlichkeitsmerkmalen zusammenzuhängen«.

Bisher wurden in der Nachfolge von William James (1890/1983) und Morton Prince (1905/1978) dissoziative Phänomene auf einem Kontinuum von der normalen alltagsweltlichen Erfahrung, wie z. B. dem sog. flow-Erleben oder auch der sog. Autobahndissoziation (man befindet sich an einem bestimmten Punkt der Autobahn z. B. einer Ausfahrt, ohne so recht zu wissen, wie man dorthin gekommen ist) oder auch dem Sich-weg-Träumen in eher langweiligen Situationen, bis hin zur dissoziativen Identitätsstörung eingeordnet. Neuerdings haben zwei wichtige Dissoziationsforscher, nämlich Frank Putnam und Colin Ross, dieser Hypothese widersprochen und gehen davon aus, dass es eine pathologische und eine nicht pathologische Form der Dissoziation gibt. (Waller, Putnam und Carlson, 1996, und Waller und Ross, 1997) Demnach gibt es zwei verschiedene Arten von Dissoziation, die eine umfasst mehr oder weniger »normale« Trancephänomene, die andere führt zu pathologischen dissoziativen Phänomenen. Putnam und Ross kehren damit zu einer Sichtweise zurück, die bereits Pierre Janet (1989) vertreten hat, der nämlich pathologische Dissoziation als ein Phänomen beschrieb, das gesunden Individuen selten widerfährt. Wir können daran erkennen, dass die Forschung auf diesem Gebiet im Fluss ist, sodass heutige Sichtweisen in ein paar Jahren bereits wieder revidiert sein können. (Die Hinweise zu diesen Forschungsergebnissen verdanke ich B. Eberhardt.) Neuere Forschungsansätze sind zu finden in Dammann und Overcamp (2004).
In jedem Fall kann es für ein gewisses Verständnis dissoziativer Phänomene hilfreich sein, wenn sich die Leserin/der Leser an Si-

tuationen erinnert, in denen Sie »nicht so richtig da waren«, damit Sie eine ungefähre Vorstellung davon haben, was dissoziative Phänomene erlebnismäßig bedeuten und wie unangenehm man sich fühlen kann, wenn man hinterher nicht mehr so richtig weiß, was los war. Darüber hinaus ist es wichtig, sich klarzumachen, dass auch jeder relativ gesunde Mensch in Situationen geraten kann, nämlich solche traumatischer Art, in denen Dissoziation überlebensnotwendig wird.

Im deutschen Sprachraum ist das Interesse an Dissoziation und dissoziativen Störungen relativ neu und im internationalen Vergleich etwa 10 Jahre später als in anderen Ländern. Das erste Lehrbuch zu diesem Thema von Fiedler stammt aus dem Jahr 1999. Dies bedeutet auch, dass viele Psychotherapeuten in Klinik und Praxis die Phänomene, die mit Dissoziation umschrieben werden, bisher anders eingeordnet haben, weil ihnen die Begrifflichkeit nicht zur Verfügung stand. Und das, wofür wir keine Begriffe haben, können wir auch nicht benennen und erkennen, wir werden immer versuchen, Phänomene in bekannten Begriffssystemen unterzubringen. (Es sei darauf verwiesen, dass Eskimos 18 Begriffe für Schnee haben, wir nur vier. Versuchen Sie einmal 18 Arten von Schnee wahrzunehmen!) In Seminaren und Kursen begegnet mir daher auch häufig die Frage: »Wieso haben wir bisher so etwas nicht gesehen?«

7.2 Häufige klinische Bilder dissoziativer Phänomene

In Krisensituationen können Sie mit den folgenden Möglichkeiten rechnen:

- Eine Patientin/Ein Patient sucht Sie auf wegen akuter anderer Symptome, wie z. B. Panik oder Suizidalität. Während des Gesprächs bemerken Sie, dass die Patientin irgendwie unerreichbar wirkt, ihr Blick geht ins Leere oder wird starr, man hat den Eindruck, sie sei »wie weggetreten«. Die meisten Menschen reagieren auf solches Verhalten spontan so, dass sie die andere Person laut ansprechen: »He, hörst du mir eigentlich überhaupt zu?« oder so ähnlich. Wenn man also in der therapeutischen Situation fragt: »Frau ... sind Sie noch da, hören Sie mir zu?«, wird man die Patientin in vielen Fällen »zurückholen«.

- Ein anderer Patient könnte »wie aus heiterem Himmel« anfangen zu schreien oder ein anderes auffälliges Verhalten zeigen, insbesondere aggressives Verhalten, und wäre ebenfalls wie die Patientin im ersten Beispiel nicht erreichbar bzw. erschiene wie unerreichbar.

- Schließlich könnte es auch geschehen, dass Sie den Eindruck haben, Ihre Patientin habe sich quasi in einen anderen Menschen verwandelt. Sie würden einen veränderten Gesichtsausdruck, veränderte Gestik und Haltung, veränderte Sprache und Sprechweise bemerken, und Ihre Patientin würde vielleicht sogar so auf Sie reagieren, als kenne sie Sie nicht.

- Es könnte auch vorkommen, dass PatientInnen darüber klagen, sie erlebten sich wie neben sich stehend, fühlten nichts, nähmen sich selbst und die Welt als fremd wahr; manche sind über dieses Erleben so verzweifelt, dass sie sich suizidieren möchten oder dieses Erleben sie in Angst und Panik versetzt.

- Als dissoziatives Verhalten kann man auch flash backs betrachten. Patienten klagen über sie bedrängende Bilder, Gefühle und auch andere Sinneswahrnehmungen, die sehr quälend erlebt werden.

7.3 Dissoziative Amnesie

Im *ersten Beispiel* kann es sich um eine, wenn auch kurze, *amnestische Phase* handeln. Patienten haben meist gelernt, mit diesem Verhalten so umzugehen, dass sie es verleugnen und bagatellisieren. Auf Nachfragen bestätigen sie häufig, dass ihnen aus ihrer Umgebung rückgemeldet wird, sie seien oft nicht »richtig« da. Sie selbst würden das eigentlich gar nicht richtig bemerken. Fragt man weiter, erfährt man gelegentlich, dass die Patienten ganz woanders sind und dass sie teils angenehme, meist aber unangenehme innere Erfahrungen machen, Bilder sehen, etwas hören, sich anders fühlen.

Fallbeispiel:

Für Frau B., eine Frau Mitte 30, sind diese Zustände, in denen sie nicht richtig da ist, sehr unangenehm. Sie erlebt sie, wenn sie, als Krankenschwester, bestimmte ältere Männer, deren Geruch ihr unangenehm ist, waschen und pflegen muss. Kolleginnen haben sie darauf aufmerksam gemacht, dass sie manchmal fast automatenhaft wirke. Sie selbst gibt an, davon nichts zu wissen. Das Einzige, was sie wisse, sei, dass ihr der Geruch unangenehm sei. Sie halte ihr Verhalten für unpassend, denn das gehöre nun mal zu den Aufgaben einer Krankenschwester und sie übe ihren Beruf gerne aus. Obwohl Frau B. mit diesen Zuständen in letzter Zeit zunehmend Probleme hatte, kommt sie notfallmäßig in die Sprechstunde wegen Suizidgedanken und depressiven Verstimmungen. Während der ersten Sitzung wird ihr Weggehen rasch bemerkbar und wird von der Therapeutin angesprochen. Der Therapeutin war besonders aufgefallen, dass dieses *Wegtauchen bei jeder Frage nach der Lebensgeschichte*, insbesondere der Kindheit der Patientin, geschieht. Die Therapeutin benennt ihre Beobachtungen und spricht auch von dissoziativem Verhalten, dessen Sinn sie dann auch sofort erklärt. Es trete auf bei Menschen, die extrem Belastendes erlebt hätten und würde dann bei einigen Menschen auch fortbestehen, auch wenn die unangenehme Situation nicht mehr gegeben sei. So werde das ursprünglich Sinnvolle zum Problem. Dem stimmt die Patientin zu und erwähnt, dass ihre Kindheit und Jugend bis zu dem Zeitpunkt, als sie mit 14 Jahren ins Internat gekommen sei, voller Gewalterfahrungen gewesen war. Sie wisse wenig Details, empfinde aber sofort Horror, wenn sie auch nur daran denke. Sie wolle darüber nicht sprechen. Dies wird von der Therapeutin akzeptiert. Sie schlägt der Patientin vor, im Alltag genauer zu beobachten, welche Situationen zur Dissoziation führen. Das empfindet die Patientin als sehr erleichternd, da sie das Gefühl hat, nun doch etwas aus ihrer Ohnmacht sich selbst gegenüber herauszukommen. Diese Ohnmacht, so stellt sich heraus, war Grund für ihre Verzweiflung.

Im Weiteren ist von Frau B. zu erfahren, dass sie Konflikten meist aus dem Weg gegangen sei. Sie habe sich, so viel sie konnte, auf ihre Arbeit konzentriert. Menschen hätten ihr meist Angst gemacht. Sie habe bis jetzt immer allein gelebt. Sie habe einige flüchtige Männerbekanntschaften, bei denen es auch zu sexuellen Kontakten gekommen sei, gehabt. An das Sexuelle könne sie sich aber eigentlich gar nicht erinnern. Im Krankenhaus gelte sie als unnahbar, sei aber wegen ihres Engagements geschätzt.

Die weitere Exploration ergibt, dass Frau B. fast ständig damit rechnet, von anderen angegriffen und abgelehnt zu werden, sie kann sich kaum vorstellen, dass ihr jemand wohlgesonnen sei. So habe sie auch vermutet, die Therapeutin lehne sie ab. Sie sei deshalb im Gespräch immer »auf der Hut«. Die Therapeutin sagt der Patientin, dass sie offenbar im Leben erfahren habe, dass es besser sei, Menschen nicht nah an sich heranzulassen, da sie als Kind diesbezüglich keine guten Erfahrungen gemacht habe. So sei es verständlich, dass sie auch hier vorsichtig sei. Die Therapeutin bittet die Patientin, doch darauf zu achten, wenn sie, die Therapeutin etwas tue oder sage, was der Patientin unangenehm sei. Damit wird das *Verhalten der Patientin zunächst als sinnvoll* gewürdigt, es wird ein vorsichtiger Zusammenhang mit der Lebensgeschichte formuliert, und die Patientin wird zu erhöhter Aufmerksamkeit eingeladen. Versuchsweise geht die Therapeutin von einer Traumagenese aus und formuliert für sich, dass diese Patientin unbedingt das *Gefühl von Kontrolle und Sicherheit* braucht. Nach dieser Intervention geht das dissoziative Verhalten etwas zurück. Darauf angesprochen, meint die Patientin, sie fühle sich in der Stunde jetzt deutlich sicherer. Sie sei froh, dass die Therapeutin ihr Misstrauen nicht übel genommen habe.

Es ist wichtig, sich klarzumachen, dass dissoziatives Verhalten bis hin zu dissoziativen Störungen zunächst eine *protektive* Funktion hat, um körperlich und seelisch Unerträgliches aushaltbar zu machen. Später »triggern« dann Situationen, die in irgendeiner Weise an die belastende Situation erinnern, das dissoziative Verhalten. Dieses wiederum wird aber selbst zum Trigger, indem es traumatogene Inhalte näher ins Bewusstsein bringt. Im weiteren Verlauf der Therapie konnte erarbeitet werden, dass die Patientin fürchtete, geschlagen zu werden, wenn sie sich nicht benahm, wie sie dachte, dass es andere von ihr erwarteten, von diesen geschlagen zu werden. Es war ihr selbst das Unrealistische dieser Furcht bewusst, die sie andererseits aber als sehr bedrängend erlebte. Nachdem sie dies mitgeteilt hatte, konnten die dazugehörigen Scham- und Schuldgefühle durchgearbeitet werden. Die Patientin lehnte es weiterhin ab, zu ihrer Kindheit zu arbeiten. Da sich aber ihre aktuellen Beziehungen verbessert hatten und sie sich insgesamt froher und lebensbejahender fühlte und vor allem das dissoziative Verhalten deutlich abgenommen hatte, wurde diese Therapie nach 25 Stunden beendet. Die Patientin hatte für sich die Lösung gefunden, dass sie die Patienten, die sie nicht »riechen« konnte, möglichst ihren Kolleginnen überließ, außerdem hatte sie den Duft eines Aromaöls gefunden, den sie als sehr wohltuend empfand. Das Öl hatte sie immer bei sich, und sie gab es auf ihre Handgelenke, um sich gut zu fühlen. Sie konnte selbst sagen, dass dieser Duft sie auch mit der Therapeutin verband.

Bei dieser Patientin war ein starkes Vermeidungsverhalten in Bezug auf traumatische Inhalte zu beobachten. Es ist wichtig, sich bewusst zu machen, *dass jede Aufforderung, sich an belastende Ereignisse zu erinnern, den Patienten indirekt dazu auffordert, diese Erfahrungen wiederzuerleben* (Briere 1996, S. 46), und daher ist Vermeidung zu respektieren.

Wir empfehlen ein behutsames, ich-stärkendes Vorgehen. Zugleich sollte respektiert werden, dass es für viele Patienten nicht oder zum gegebenen Zeitpunkt nicht wünschenswert ist, sich mit einer belasteten und belastenden Kindheit auseinander zu setzen.

Eine kurztherapeutische Intervention bei einer äußest misstrauischen Patientin, die mit der Diagnose »paranoide Persönlichkeitsstörung« belegt wurde, konnte für diese dennoch sehr hilfreich sein, da ihr eine neue Beziehungserfahrung ermöglicht wurde.

Darüber hinaus konnte diese Patientin ein gewisses Selbstmanagement ihres dissoziativen Verhaltens erlernen und sich so ihren eigenen inneren Vorgängen gegenüber weniger hilflos fühlen, was ebenfalls sehr entlastend erlebt wurde.

Die wesentlichen Therapieschritte in der Arbeit mit dissoziierenden Patienten: (die je nach Schweregrad, s. die anderen Beispiele, variieren können)

- Dissoziatives Verhalten erkennen und benennen,
- als notwendiges Verhalten würdigen,
- die Aufmerksamkeit der Patientin auf die inneren und äußeren Ereignisse vor der Dissoziation lenken, d. h. die Patientin anleiten, die Auslöser zu erkennen,
- neue Verhaltensalternativen erarbeiten,
- besseren Umgang mit schmerzlichen Affekten erarbeiten.

Für tiefenpsychologisch fundiert arbeitende Therapeuten sei der Hinweis gegeben, dass sich die Fachwelt nicht einig ist, ob man Dissoziationen als Abwehrmechanismus einordnen soll. Als sicher darf gelten, dass Deutungen im Sinn von traditionellen Widerstandsdeutungen in jedem Fall verfehlt sind. Eine Deutung müsste folgenden Faktoren Rechnung tragen: Sie müsste auf jeden Fall deutlich machen, dass das Verhalten ursprünglich überlebensnotwendig war, dass es sich dann, auch aufgrund hirnphysiologischer Gegebenheiten, zu einem gewohnheitsmäßigen Verhalten entwickelte, das nun heute seinerseits zum Problem geworden ist. Wichtig ist auch, die Aspekte der Hier-und-Jetzt-Beziehung, die als bedrohlich und damit dissoziationsauslösend erlebt werden können, zu benennen.

7.4 Impulsdurchbrüche dissoziativer Art

Krisenhafte Zuspitzungen können bei Patienten auftreten, die sich in einer Situation bedroht fühlen und diese Bedrohung mit Impulsdurchbrüchen dissoziativer Art beantworten. Für dieses Verhalten kann ebenfalls Amnesie bestehen.

Fallbeispiel:

Herrn F. betreffend wird der psychiatrische Krisendienst eingeschaltet. Die Mitarbeiter finden einen Mann, der mit starrem Blick da sitzt, nicht ansprechbar erscheint, aber sofort losbrüllt »lass mich in Ruhe«, wenn man ihm nahe kommt. Herr F., ein Mann Mitte 20, war in einem Plattenladen in eine Auseinandersetzung mit zwei Jugendlichen geraten, die sich zunächst über sein Aussehen lustig gemacht hatten. Eher zufällig hatte einer der Jugendlichen Herrn F. berührt, worauf dieser wie wild um sich geschlagen und immerfort geschrien habe »ich krieg dich, ich krieg dich«, obwohl der Jugendliche sofort weit weg in Deckung gegangen sei. Herr F. sei dann völlig in sich zusammengesackt und habe diesen starren Blick bekommen. Das Personal hatte die Polizei gerufen und diese den Krisendienst, da das Verhalten von Herrn F. auffällig erschien.
Der Arzt vom Krisendienst spricht mit klarer, aber dennoch beruhigender Stimme auf Herrn F. ein:
»Herr F., ich glaube, Sie sind im falschen Film, wir sind hier in B., heute ist der ..., ich bin Dr. ..., Sie sind hier im XY-Laden und hatten Streit mit dem jungen Mann hier, dem tut das leid, Herr F., hören Sie mich?«
Langsam scheint Herr F. aufzutauchen, schaut den Arzt kurz an, sackt dann aber wieder weg. Der Arzt wiederholt seine Worte mehrfach, bis Herr F. in Kontakt bleibt.
»Herr F., haben Sie irgendwelche inneren Filme, die mit der Situation hier nichts zu tun haben?«
Herr F. nickt.
»Dann stellen Sie sich bitte vor, Sie würden diesen Film zurückspulen oder anhalten, geht das?«
»Ja, anhalten.«
»Gut, stellen Sie sich vor, Sie hätten diesen Film auf einer Videokassette, die Sie jetzt in einen Safe packen, den Sie sich auch vorstellen ..., jetzt, geht das?«
»Ja, irgendwie geht das.«
Jetzt schaut Herr F. den Arzt voll an.

»Stehen Sie doch bitte mal auf, Herr F., wir gehen ein paar Schritte nach draußen, möchten Sie eine rauchen?«

Herr F. ist jetzt voll da und orientiert. Der Arzt fragt ihn, ob er weiß, was passiert sei. Herr F. erinnert sich noch, dass der Jugendliche »etwas Blödes gesagt habe«, mehr wisse er nicht, und dass er ganz schreckliche innere Bilder gehabt habe, aber dass die innen waren, das wisse er erst jetzt. Es hätte mit was Früherem zu tun, da wolle er jetzt aber nicht drüber reden. »Völlig in Ordnung Herr F, das sollten Sie auch gar nicht tun, aber ich rate Ihnen doch, mal was für sich zu tun, Sie bringen sich und andere ganz schön in Schwierigkeiten, wenn Sie so ausrasten.« Der Arzt kann die Polizei gewinnen, Herrn F. in Ruhe zu lassen, der Jugendliche akzeptiert, dass er Herrn F. provoziert hatte und will nichts weiter unternehmen. Herr F. verspricht, sich am nächsten Tag beim Krisendienst zu melden.

Dies ist ein Beispiel für eine Dissoziation mit Impulsdurchbruch, wie sie wahrscheinlich häufiger vorkommt, ohne dass das Phänomen erkannt wird. Der Arzt wandte *Dissoziationsstopptechniken* an und konnte so eine Entspannung der schwierigen Situation erreichen.

7.5 Die Schritte beim Dissoziationsstopp

- von den inneren Geschehnissen ablenken
- durch Anleitung zur Wahrnehmung der äußeren Situation
- durch Hinlenken zu anderen – äußeren – Wahrnehmungsinhalten
- »Wegpacken« von belastendem Material
- kein Vertiefen des inneren Geschehens
- über Alltagsthemen sprechen
- die Reorientierung im Hier und Jetzt unterstützen.

Von empathischem Eingehen auf den Patienten etwa nach folgender Art: »Herr F., Sie scheinen sehr aufgeregt zu sein, erzählen Sie doch mal, was los ist«, wird sehr abgeraten, da der Patient dann wieder in sein inneres unkontrollierbares Drama geraten kann.

Auch wenn es Ausnahmen geben mag, so ist es klinisch sinnvoll, davon auszugehen, dass dissoziatives Verhalten mit traumatischen Erfahrungen zu tun hat. Ein dissoziativer Zustand bedeutet dann, dass der Mensch erlebnismäßig fühlt, empfindet und wahrnimmt, als sei er in der traumatischen Situation. Traumatische Erinnerungen können durch äußere Ereignisse, aber auch durch Gedanken und Gefühle – insbesondere solche unangenehmer Art – »getriggert« werden (ein Trigger ist ein Auslöser). Dann fühlt sich dieser Mensch, als geschehe ihm das Trauma jetzt.

Die dissoziativen Mechanismen, die ein Überlebensschutz waren, werden so selbst zum Problem, denn der einst protektive Mechanismus wird nun seinerseits zum Trigger. Es ist wichtig, sich dies klarzumachen. Deutende Interventionen, die sonst hilfreich sind, sind bei einem dissoziierenden Patienten meist fatal, da der Patient so noch mehr in das traumatische Geschehen hineingerät, ohne dies kontrollieren zu können. Es geht also bei stark alterierten dissoziierten Patienten darum zu erkennen, dass sie sich in Panik, Todesangst und Ohnmacht befinden, und ihnen dabei zu helfen, sich hier und jetzt zu reorientieren, um zu erkennen, dass die Gefahr nicht jetzt und nicht hier ist. Solche Zustände werden leider oft als psychotisch missverstanden. Zwangsmaßnahmen und Zwangsmedikationen retraumatisieren die Patienten erst recht und sollten nur dann angewendet werden, wenn dissoziationsunterbrechende Maßnahmen eingesetzt wurden und nicht erfolgreich waren.

Es kommt vor, dass diese nicht greifen und dass dann Zwangsmaßnahmen nicht zu umgehen sind.

Dissoziative Zustände klingen im Übrigen *früher oder später* (nach Minuten, Stunden, selten Tagen) *von selbst wieder ab*, sodass es manchmal auch genügt, einen Menschen in einem dissoziierten Zustand einfach in Ruhe zu lassen.

Berührung sollte möglichst vermieden werden, da nicht verabredete Berührung meist als bedrohlich missverstanden wird. Zumindest sollte man fragen und abwarten, ob der dissoziierende Mensch eine eindeutige Zustimmung zu einer Berührung gibt. Tut er dies, ist er meist schon ein ganzes Stück heraus aus seiner Dissoziation. Solange er aber noch ganz im anderen Zustand aufgeht, verkennt er Personen. Dies ist keine psychotische Reaktion, aber eine Realitätsverkennung, die mit der besonderen Arbeitsweise der Gedächtnissysteme unseres Gehirns während traumatischer Erfahrungen zusammenhängt und mit deren Reaktivierung durch Trigger. Während »normale« Erinnerungen das semantische Gedächtnis betreffen und von daher auch das Wissen stammt: »Dies ist eine Erinnerung«, berühren Reize, die traumaassoziiert sind, zunächst limbische Strukturen, insbesondere den Mandelkern, während höhere Regionen des Gehirns oft ganz ausgeschaltet bleiben, sodass dem Menschen signalisiert wird: Gefahr, Gefahr! Fiedler empfiehlt eine »Neukonzeptualisierung der Impulskontrollstörung unter einer Dissoziationsperspektive« (a. a. O., S. 71).

Ein neuer Blick auf diese Impulskontrollstörungen als dissoziative Phänomene würde dazu führen, dass Kliniker ein Verständnis dafür entwickeln, dass die Patienten so, wie sie es meist angeben, tatsächlich dieses Verhalten nicht unter Kontrolle haben. Der erste Schritt in der Therapie sollte für den Patienten sein, Kontrolle zu erlernen.

7.6 Dissoziative Identitätsstörung und Borderline-Pesönlichkeitsstörung

Dissoziationsstopptechniken greifen nicht in jedem Fall, insbesondere dann nicht, wenn die Dissoziation so weit geht, dass ein Wechsel der Persönlichkeit stattfindet, sodass man als Beobachter den Eindruck hat, man habe es nun mit einem anderen Menschen zu tun.

Da Persönlichkeitsstörungen, hier insbesondere die Borderline-Störung, eine nicht unbeträchtliche Komorbidität mit der dissoziativen Identitätsstörung aufweisen, sollten Behandler darauf gefasst sein, dass sie während der Behandlung einer Borderline-Patientin, insbesondere dann, wenn sie sich mit Trauma assoziierten Inhalten beschäftigen, auf einmal mit einem so genannten Switch, das heißt einem Wechsel der Persönlichkeit, konfrontiert werden.

Namhafte deutsche Psychiater (Tölle, 1997) zweifeln an, dass es so etwas wie eine dissoziative Identitätsstörung überhaupt gibt, sodass über dieses Phänomen auch wenig gelehrt wird. Tatsächlich »gibt« es auch andere seelische Krankheiten nicht, sondern wir beschreiben bestimmte Phänomene und geben ihnen Namen.

Es lässt sich unzweifelhaft beobachten, dass man in Psychotherapien in Situationen gerät, in denen man den Eindruck hat, die Person, mit der man bisher gearbeitet hat, sei verschwunden und man habe es mit einer anderen zu tun. Dies bringt insbesondere den unerfahrenen Behandler in eine äußerst schwierige Lage.

Nun kann man eine seelische Situation natürlich auf verschiedene Art einordnen und beantworten, z. B. kann man der Patientin sagen, sie möge bitte mit diesem Theater aufhören, und solch eine Intervention braucht nicht immer erfolglos zu sein. Man kann auch eine Deutung geben, etwa das Aggressive im Verhalten der Patientin ansprechen. Wenn es sich bei der Patientin um eine Person handelt, die unter einer dissoziativen Identitätsstörung leidet, ist die Wahrscheinlichkeit allerdings relativ hoch, dass eine solche Intervention auf Dauer wenig erfolgreich ist. Vielleicht würde es diese Patientin schaffen, in den Stunden relativ konsistent zu erscheinen, dafür könnte sie aber dann eventuell außerhalb der Therapie immer auffälliger werden, z. B. könnte sie immer stärker selbstverletzendes Verhalten entwickeln, was früher oder später sicher auch zu einem Problem in der Behandlung würde.

Wenn also in der Behandlung einer Borderline-Patientin auf einmal »jemand anderes« da ist, ziehen Sie in Betracht, diese Patientin habe eine dissoziative Identitätsstörung (und eine Borderline-Störung). Aber selbst wenn Sie diese Diagnose ablehnen, könnte es sich lohnen, so zu tun, »als ob hier eine andere Person sei«.

Fallbeispiel:

> Frau M. erschien stets als eine freundliche, offene Frau Mitte 30, mit der ein gutes Arbeitsbündnis bestand. Sie war in die Behandlung gekommen wegen erheblicher Schwierigkeiten am Arbeitsplatz. Sie hatte schon sehr häufig die Stelle gewechselt und geriet immer wieder in Auseinandersetzungen mit Kolleginnen und Vorgesetzten. Nach ca. 30 Stunden kommt sie in die Sitzung und erscheint bereits recht angespannt. In der letzten Stunde habe sie sich nicht gut gefühlt. Die Therapeutin habe ihr Fragen gestellt, die ihr Angst gemacht hätten.
> »Was waren das für Fragen?«
> »Ich weiß es nicht mehr, irgendetwas haben Sie zu meinem Großvater gefragt.«
> Noch ehe die Therapeutin antworten kann, verändert die Patientin ihre Haltung, scheint größer, »männlicher« zu werden und sagt mit deutlich tieferer Stimme:
> »Lass sie in Ruhe.«
> Die Therapeutin ist irritiert.
> »Was meinen Sie?«

»Lass sie in Ruhe.«

»Frau M., ich weiß gar nicht, was Sie hier reden.«

»Ich bin nicht Frau M.«

»So???!«

»Ich bin Carlo!«

»Ah.«

»Ich muss aufpassen, wenn du so Sachen fragst, nach dem Großvater, dann tickt sie durch.«

»Wer, sie?«

»Na, die …, kennst du die nicht.«

»Ich kenne nur Frau M.«

»Das ist doch die … weißt du das nicht, wer bist du überhaupt.«

»Ich bin die Frau … und die Therapeutin von Frau M.«

»Therapeutin, was soll denn das heißen?«

»Die Frau M. kommt zu mir, weil es ihr nicht gut geht.«

»Das wollen wir gar nicht, jetzt haben wir den Salat, weil sie mit dir Sachen bespricht, die sie nicht besprechen darf.«

»Ach so, … ja, was machen wir jetzt?«

»Du kannst ja mich fragen.«

»Carlo, wie alt sind Sie eigentlich? Ich sage zu allen ›Sie‹, außer es handelt sich um Kinder.«

»Ich bin 17, du kannst ruhig ›du‹ sagen.«

»Also mir ist es schon lieber, wir würden ›Sie‹ sagen, mit 17 ist man doch eigentlich erwachsen.«

»Na gut, meinetwegen.«

»Also, was soll ich Ihrer Meinung nach tun, Carlo?«

»Nicht so viel fragen, also ich meine, nicht so viel von früher fragen, das ist nicht gut für uns, da dürfen wir nicht drüber sprechen.«

»Ach so, dass wusste ich nicht.«

»Nun, jetzt wissen Sie es.«

»Carlo, ich glaube, ich möchte jetzt mal wieder mit Frau M. sprechen, geht das?«

»Na klar, ich geh dann mal wieder.«

Die Therapeutin ist etwas verlegen, weiß nicht so recht, was sie machen soll. Intuitiv spricht sie den Namen von Frau M. mit lauter Stimme. Ein Ruck geht durch die Patientin, sie ist wieder da.

»Hallo Frau M., wo waren Sie denn?«

»Ich? Keine Ahnung.«

»Was ist das Letzte, was Sie noch wissen?«

»Oh, ich glaube, da war irgendetwas mit meinem Großvater.«

»Ja, das ist richtig, kommt es häufiger vor, dass Sie gar nicht da sind?«

Die Patientin wird verlegen.

»Ich glaube schon.«

»Da hat gerade ein ›Carlo‹ mit mir gesprochen, kennen Sie den?«
»Na ja, manchmal habe ich so eine Stimme im Kopf und die sagt, sie heiße Carlo.«
»Ach so.«
Die Therapeutin ist ziemlich erstaunt und ratlos, so etwas hat sie noch nie erlebt und gehört. Da muss sie sich jetzt erst einmal kundig machen. Sie erinnert sich an Carlos Satz, dass sie nicht so viel über die Vergangenheit fragen soll, also sagt sie:
»Frau M., ich muss über diese Stunde erst einmal nachdenken und mich mit Kollegen beraten. Jedenfalls glaube ich, dass es wichtig ist, dass wir ganz vorsichtig sein müssen, wenn wir über Ihre Vergangenheit miteinander sprechen.«
»Ja, das finde ich auch sehr gut, dass Sie das sagen, das Gefühl hatte ich auch schon, dass ich gar nicht so viel über früher reden darf. Wenn Sie das jetzt sagen, geht es mir viel besser.«

Hätte die Therapeutin Carlo einfach nicht wahrhaben wollen, hätte sie zumindest auf eine wichtige Ressource der Patientin verzichtet.

Wir empfehlen grundsätzlich, *in Krisen* (und auch sonst) *die Möglichkeiten und Fähigkeiten der Patientin auf Ressourcen hin zu untersuchen. Symptome enthalten häufig Ressourcen* (vielleicht sogar immer). In Krisensituationen empfiehlt es sich, noch weniger als sonst sich mit der Patientin auf einen Kampf einzulassen, sondern ihre natürlichen Ressourcen zu nutzen. Auch wenn die oben beschriebene Situation völlig offen ist hinsichtlich der diagnostischen Einschätzung, zeigt sich die Therapeutin doch entschieden, sich von der Patientin leiten zu lassen, und dies ist wohl immer ein sinnvolles Vorgehen, wie man Ressourcen der Patienten ausschöpfen kann.

7.7 Vorgehen beim Verdacht auf dissoziative Identitätsstörung

- Wenn in der Therapie »Switche« beobachtet werden, auf die man nicht vorbereitet ist: fragen, wer da ist.
- Erfolgt eine Mitteilung, fragen, was die Persönlichkeit zu sagen hat.

- Erfolgt keine Antwort, noch mal und noch mal fragen, deutlich machen: »Ich kenne Sie nicht«, eventuell auch per »du«. »Ich kenne dich nicht«, Kinder reagieren oft nicht auf »Sie«. Wenn sich eine andere Persönlichkeit zu erkennen gibt, diese begrüßen, versuchen, von ihr etwas in Erfahrung zu bringen, sie ernst nehmen.
- Dann zu dem Teil der Patientin – die in die Therapie kam – zurückkehren.
- Danach in dieser oder einer der folgenden Stunden dies zum Thema machen: »Da war jemand anderes, wie kann ich *Sie* erreichen?«
- Verabredungen treffen, wie man den Teil, der in Therapie ist bzw. kam, erreichen kann.
- Klären, wer die Therapie will und wer mit dem Therapeuten zusammenarbeiten will.
- Ein Stillhalteabkommen mit den Teilen anstreben, die nicht mit einem arbeiten wollen.
- *Darauf bestehen, dass erwachsene Teile zur Therapie kommen und am Ende der Sitzung wieder weggehen.*
- Besprechen und sicherstellen, wie das gelingen kann.

Das Beschriebene gehört – bzw. kann – zur Krisenintervention gehören. *Anschließend* sollten Sie *eine genauere Diagnostik* anstreben zum Grad der Dissoziativität, und es kann ein Behandlungsplan erarbeitet werden.

7.8 Depersonalisation und Derealisation

Depersonalisation und Derealisation sind bei persönlichkeitsgestörten Patienten relativ häufig anzutreffen. Weiter unten soll zur Frage *Dissoziation als Traumafolge* einiges gesagt werden.
Depersonalisation und Derealisation erfordern einige spezifische Maßnahmen, die dem Patienten helfen, sich im Hier und Jetzt zu orientieren und sich zu erden (so genanntes Grounding).
Alle Interventionen, die die Patientin noch mehr ins Nebulöse abgleiten lassen, sind *kontraindiziert*. Dazu gehört insbesondere *das freie Assoziieren*. Auch wenn es manche Patienten zunächst für

befremdlich halten, hat es sich als hilfreich erwiesen, Patienten in einem Zustand der Derealisation anzuhalten, laut auszusprechen, was sie jetzt außen wahrnehmen, an welchem Ort sie sind, was sie sehen, hören, riechen usw. Man kann fragen, wie viel Uhr es gerade ist oder welche Personen jetzt anwesend sind. Auch das bewusste Wahrnehmen des eigenen Körpers erweist sich als hilfreich: die Füße spüren und Kontakt mit dem Boden haben. Sich selbst *kräftig* mit den eigenen Händen berühren. Abschließend sollte sich die Patientin selbst sagen, dass sie jetzt hier in Sicherheit ist. Diesen Umgang mit sich selbst sollte die Patientin *üben*. Erst wenn sie wieder sicher orientiert ist und sich spürt, kann weitere therapeutische Arbeit folgen.

7.9 Dissoziation als Traumafolge
Grundsätzliches zum therapeutischen Vorgehen

Bei psychiatrisch oder psychotherapeutisch behandlungsbedürftigen Patienten scheint es klinisch sinnvoll, mit der Hypothese zu arbeiten, dass dissoziativem Verhalten (oder dissoziativen Störungen) eine Traumaätiologie zu Grunde liegt. Da in einer Krisensituation meist rasch angemessen interveniert werden sollte, ist es besonders wichtig, mit welchen Grundannahmen Therapeuten arbeiten. Die Grundannahme: Hier könnte eine Traumaätiologie vorliegen, und danach zu handeln scheint bedeutsam, denn diese Arbeitshypothese führt zu behandlungsrelevanten Fragestellungen und Überlegungen. Mit Van der Kolck (1998/1999) und Fiedler (1999) vertreten wir (Reddemann und Sachsse, 1999) die Auffassung, dass bei der Vermutung einer Traumaätiologie ein *therapeutisches Vorgehen* gewählt werden sollte, das der *erhöhten Stressanfälligkeit des Klienten Rechnung trägt* (für den Fall, dass sich später herausstellt, dass die Patientin doch nicht traumatisiert ist, würde ihr die hier vorgeschlagene Vorgehensweise nicht schaden, während ein Vorgehen, das traumatischen Stress nicht berücksichtigt, für Patienten und Therapeuten durchaus zum Problem werden kann.)
Die Vermutung einer Traumagenese führt nun scheinbar paradoxerweise dazu, Patienten *gerade nicht* vertiefend nach ihrer Ge-

schichte zu fragen. Dies geschieht aus dem Wissen, dass man, wie oben bereits erwähnt, Patienten retraumatisiert, wenn man sie ungeschützt nach ihrer (Trauma-)Geschichte fragt. In den o. g. Fallvignetten wurde deutlich, dass die jeweiligen Therapeuten den Wunsch der Patienten, nicht über ihre Geschichte zu sprechen, respektierten.

7.10 Zum Umgang mit Flash-backs als dissoziatives Phänomen

Würde eine Patientin von sich aus etwas erzählen wollen, würde die Therapeutin vorschlagen, dies mit einer dissoziativen Technik zu tun, z. B. das, was sie unbedingt erzählen will, so zu erzählen, als sei es die Geschichte von jemand anderem, als lese sie die Geschichte in der Zeitung, als sei sie Reporterin usw. Darüber hinaus hat sich folgendes Vorgehen bewährt:

Fallbeispiel:

Frau A. wird von einem psychiatrischen Kollegen notfallmäßig vorgestellt. Die Patientin leidet unter Flash-backs und Alpträumen, starker Unruhe und Schlaflosigkeit.

Frau A., 45 Jahre alt, ist seit zwei Jahren wegen einer mittelgradigen depressiven Verstimmung, zwanghaftem und anorektischem Verhalten in Psychotherapie. Seit einigen Wochen erinnert sich die Patientin an mehrere Vergewaltigungserfahrungen aus Kindheit und Jugend. Die Therapeutin hatte, als die Patientin von diesen Erinnerungen berichtete, genau exploriert und die Patientin ermutigt, ihre Gefühle zuzulassen. Die Patientin sei dann immer unruhiger geworden, und die oben beschriebene Symptomatik habe sich entwickelt. Hier handelt es sich um typische dissoziative Symptome als Flash-backs. Das Sprechen darüber hatte die Krise ausgelöst und verschärft.

Es ist wichtig, sich klarzumachen, dass die Dissoziation ursprünglich dem Schutz vor *unerträglichen* Gefühlen galt. Wenn man Patienten einlädt, ihre Gefühle zuzulassen, ohne dass sie darauf vorbereitet sind, treibt man sie tiefer in die Dissoziation hinein, denn die Dissoziation muss ja erneut gegen das Unerträgliche eingesetzt werden. Zunächst sollte die Patientin daher dabei unterstützt werden, *Affektkontrolle* zu erlernen und sich sicherer mit sich selbst zu fühlen.

Frau A. berichtet von ihren Schwierigkeiten und wirkt dabei sehr erregt. Sie erzählt dann, dass sie im Laufe der Therapie bei Frau S. etwas über Missbrauch in der Kindheit erfahren habe. Als der Eindruck entsteht, dass Frau A. davon erzählen will, greift die Therapeutin ein:

»Das ist für Sie sicher sehr erschreckend, sich an diese Dinge zu erinnern.«

»Ja, fürchterlich; aber ich weiß ja, dass ich da durch muss.«

»Es mag sehr wichtig sein, dass Sie sich mit diesen Schrecken noch einmal beschäftigen und wir hier sind auch bereit, Sie dabei zu begleiten. Ich bitte Sie aber dennoch, sich damit Zeit zu lassen. Stellen Sie sich einmal vor, hier in der Stadt wäre eine Mine aus dem letzten Krieg entdeckt worden.«

»Ja, das hab ich schon erlebt, da hat man das ganze Viertel geräumt.«

»Ja, und dann kamen Spezialisten, um die Mine zu entsorgen.«

»Und so ähnlich ist es bei Ihnen auch, Sie brauchen innere Spezialisten, die gut ausgerüstet sind, um diese ›Mine‹ zu bergen.«

»Das sehe ich ein, das hat mir noch keiner so gesagt.«

»Können Sie sich vorstellen, dass Sie so etwas wie einen Safe haben, wo Sie das alles erst einmal sicher hineinpacken, sodass wir es dann später wieder nach und nach herausholen können?«

»Wenn Sie mir dabei helfen.«

»Gut, dann stellen Sie sich bitte einen Safe vor.«

»Ja, das geht.«

»Das ist gut. Nun stellen Sie sich bitte vor, dass Sie das, was Sie sehen, wegpacken, wenn es Bilder sind, können Sie sie aufrollen, wenn es Filme sind, können Sie sich das auf einer Videokassette vorstellen und dann die Kassette wegpacken.«

Die Patientin konzentriert sich eine Weile und meldet dann zurück, dass sie alles weggepackt habe.

»Wie fühlt sich das an?«

»Besser.«

Dies ist auch aus der Physiologie der Patientin zu entnehmen, sie hat sich etwas entspannt. Die Therapeutin erklärt ihr, dass sie das jederzeit wiederholen kann. Damit hat sie der Patientin einen ersten Schritt des Selbstmanagements im Umgang mit traumatischem Material gezeigt. Es wird noch längere Zeit in Anspruch nehmen, bis die Patientin weitere Möglichkeiten des Selbstmanagements erlernt hat, z. B. sich einen Regler für Gefühle vorzustellen, mit dem sie ihre Gefühle herunterregulieren kann. Auch erlernt sie eine Reihe von Imaginationsübungen mit guten, heilsamen Bildern. Insbesondere die Übung eines »sicheren Ortes«, an dem sie sich wohl und geborgen fühlt und an dem sie auftanken kann, wirkt auf sie beruhigend.

Arbeit an den Traumata wird erst viel später erfolgen. Auch dann werden wieder gezielt Dissoziationstechniken eingesetzt, als *bewusste* Dissoziation, wie die Bildschirmtechnik oder ein »innerer Beobachter«, um das traumatische Material *dosiert* aufzuarbeiten (Reddemann und Sachsse, 1997/1998).

Bei dissoziierendem Verhalten vom Typ Flash-backs empfiehlt sich folgendes Vorgehen:

- Die Flash-backs würdigen.
- Ihre Gefährlichkeit benennen.
- Schutzmaßnahmen wie die »Tresorübung« erarbeiten.
- Gute innere Gegenbilder und stabilisierende Imaginationen einüben.
- Affektkontrolle erarbeiten.
- Inneren Trost etablieren

Zusammenfassend empfiehlt sich also bei dissoziativer Symptomatik bei persönlichkeitsgestörten Patientinnen und Patienten:

- Die dissoziative Symptomatik benennen.
- Wissen darüber vermitteln (Wissen ist Macht, ist Kontrolle).
- Die Schutzmechanismen würdigen.
- Innere Sicherheit etablieren.
- Weitere diagnostische Klärung herbeiführen.

Man wird stets prüfen, ob die Diagnose »Persönlichkeitsstörung« aufrechterhalten werden kann oder ob sich die Diagnose einer »Dissoziativen Störung« ergibt. Beide Diagnosen können auch nebeneinander bestehen. Es wird nötig sein, eine Entscheidung zu treffen, auf welche Problematik man sich zunächst konzentriert. Wir (Reddemann und Sachsse, 1999) empfehlen, zunächst die traumabedingten Störungen zu behandeln und später die Entwicklungs- und ggf. Konfliktpathologie.

8. Pharmakologische Behandlung bei Krisenintervention

Matthias Dose

8.1 Grundsätzliches zur Krisenintervention

Im »Wörterbuch der Psychiatrie und medizinischen Psychologie« (Peters, 1990) wird Krisenintervention als »psychiatrische Soforthilfe« definiert, in deren Rahmen im Verlauf einer chronischen Krankheit oder aus dem Gesunden heraus plötzlich und für kurze Zeit auftretende psychische Störungen unmittelbar und in einer nur auf Stunden und Tage berechneten Therapie angegangen werden. Ziele der Krisenintervention sind nicht nur die Überwindung der aktuellen Krisensituation, sondern auch die Verhinderung einer ungünstigen Weiterentwicklung und die Weckung der Bereitschaft zur möglicherweise sinnvollen und notwendigen Weiterbehandlung. Bei den in diesem Buch besprochenen Persönlichkeitsstörungen steht (siehe Kap. 2) die psychotherapeutische Krisenintervention zunächst im Vordergrund. Eine pharmakologische Behandlung kann helfen, die längerfristigen Ziele der Psychotherapie zu unterstützen und abzusichern. Die pharmakologische Behandlung kann aber auch erforderlich sein, um ein therapeutisches Gespräch überhaupt zu ermöglichen. Das kann bei ausgeprägten Erregungszuständen, psychomotorischer Hemmung durch Angst oder Depression, Intoxikations- oder Entzugszuständen, wahnhafter Symptomatik oder akuter Selbst- oder Fremdgefährdung der Fall sein (Stadtmüller et al., 1998).

8.2 Pharmakologische Voraussetzungen für den Einsatz von Medikamenten zur Krisenintervention

Ausgehend von den Zielsetzungen einer Krisenintervention sollte ein eingesetztes Medikament bei der Überwindung der aktuellen Krisensituation hilfreich sein, eine ungünstige Weiterentwicklung verhindern und die Bereitschaft zur eventuell sinnvollen und notwendigen Weiterbehandlung fördern. Um bei der Überwindung einer aktuellen Krisensituation hilfreich zu sein, muss ein Medikament vor allem rasch und zuverlässig wirken. Bei Psychopharmaka geht es also darum, welche Konzentration des verabreichten Psychopharmakons zu welchem Zeitpunkt im Gehirn erreicht wird. Da die Konzentration von Psychopharmaka im Gehirn nicht messbar ist, die Konzentration im Blutplasma aber in der Regel der Konzentration im Gehirn entspricht, bestimmt man die Entwicklung der Konzentration im Blutplasma nach Einnahme eines Medikamentes. Die Zeit, in der die höchste Plasmakonzentration erreicht wird, bezeichnet man als t_{max}. Für die meisten oral verabreichten, psychoaktiv wirksamen Medikamente bewegt sich t_{max} im Bereich von Stunden. Für die Zeit bis zum Erreichen der maximalen Plasmakonzentration spielt bei Tabletten, Kapseln und Dragees deren Zerfalls- und Auflösungszeit eine wesentliche Rolle, wodurch es zur Verzögerung des Wirkeintritts kommt, die durch Gabe von Tropfen, bzw. parenterale Gabe (Injektion) des Arzneimittels umgangen werden kann (Müller, 1998). Außerdem verzögert sich der Aufbau therapeutisch wirksamer Medikamentenkonzentrationen bei oraler Gabe durch die Metabolisierung in der Leber (first-pass-effect). Um eine ausreichende Plasmakonzentration (und damit therapeutische Wirksamkeit) über längere Zeit aufrechtzuerhalten, sind in der Regel nach der ersten Applikation Mehrfacheinnahmen des jeweiligen Medikamentes erforderlich.

8.3 Medikamentöse Krisenintervention und die Bereitschaft zur Weiterbehandlung

Bei Erregungszuständen, psychomotorischer Hemmung durch Angst oder Depression, psychotischen Krisen, Intoxikations- oder Entzugszuständen, Selbst- oder Fremdgefährdung im Rahmen von Persönlichkeitsstörungen erheben sich kaum Zweifel, dass der Einsatz von Psychopharmaka zur Überwindung der aktuellen Krise und der Verhinderung einer weiteren ungünstigen Entwicklung hilfreich sein kann. Zweifel werden eher dahingehend geäußert, ob die Gabe von Medikamenten nicht die Bereitschaft zur eventuell sinnvollen und notwendigen psychotherapeutischen Behandlung eher verringern statt fördern kann. Es wird mit »Leidensdruck« argumentiert: wenn der (durch die Wirkung der Medikamente) abnehme, nehme auch die Motivation zur aktiven Problemlösung, zur psychotherapeutischen Behandlung der jeweiligen Störung ab. Dabei wird übersehen, dass viele Menschen, die im Rahmen einer Persönlichkeitsstörung in eine psychische Krisensituation geraten, bereits in psychotherapeutischer Behandlung sind. Ihr Problem ist nicht mangelnde Motivation, sondern die psychotherapeutische Behandlung allein ist – zumindest im gegebenen Augenblick – nicht ausreichend, um ihren Zustand zufriedenstellend zu stabilisieren. Einige Persönlichkeitsstörungen sind darüber hinaus in ihrer symptomatischen Ausprägung so intensiv, dass nur eine kombinierte psychotherapeutisch-psychopharmakologische Behandlung Erfolg verspricht. Dafür sprechen Daten, die zeigen, dass mehr als die Hälfte der Patienten mit bestimmten Persönlichkeitsstörungen mindestens einmal im Verlauf ihrer Behandlung mit Psychopharmaka behandelt werden (Zanarini, 1988).

8.4 Welche Psychopharmaka kommen für eine medikamentöse Krisenintervention in Frage?

Grundsätzlich kommen für die medikamentöse Krisenintervention bei Persönlichkeitsstörungen diejenigen Medikamente in Frage, die auch zur längerfristigen Behandlung eingesetzt werden, wobei sich auf Grund des zur Krisenintervention notwendigen pharmakologischen Profils (rascher Wirkungseintritt, gute Verträglichkeit) einige Medikamente besser eignen. Eine auf einer ausreichenden Zahl kontrollierter Studien fußende »Psychopharmakologie der Persönlichkeitsstörungen« existiert bislang nicht, obwohl erste Erfahrungen mit der Anwendung von Psychopharmaka bei Persönlichkeitsstörungen bereits vor mehr als vierzig Jahren publiziert wurden (Dose, 1996). Ein dimensionales, symptomorientiertes Modell, das neurobiologische Erklärungsansätze mit psychopharmakologischen Behandlungsempfehlungen verbindet, ist von Siever und Davis (1997) vorgeschlagen worden (Tab. 8.1).

Danach sind Patienten mit Störungen der Kognition bzw. Perzeption besonders vulnerabel für zeitweise auftretende, stressbedingte psychotische Episoden, Beziehungsideen, Derealisations- und Depersonalisationserleben, Realitätsverzerrungen, Illusionen und »magisches Denken«. Entsprechend der Hypothese, dass psychotischen Dekompensationen eine funktionelle Überaktivität des Überträgerstoffes Dopamin im Gehirn zugrundeliegt, wird eine Behandlung mit Neuroleptika empfohlen. Impulsivität und Aggressivität, die nach dem Modell mit suizidalen Verhaltensweisen, Selbstverletzungen, Überdosierung von Medikamenten, Fressattacken oder Suchtstoffmissbrauch, Promiskuität und fremdgefährlichen bzw. antisozialen Handlungen einhergehen können, werden auf eine Störung des Serotonin-Stoffwechsels im Sinne eines »Mangelsyndroms« zurückgeführt. Neben der Gabe von stimmungsstabilisierenden, die Impulskontrolle verbessernden Medikamenten wie Lithium, Carbamazepin oder Valproat (sogenannten »mood stabili-

Tabelle 8.1: *Dimensionale Symptomatologie von Persönlichkeitsstörungen, neurobiologische Erklärungs- und pharmakologische Behandlungsansätze*

Dimension	kognitiv-perzeptive Desorganisation	Impulsivität/ Aggressivität	Affektive Instabilität	Ängstlichkeit/ Hemmung
Klinische Probleme	Vulnerabilität ggb. psychotischer Dekompensation	Impulsive Reaktion auf interne und externe Stimuli	ausgeprägte und rasche Stimmungsschwankungen	Empfindlichkeit ggb. Bestrafung u. Zurückweisung
Beteiligter Neurotransmitter (postuliert)	Dopamin (?)	Serotonin (?)	Noradrenerge/cholinerge Dysfunktion (?)	GABA (?)
Pharmakologie	Neuroleptika	»Mood stabilizer« (Lithium, Carbamazepin, Valproat)	»Mood stabilizer«, Antidepressiva, v. a. MAO-Hemmer	Antidepressiva, Anxiolytika, Benzodiazepine

zern«) wird daher auch die Anwendung selektiver Serotonin-Wiederaufnahme-Hemmer (so genannte SSRIs) empfohlen. Eine Überreagibilität des noradrenergen und cholinergen Systems (»imbalance«) soll demgegenüber der affektiven Instabilität zugrunde liegen, in deren Rahmen die Patienten ausgeprägte und rasche Stimmungsschwankungen zeigen, die zum Teil Züge des Verlaufs bipolarer affektiver Störungen annehmen. Aus diesem Grund wird empfohlen, in solchen Fällen ebenfalls »mood stabilizer« einzusetzen, in Fällen einer ausgeprägten depressiven Symptomatik kombiniert mit einem Antidepressivum. Für die psychopathologische Dimension »Ängstlichkeit/Hemmung« wird ein Zusammenhang zu dem inhibitorischen Überträgerstoff γ-Aminobuttersäure (GABA) hergestellt, auf den insbesondere Benzodiazepine einwirken, vor deren unkritischer Anwendung jedoch wegen ihres Abhängigkeitspotenzials gewarnt werden muss, weshalb alternativ anxiolytisch wirksame Nicht-Benzodiazepine (z. B. Buspiron, Opipramol) und Antidepressiva empfohlen werden. Die einzelnen Medikamentengruppen sollen im Folgenden besprochen werden.

8.4.1 Neuroleptika

Mit »Neuroleptika« (aus dem griechischen *neuron* – Nerv und *leptein* – ergreifen, also: »die das Nervensystem ergreifen«) wird eine 1952 von den französischen Psychiatern Delay und Deniker in die Therapie psychotischer Symptome eingeführte und von ihnen so benannte Gruppe chemisch unterschiedlicher Substanzen zusammengefasst, die folgende gemeinsame Merkmale aufweisen:

- im Tierversuch gemeinsame Wirkungen (antiemetisch – d. h. gegen induziertes Erbrechen, Unterdrückung der durch Apomorphin induzierten Bewegungsstereotypien, Erzeugung von Katalepsie, d. h. einer »künstlichen Starre«)
- biochemisch Interaktion mit wichtigen Botenstoffen des Gehirns und ihrer Empfängerregionen (Rezeptoren), vor allem Blockade von Rezeptoren für Dopamin
- beim akut psychotisch Kranken Affektdämpfung und dadurch mögliche Distanzierung von wahnhaftem, halluzinatorischem Erleben

Die Bezeichnung »Neuroleptika« für diese Medikamentengruppe wurde von den Entdeckern ihrer günstigen Wirkung bei psychisch Kranken gewählt, weil man lange Zeit der Meinung war, die – bald nach der Einführung beobachteten- unerwünschten extrapyramidal-motorischen Nebenwirkungen (EPS) dieser Medikamente seien eine unverzichtbare Bedingung für die gewünschten psychischen Wirkungen. Diese Auffassung beherrschte lange Zeit die Theoriebildung über die Wirkung der Neuroleptika. Sie wurde in Frage gestellt, als mit Clozapin (Leponex®) ein antipsychotisch wirksames Medikament entwickelt wurde, das zu aller Erstaunen *keine* extrapyramidalen Nebenwirkungen nach sich zog und deshalb als »atypisch« klassifiziert wurde.

Einteilung der Neuroleptika

Neuroleptika werden einerseits nach ihrer chemischen Struktur, andererseits nach ihren erwünschten und unerwünschten Wirkungen eingeteilt. Als »hoch potent« oder stark wirksam gilt ein Neuroleptikum, das mit geringen Dosierungen eine starke Wirkung auf wahnhaftes, halluzinatorisches Erleben hat und – ohne unmittelbar müde zu machen – stark dämpfend auf das affektive Erleben wirken. Demgegenüber treten unter hoch potenten Neuroleptika besonders häufig extrapyramidale Syndrome (EPS) auf. Zu den im Rahmen einer Akutbehandlung mit Neuroleptika möglichen, früh auftretenden extrapyramidalen Nebenwirkungen zählen akute Dystonien (anhaltende Steigerung des Muskeltonus in einzelnen Muskelgruppen – Verkrampfungen der Muskulatur, z. B. Zungen-Schlund-Krampf) und akute Akathisie, charakterisiert durch eine entweder nur subjektiv empfundene oder auch objektiv sichtbare Unruhe der Beine oder des ganzen Körpers. Biochemisch zeichnen sich hoch potente Neuroleptika durch eine hohe Bindungsaffinität zu bestimmten Dopaminrezeptoren aus – ihre Bindung an andere Rezeptoren (Acetylcholin, Histamin, Noradrenalin, Serotonin) ist vergleichsweise gering. Auf Grund dieses Rezeptorprofils zeichnen sich hoch potente Neuroleptika durch geringe vegetative Nebenwirkungen aus und sind – abgesehen vom Risiko extrapyramidaler Symptome – sichere Medikamente. Nieder potente oder schwach wirksame Neuroleptika zeichnen sich demgegenüber durch eine eher schwache antipsychotische Wirkung, dafür stark sedierende Wirkungen aus. Entsprechend ihrer schwachen Affinität für Dopaminrezeptoren und stärkeren Bindung an andere Rezeptortypen haben nieder potente Neuroleptika ein geringes EPS-Risiko, dafür zahlreiche vegetative Begleiterscheinungen (Tab. 8.2). Zu den möglichen vegetativen Nebenwirkungen schwach wirksamer Neuroleptika, die in der Regel dosisabhängig sind, zählen Blutdrucksenkung, Herzrhythmusstörungen, Mundtrockenheit, Verdauungs- und Miktionsstörungen. Außerdem kann es zu Akkomodationsstörungen der Augen, einer Senkung der Krampfschwelle und deliranten Verwirrtheitszuständen kommen.

Als »atypisch« werden Neuroleptika bezeichnet, die sich zumindest gegenüber den herkömmlichen Substanzen durch ein deutlich geringeres EPS-Risiko auszeichnen.

Einige Neuroleptika sind auch als »Depotpräparate« verfügbar: bei tiefer Injektion in das Muskelgewebe wird aus dem dort entstandenen »Wirkstoff-Depot« kontinuierlich – über ein bis vier Wochen – das Neuroleptikum in das Blut abgegeben und in das Gehirn transportiert. Depotpräparate gewährleisten daher über einen definierten Zeitraum neuroleptische Wirkungen, ohne dass täglich Tabletten oder Tropfen eingenommen werden müssen. Sie sind allerdings – besonders wenn unerwünschte Nebenwirkungen auftreten – schlechter steuerbar als oral (in Tropfen oder Tablettenform) eingenommene Medikamente.

Wirkungsweise der Neuroleptika

Neuroleptika besetzen im menschlichen Gehirn Empfangsorgane (Rezeptoren) verschiedener Überträgerstoffe (Neurotransmitter) wie Dopamin, Serotonin, Histamin, Noradrenalin und Acetylcholin. Für die erwünschten psychischen Wirkungen wird die Blockade von Dopaminrezeptoren des limbischen Systems verantwortlich gemacht. Die Dopamin-Übertragung spielt auch entlang weiterer Nervenbahnen des Gehirns eine wichtige Rolle: die »nigrostriatalen Bahnen« sind für die Steuerung von Bewegungsabläufen (z. B. das »automatische« Mitschwingen der Arme beim Gehen) und das psychomotorische Ausdrucksverhalten wichtig. Die Hemmung der Dopamin-Übertragung führt zur Bewegungsverarmung und einem gehemmten psychomotorischen Ausdrucksverhalten – den sogenannten extrapyramidalen Nebenwirkungen (EPS). Die Blockade der Dopamin-Übertragung im »tubero-infundibulären System« führt zu hormonellen Störungen, z. B. bei längerfristiger Einnahme Zyklusstörungen

Tabelle 8.2: *Einige gebräuchliche Neuroleptika (Handelsnamen) ohne Anspruch auf Vollständigkeit. (NW = Nebenwirkungen; DA = Dopamin; 5-HT = Serotonin; NA = Noradrenalin; Ach = Acetylcholin; H = Histamin)*

Hoch potent	*Mittel potent*	*Schwach potent*	*Atypisch bzw. neu*
Glianimon	Taxilan	Truxal	Leponex
Haloperidol, Haldol (auch Depot)	Ciatyl (auch Depot)	Neurocil	Risperdal Zyprexa
Fluanxol (auch Depot)	Melleril	Eunerpan	Seroquel
Dapotum, Lyogen (auch Depot)	Nipolept	Dipiperon	Zeldox Solian
Imap (Depot)	Decentan (auch Depot)	Atosil	Abilify
pharmakologisches Profil	*pharmakologisches Profil*	*pharmakologisches Profil*	*pharmakologisches Profil*
stark antipsychotisch & psychomotorisch dämpfend. Geringe Sedierung. Hohes EPS-Risiko. Geringe anticholinerge und vegetative NW. Starke Affinität zu DA-Rezeptoren; schwache Affinität zu 5-HT, NA, ACh und H-Rezeptoren	Mittelstellung bzgl. des Wirkungsspektrums, der NW und des Rezeptorprofils	schwach antipsychotisch, stärker sedierend. Geringes EPS-Risiko. Ausgeprägte anticholinerge bzw. vegetative Begleiterscheinungen. Schwache Affinität zu DA-Rezeptoren, stärker zu 5-HT, NA, ACh und H-Rezeptoren	Leponex und Zyprexa besitzen ein »Breitband-Rezeptor-Profil«. Bei den übrigen steht der DA/5-HT-Antagonismus im Vordergrund und trägt zu geringerem EPS-Risiko bei. Leponex hat das geringste EPS-Risiko, dafür vegetative NW und Agranulozytose-Risiko (BB-Kontrollen!). Abilify hat einen neuartigen Wirkungsmechanismus und wird als Dopamin-Serotonin-System-Stabilisator« bezeichnet

bei Frauen und möglicherweise auch zu Stoffwechselstörungen (Gewichtszunahme). Leider gibt es bislang keine Neuroleptika, die ausschließlich oder vorzugsweise im limbischen System ansetzen. Aus diesem Grund gibt es kein Neuroleptikum, das ausschließlich erwünschte psychische und keine unerwünschten Wirkungen hat. Neuroleptika unterscheiden sich allerdings hinsichtlich ihres Wirkungsprofils auf die unterschiedlichen Transmitter und Rezeptoren, sodass eine für den jeweiligen Patienten und die zu behandelnde Problematik eine angemessene Auswahl getroffen werden kann: so genannte »hoch potente« Neuroleptika (z.b. Haloperidol) haben eine hohe Bindungsaffinität zu Dopamin-Rezeptoren. Dies impliziert, dass hoch potente Neuroleptika eine gute Wirkung auf psychotische Symptome wie Wahnvorstellungen und Halluzinationen und eine stark affektdämpfende Wirkung haben. Entsprechend der starken Affinität zu Dopaminrezeptoren haben hoch potente Neuroleptika eine starke Tendenz, extrapyramidalmotorische Nebenwirkungen hervorzurufen. Demgegenüber sind »vegetative« Begleiterscheinungen (Blutdrucksenkung, Beschleunigung des Herzschlages, Darmträgheit, Blasenentleerungsstörungen) und zentralnervöse Nebenwirkungen wie die Senkung der Krampfschwelle (bei Patienten mit Neigung zu epileptischen Anfällen gefährlich) oder das Hervorrufen von Verwirrtheitszuständen (delirante Symptome) bei hoch potenten Neuroleptika selten. Schwach- oder nieder potente Neuroleptika (z. B. Eunerpan, Dipiperon, Neurocil, Melleril) haben demgegenüber eine geringere Affinität zu Dopaminrezeptoren. Das Risiko der Auslösung extrapyramidaler Nebenwirkungen ist entsprechend geringer (obwohl höhere Dosierungen bei entsprechend disponierten Patienten, z. B. mit vorgeschädigtem Gehirn durchaus EPS auslösen können). Durch ihre stärkere Affinität zu Rezeptoren für Noradrenalin, Histamin, Serotonin und Acetylcholin kommt es unter nieder potenten Neuroleptika häufiger zu vegetativen und zentralnervösen Wirkungen. Außerdem sind sie stärker sedierend als hoch potente Neuroleptika. Unter den neu entwickelten Substanzen zeichnen sich insbesondere Olanzapin und Clozapin durch das Risiko einer zum Teil erheblichen Gewichtszunahme, außerdem durch ein erhöhtes Risiko zur Entwicklung von Zucker- und Fettstoffwechselstörungen aus. Solian und Risperdal können durch eine Erhöhung des körpereigenen Prolaktin zu sexuellen Funktions- und (bei Frauen) Zyklusstörungen führen.

Anwendung von Neuroleptika zur Krisenintervention bei Persönlichkeitsstörungen

Patienten mit krisenhaften psychotischen Dekompensationen (stressbedingte psychotische Episoden, Beziehungsideen, Derealisations- und Depersonalisationserleben, quälenden Realitätsverzerrungen) sollten mit Neuroleptika behandelt werden. Zur Krisenintervention bietet sich (Einverständnis des Patienten oder geklärte rechtliche Situation) die parenterale (intravenöse oder intramuskuläre) Applikation an, weil ein Wirkungseintritt innerhalb von 15-20 Minuten zu erwarten ist. Alternativ kann zur aktuellen Entspannung und Sedierung ein Benzodiazepinpräparat und parallel ein Neuroleptikum oral in Form von Tropfen oder Tabletten gegeben werden. Bei im Vordergrund stehender wahnhafter oder halluzinatorischer Symptomatik wird ein stark wirksames, hoch potentes Neuroleptikum eingesetzt (z. B. Haloperidol 5 mg i.m. oder i.v.). Bei ausgeprägter psychomotorischer Unruhe kommen nieder potente Neuroleptika in Frage. In der Praxis werden aber zu Recht immer häufiger zur akuten Sedierung wegen der besseren Verträglichkeit Benzodiazepine (z. B. Lorazepam, Diazepam) eingesetzt. Bei wahnhafter Symptomatik kombiniert mit ausgeprägt aggressivem, angespanntem Verhalten kann eine kombinierte Injektion (hoch und nieder potentes Neuroleptikum bzw. Benzodiazepin) vorgenommen werden. Mit extrrapyramidalen Nebenwirkungen ist in der Regel nicht vor Ablauf von 12 Stunden zu rechnen. Die Patienten sollten auf die möglichen Anzeichen akuter Dystonien bzw. Akathisien (Verspannungen der Muskulatur, Unruhe und subjektiver Bewegungsdrang in den Beinen) hingewiesen und als Bedarfsmedikation mit einem Anticholinergikum versorgt werden. In der Regel klingt eine akute psychotische Exazerbation nicht nach einmaliger Neuroleptika-Medikation ab. Eine Fortsetzung der Einnahme von Neuroleptika (oral) bis zum vollständigen Abklingen der Episode und deutlichen Stabilisierung des Patienten wird daher notwendig sein.

Die neu entwickelten (»atypischen«) Neuroleptika sind derzeit in der Regel ausschließlich zur Behandlung schizophrener und manischer Störungen, nicht aber für andere Indikationen (z. B. psychotische Episoden im Rahmen von Persönlichkeitsstörungen zugelassen. Eine kontrollierte Studie zum Einsatz von Zyprexa ergab gegenüber Placebo eine überlegene Wirkung bei Borderline-Persönlichkeitsstörungen (Zanarini und Frankenburg, 2001), während für Leponex, Risperdal und Seroquel lediglich einige offene Studien Hinweise auf günstige Wirkungen belegen (Markovitz, 2004). Der Einsatz atypischer Neuroleptika zur Behandlung von Persönlichkeitsstörungen bedarf daher im Rahmen der »ärztlichen Kurierfreiheit« der Aufklärung darüber, dass für psychotische Störungen zugelassene Medikamente für eine nicht zugelassene Indikation eingesetzt werden sollen, der Zustimmung einwilligungsfähiger Patienten. Es besteht außerdem das Risiko, dass gesetzliche Krankenversicherungen die Kostenerstattung wegen »off-label-use« verweigern.

8.4.2 Antidepressiva

Als Antidepressiva werden Medikamente bezeichnet, die sich bei depressiven Verstimmungszuständen durch stimmungsaufhellende, antriebssteigernde und u.U. schlaffördernde Wirkungen auszeichnen. Antidepressiva bewirken im Gehirn eine Hemmung der Wiederaufnahme von Überträgerstoffen in so genannte präsynaptische Endigungen. Dadurch wird unter dem Einfluss antidepressiv wirksamer Substanzen das für die Signalübertragung verfügbare Angebot an Transmitterstoffen (vor allem Noradrenalin und Serotonin, z.T. Dopamin) verbessert. Als Folge des erhöhten Transmitter-Angebotes kommt es bei den nachgeschalteten Nervenzellen (postsynaptisch) zu Adaptationsvorgängen, auf die die antidepressive Wirkung dieser Medikamente zurückgeführt wird. Eine weitere Gruppe von Antidepressiva führt durch die Hemmung eines für den Abbau von Transmitterstoffen zuständigen Enzyms (der Monoaminooxydase, abgekürzt MAO) zum erhöhten Angebot von Noradrenalin und Serotonin im synaptischen Spalt. Man nennt diese Substanzen MAO-Hemmer. In Deutschland sind ein irreversibler Hemmstoff der Monoaminooxidase B (Tranylcypromin – Parnate N®) und ein reversibler Hemmstoff der Monoaminooxidase A (Moclobemid – Aurorix®) für die Behandlung depressiver Störungen zugelassen. Da es unter Einnahme von Tranylcypromin durch Nahrungs- und Genussmittel mit hohem Tyramingehalt (z.B. stark fermentierte Käse, Rotwein, Fischkonserven, Nüsse) zu krisenhaftem Blutdruckanstieg

Tabelle 8.3: *Tri- und tetratzyklische Antidepressiva
(ohne Anspruch auf Vollständigkeit)*

Generikaname	Handelsnamen
Amitryptilin	Amineurin, Laroxyl, Novoprotect, Saroten
Amitryptilinoxid	Equilibrin
Clomipramin	Anafranil, Hydiphen
Desipramin	Pertofran, Petylyl
Dibenzepin	Noveril
Dosulepin	Idom
Doxepin	Aponal, Sinquan
Imipramin	Tofranil
Maprotilin	Aneural, Deprilept, Ludiomil, Mapro-Gry, Maprolu, Mirpan, Psymion
Nortryptilin	Nortrilen
Trimipramin	Herphonal, Stangyl

kommen kann, muss während der Einnahme auf eine Tyramin-arme
Kost geachtet werden. Zu weiteren möglichen Nebenwirkungen von
MAO-Hemmern gehören innere Unruhe, Schlafstörungen, Tremor,
übermäßiges Schwitzen und (als häufigste Nebenwirkung) ortho-
statische Hypotonie, Schwindel, Kopfschmerzen, Palpitationen und
Übelkeit.

Die meisten der bereits länger angebotenen Antidepressiva hemmen
sowohl die Aufnahme von Noradenalin wie von Serotonin. Auf
Grund ihrer chemischen Struktur werden sie tri- und tetrazyklische
Antidepressiva genannt (Tab. 8.3).

Bei gut erwiesener antidepressiver Wirksamkeit haben diese Substanzen zahlreiche (den unerwünschten Wirkungen der nieder potenten Neuroleptika vergleichbare) Nebenwirkungen. Dazu gehören als Ausdruck der Blockade muskarinischer Azetylcholinrezep-
toren Akkomodationsstörungen, Mundtrockenheit, Obstipation,
Tachykardie, Miktionsstörungen, Gedächtnisstörungen, Verwirrtheit
und delirante Zustände. Die Blockade von Histaminrezeptoren kann
als unerwünschte Nebenwirkung Müdigkeit, Sedation, Gewichts-

Tabelle 8.4: *Antidepressiva, die selektiv die Wiederaufnahme von Serotonin hemmen*

Generika-Name	Handelsnamen
Citalopram	Cipramil
Fluoxetin	Fluctin
Fluvoxamin	Fevarin
Paroxetin	Seroxat, Tagonis
Sertralin	Gladem, Zoloft
Escitalopram	Cipralex

zunahme und ebenfalls Verwirrtheit hervorrufen. Die Blockade von Serotoninrezeptoren kann zur Gewichtszunahme, von Dopaminrezeptoren zu Libidoverlust und extrapyramidalen Symptomen führen. Die unter vielen tri- und tetrazyklischen Antidepressiva auftretende orthostatische Hypotonie mit Schwindel, Müdigkeit und reflektorischer Tachykardie wird mit der Blockade α-adrenerger Rezeptoren in Verbindung gebracht. Weniger anticholinerge und α-adrenerge Wirkungen hat Venlafaxin, das wie die meisten der in Tabelle 3 aufgeführten Präparate sowohl die Wiederaufnahme von Noradrenalin als auch von Serotonin hemmt. Nortryptilin, Desipramin und Maprotilin wird dagegen eine überwiegende oder selektive Hemmung der Wiederaufnahme von Noradrenalin zugeschrieben. Ähnlich wirken Viloxazin (Vivalan®) und Mianserin (Tolvin®). Mit Reboxetin (Edronax®) ist neuerdings ein selektiver Hemmstoff der Noradrenalin-Wiederaufnahme verfügbar. Als spezifische unerwünschte Nebenwirkungen unter Hemmung der Noradrenalin-Wiederaufnahme sind Tremor, Tachykardie, Unruhe und Kopfschmerzen bekannt.

Antidepressiva, die spezifisch die Wiederaufnahme von Serotonin hemmen, so genannte *Selective Serotonine Re-uptake Inhibitors* – SSRIs, sind eine Weiterentwicklung der klassischen tri- und tetrazyklischen Antidepressiva und stehen seit einigen Jahren zur Verfügung (Tab. 8.4).

Ihr Vorteil besteht darin, dass sie keine den so genannten »klassischen« trizyklischen Antidepressiva vergleichbaren vegetativen Nebenwirkungen haben. Allerdings sind auch SSRIs nicht frei von unerwünschten Nebenwirkungen: sie können Appetitminderung,

Übelkeit, Nausea, Kopfschmerzen, Schwitzen, Schlafstörungen, innere Unruhe, Agitiertheit und sexuelle Funktionsstörungen hervorrufen. Einige dieser Nebenwirkungen treten vor allem während der ersten Behandlungswochen auf, einige (z.B. sexuelle Funktionsstörungen) können bei langfristiger Behandlung persistieren. Eine fragliche »Weiterentwicklung« stellt Escitalopram, das linksdrehende Enantiomer von Citalopram dar, dem in niedrigerer Dosis (10–20 mg/d) eine raschere und bessere Wirkung als Citalopram zugeschrieben wird.

Darüber hinaus sind in jüngster Zeit noch einige neu entwickelte Antidepressiva zur Behandlung depressiver Störungen zugelassen worden wie Mirtazapin (Remergil®), das durch antagonistische Wirkungen auf präsynaptische α-Rezeptoren die noradrenerge und serotonerge Übertragung indirekt verstärkt, während die postsynaptische Hemmung von Serotoninrezeptoren zur vermehrten Serotoninfreisetzung führt und Nefadar (Nefazodon®), das gleichzeitig die Serotonin-Wiederaufnahme hemmt und antagonistisch an Serotoninrezeptoren wirkt, so dass die serotonerge Übertragung stimuliert wird. Nefadar hemmt zusätzlich auch die Wiederaufnahme von Noradrenalin.

In den letzten Jahren sind auch die Wirkungen von Antidepressiva auf pflanzlicher Basis (z. B. Johanniskrautextrakte) in kontrollierten Studien untersucht worden. Als Wirkungsmechanismus von Johanniskrautextrakten wird eine insgesamt schwache Hemmung der Wiederaufnahme von Serotonin, Noradrenalin und Dopamin angenommen. Allerdings sind auch diese Medikamente nicht frei von Nebenwirkungen: Johanniskrautextrakte können zu allergischen Reaktionen und einer Vielzahl von bislang nicht gut erforschten Wechselwirkungen mit anderen Medikamenten führen.

Ausgehend von klinischen Erfahrungen mit erwünschten und unerwünschten Wirkungen im Zusammenhang mit dem spezifischen Wirk- und Rezeptorprofil einzelner Antidepressiva wird der Hemmung der Wiederaufnahme unterschiedlicher Monoamine und der Blockade von α_1 -, Acetylcholin (ACh) -, Histamin (H_1)- , Dopamin (DA)- und Serotonin ($5\text{-}HT_2$)-Rezeptoren unterschiedliche Bedeutung für die erwünschten therapeutischen Effekte, aber auch für unerwünschte Nebenwirkungen zugemessen (Tab. 8.5).

Tabelle 8.5: *Klinische Bedeutung der Beeinflussung unterschiedlicher Transmitter und Rezeptoren*

Wirkung auf Monoamine bzw. Rezeptoren	vermutete klinische Bedeutung
Hemmung des Noradrenalin (NA)-re-uptake	Stimmungs- und Antriebssteigerung, Vigilanzveränderung, Steigerung pressorischer NA-Effekte, sexuelle Funktionsstörungen, Tremor
Hemmung des Serotonin (5-HT$_2$)-re-uptake	Stimmungs- und Antriebssteigerung, angstlösende Wirkungen, Appetithemmung, Libidoverlust
Hemmung des Dopamin (DA)-re-uptake	Psychomotorische Aktivierung, Exazerbation psychotischer Symptome
Blockade von α_1-Rezeptoren	Sedierung, orthostatische Hypotonie, Tachykardie
Blockade von ACh-Rezeptoren	Senkung der Krampfschwelle, Delir, Akkommodationsstörungen, Blutdruckabfall, Herzrhythmusstörungen, Miktionsstörungen, Mundtrockenheit, Obstipation, unerwünschte anticholinerge Effekte
Blockade von H$_1$-Rezeptoren	Anxiolyse, Sedierung, Gewichtszunahme, Hypotonie
Blockade von 5-HT$_2$-Rezeptoren	Antimigräne-Effekte, Ejakulationsstörungen, Hypotonie

Anwendung von Antidepressiva zur Krisenintervention bei Persönlichkeitsstörungen

Das Antidepressivum Amitryptilin (mittlere Tagesdosis 147 mg) ist in einer ersten kontrollierten Studie bei einer Gruppe stationär behandelter Patienten mit dem Neuroleptikum Haloperidol und Placebo verglichen worden (Soloff et al., 1986). Mit Hinblick auf psychotische Symptome und Impulskontrollstörungen erwies sich Haloperidol in der Wirkung bei den Patienten mit Borderline-Persönlichkeitsstörung gegenüber Amitryptilin überlegen, während Amitryptilin gute Wirkungen auf depressive Symptome zeigte. Ein weiteres Antidepressivum (Tranylcypromin) ist im Rahmen einer kontrollierten Vergleichsstudie mit einem Benzodiazepin (Alprazolam), einem Neuroleptikum (Trifluoperazin), einem stimmungsstabilsierenden Medikament (Carbamazepin) und Placebo über sechs Wochen an 16 ambulant behandelten Patienten untersucht worden (Cowdry et al., 1988). Dabei erwies sich das Antidepressivum Tranylcypromin (ein so genannter Irreversibler MAO-Hemmer) besonders mit Hinblick auf selbst- und fremdbeurteilte Stimmungsschwankungen und Impulskontrollstörungen als wirksam. Das Antidepressivum Fluoxetin (ein SSRI) erwies sich bei einer placebokontrollierten Doppelblindstudie an 22 Patienten neben seinen antidepressiven Effekten als wirksam bei der Unterdrückung von Impulskontrollstörungen (Salzman et al., 1995). Eine über insgesamt 18 Wochen an 38 Patientinnen mit Borderline-Persönlichkeitsstörung durchgeführte placebo-kontrollierte Doppelblindstudie mit Fluvoxamin ergab eine Abnahme rascher Stimmungswechsel, jedoch keine Wirkung auf Ärger und Impulsivität (Rinne et al., 2002).

Antidepressiva können bei Menschen mit Persönlichkeitsstörungen jedoch auch »paradoxe Wirkungen« haben. So beschrieb bereits die Gruppe von Soloff (Soloff et al., 1986), dass sich der Zustand einiger Patienten mit Borderline- oder schizotypischer Persönlichkeitsstörung unter Amitryptilin mit Hinblick auf Affektdurchbrüche, Selbstverletzung und manipulatives Verhalten sogar verschlechterte. Möglicherweise kommt es bei einigen Patienten unter der Wirkung antidepressiver Substanzen zur »Demaskierung« latenter psychotischer Symptome.

Zur Krisenintervention eignen sich Antidepressiva nur bedingt: Zwar setzen sedierende und schlafanstoßende Wirkungen bei einigen trizyklischen Antidepressiva (z. B. Amitryptilin, Amitryptilinoxid, Doxepin, Maprotilin) bereits nach einmaliger Gabe ein. Die spezifischen antidepressiven Wirkungen haben jedoch eine Latenzzeit von bis zu zwei Wochen. Im Rahmen eines Gesamtbehandlungsplanes sollten sie jedoch bei suizidalen Krisen von Anfang an Bestandteil der Behandlung sein. Ein wegen der rascheren Wirkung initial eingesetztes sedierendes und spannungslösendes Psychopharmakon (z. B. Benzodiazepine, Neuroleptika) sollte bei Patienten mit suizidalen Krisen in Rahmen depressiver Verstimmungen mit Hinblick auf den zu erwartenden Wirkungseintritt antidepressiver Substanzen innerhalb weniger Wochen wieder unter ausschleichender Dosisreduktion abgesetzt werden. Neben depressiven Verstimmungen gehören Panikstörungen mit und ohne Agoraphobie, generalisierte Angststörungen, Zwangsstörungen, phobische Störungen, Essstörungen und somatoforme Störungen zu den möglichen Anwendungsgebieten von Antidepressiva.

Kontraindiziert sind Antidepressiva bei akuten Intoxikationen mit Alkohol- und oder Schlaf- und Beruhigungsmitteln. Antidepressiva mit anticholinergen Nebenwirkungen sollen bei Störungen der Harnentleerung, bei Engwinkelglaukom, Pylorusstenose und Prostatahypertrophie nicht eingesetzt werden.

8.4.3 Phasenprophylaktisch wirksame Medikamente

Zur Behandlung von Impulskontrollstörungen hat sich im Rahmen der bereits zitierten Untersuchung von Soloff und Mitarbeitern (Soloff et al., 1988) das Antikonvulsivum Carbamazepin gegenüber den zum Vergleich eingesetzten Medikamenten Trifluoperazin (Neuroleptikum), Alprazolam (Benzodiazepin), Tranylcypromin (Antidepressivum) und Placebo als am wirksamsten erwiesen. Carbamazepin ist eine dem Antidepressivum Imipramin chemisch verwandte Substanz, deren antikonvulsive Wirkung in den 50er Jahren entdeckt wurde und das seit 1958 zur Behandlung von Anfällen zugelassen ist. Neben seinen anfallsunterdrückenden Wirkungen wurden schon bald auch die psychischen Wirkungen von Carbamazepin entdeckt. Zunächst erkannte man seine vor allem stimmungsstabilisierende Wirkung bei Patienten, die im Rahmen eines Anfallsleidens unter affektiven Stimmungsschwankungen litten. Systematische Untersuchungen zu den akuten und langfristigen Wirkungen von Carbamazepin bei manisch-depressiven Patienten ergaben, dass Carbamazepin sowohl akute antimanische, als auch langfristig phasenprophylaktische Wirkungen bei phasenhaft verlaufenden affektiven Störungen hat. Neben Lithiumsalzen, deren phasenprophylaktische Wirkung bei affektiven Störungen schon seit den 50er Jahren bekannt waren ist daher Carbamazepin mittlerweile in vielen Ländern zur Behandlung affektiver Störungen zugelassen. Neuere Untersuchungen haben gezeigt, dass auch Valproinsäurederivate (ebenfalls ursprünglich ein Antikonvulsivum) günstige Wirkungen bei manisch-depressiven Störungen haben. Sie sind in den USA bereits zur Behandlung akuter

Manien zugelassen. In kontrollierten Studien konnten außerdem auch phasenprophylaktische Wirkungen von Valproinsäurederivaten gezeigt werden. Bei Patienten mit Borderline-Persönlichkeitsstörungen konnten Townsend et al. (2001) in einer offenen Studie günstige Wirkungen auf Stimmungsschwankungen zeigen, die in zwei kontrollierten doppel-blind und placebo-kontrolliert durchgeführten Studien (Hollander et al., 2001; Frankenburg und Zanarini, 2002) bestätigt werden konnten. Für weitere, ebenfalls zur Stimmungsstabilisierung (»mood stabilizer« in Studien erprobte Antikonvulsiva (Topiramat, Lamotrigin) wurden in offenen Studien mit kleiner Fallzahl ebenfalls günstige Wirkungen auf selbstverletzendes Verhalten und Stimmungsschwankungen beschrieben werden (Markovitz, 2004). Lamotrigin ist als Elmendos seit 2003 zur Prävention depressiver Phasen bei bipolaren affektiven Störungen zugelassen.

Die stimmungsstabilisierenden Wirkungen dieser Medikamente kommen also auch in der Behandlung von Impulskontrollstörungen und phasenhaft verlaufenden affektiven Verstimmungszuständen bei Menschen mit Persönlichkeitsstörungen zum Tragen. Zur Krisenintervention sind sie auf Grund der Tatsache, dass durch schrittweise Dosissteigerung zunächst ein therapeutischer Plasmaspiegel der Medikamente erreicht werden muss, nicht geeignet.

Tabelle 8.6: *Phasenprophylaktisch wirksame Medikamente und ihre therapeutische Plasmakonzentration*

Substanzgruppe	Plasmakonzentration	Handelsnamen (ohne Anspruch auf Vollständigkeit)
Lithium	0,6-0,8 mmol/l	Quilonum, Hypnorex ,Lithium-Duriles
Carbamazepin	8–10 µg/ml	Tegretal, Timonil, Finlepsin, Sirtal, Fokalepsin
Valproat	60-100 µg/ml	Convulex, Ergenyl, Leptilan, Orfiril
Topiramat		Topamax
Lamotrigin		Lamictal, Elmendos

8.4.4 Benzodiazepine (Tranquilizer)

Die muskelentspannende, antikonvulsive, aggressionshemmende und sedierende Wirkung der Benzodiazepine wurde Mitte der 50er Jahre an Chlordiazepoxid (Librium®) entdeckt, das 1960 zur Behandlung psychischer Störungen zugelassen wurde. In den folgenden Jahren fanden die Benzodiazepine weltweite Verbreitung: Ihren erwünschten Wirkungen standen (zumindest kurzfristig) kaum unerwünschte Wirkungen entgegen. So wurden noch Mitte der 80er Jahre in der Bundesrepublik ca. 700 Millionen definierte Tagesdosen von Benzodiazepinen verordnet. Mittel- und langfristig haben Benzodiazepine jedoch ein hohes Abhängigkeitsrisiko, dessen man sich seit Mitte der 80er Jahre auch zunehmend bewusst wurde, obwohl erste Berichte über Entzugssymptome nach Chlordiazepoxid bereits ein Jahr nach der Zulassung des Medikamentes erschienen. Sie wurden längere Zeit für die Beschreibung eines »seltenen Phänomens« gehalten, das nur unter hohen Benzodiazepindosen auftrete. Inzwischen ist allgemein anerkannt, dass auch die regelmäßige Einnahme niedriger Benzodiazepindosen zur Abhängigkeitsentwicklung führen kann. Seit Beginn der 90er Jahre nimmt die Verordnungshäufigkeit von Benzodiazepinen weltweit und auch in Deutschland ab.

Wirkungsweise der Benzodiazepine

Nachdem über viele Jahre zwar die klinischen Wirkungen der Benzodiazepine, nicht jedoch ihr Wirkungsmechanismus bekannt war, ergaben sich Mitte der 70er Jahre erste Hinweise darauf, dass die Wirkung der Benzodiazepine mit einer Verstärkung der Wirkung der neuronalen Überträgersubstanz γ-Aminobuttersäure (nach dem englischen γ-amino-butyric acid auch abgekürzt GABA) im Zusammenhang steht. GABA ist quantitativ der wichtigste hemmende Überträgerstoff im menschlichen Gehirn. Es wird geschätzt, dass ein Drittel aller Schaltstellen zwischen Nervenzellen (Synapsen) GABA als Überträgerstoff verwenden. Die aus den präsynaptischen Endigungen freigesetzte GABA bindet z. T. prä-, hauptsächlich aber postsynaptisch an GABA-Rezeptoren, von denen derzeit zwei unterschiedliche Typen, $GABA_A$ und $GABA_B$ unterschieden werden. Während $GABA_B$-Rezeptoren über so genannte »second messenger«-Systeme zu einer Modulation von Ionenkanälen führen, sind

GABA$_A$-Rezeptoren direkt an einen Chloridionenkanal der Nervenzellmembran gekoppelt. Die Bindung von GABA an diese Chloridionenkanal-gekoppelten GABA$_A$-Rezeptoren führt auf Grund des Konzentrationsgradienten zu einem Einstrom negativ geladener Chloridionen aus dem extrazellulären Raum in das Innere der Nervenzellen. Deren – auf dem Konzentrationsunterschied positiv (z. B. Natrium- und Kaliumionen) und negativ (z. B. Chloridionen) geladener Ionen innerhalb und außerhalb der Zelle beruhendes – Membranpotenzial wird dadurch zum negativen Pol verschoben. Die Zelle wird hyperpolarisiert und damit bezüglich der Ansprechbarkeit für fortgeleitete Nervenzellimpulse (Aktionspotenziale) weniger erregbar. Dadurch entfaltet GABA seine Wirkung als hemmender (inhibitorischer) Überträgerstoff des Nervensystems. Die Bindungsstellen für Benzodiazepine (Rezeptoren) im menschlichen Gehirn sind eng an die Chloridionenkanal – gekoppelten GABA$_A$-Rezeptoren assoziiert. Elektrophysiologische Untersuchungen zeigen, dass Benzodiazepine die Frequenz der durch GABA induzierten Öffnung von Chloridkanälen erhöhen und dadurch die GABA-induzierte Hemmung verstärken. Es wird angenommen, dass Benzodiazepine die Bindung von GABA an die GABA-Rezeptoren verstärken. Substanzen, die an Benzodiazepinrezeptoren eine den klassischen Benzodiazepinen vergleichbare Wirkung entfalten, bezeichnet man als Benzodiazepinrezeptor-Agonisten. Solche Substanzen verstärken den GABA-induzierten Einstrom von Chloridionen und haben klinisch anxiolytische, antikonvulsive, muskelrelaxierende und sedativ-hypnotische Wirkungen. Inverse Benzodiazepinrezeptor-Agonisten (die gegenwärtig nur in der Forschung zur Anwendung kommen) reduzieren den GABA-induzierten Einstrom von Chloridionen und haben konvulsive, anxiogene und stimulierende Wirkungen. Eine weitere Gruppe von Substanzen hemmt kompetitiv die Wirkung der Benzodiazepine am Benzodiazepinrezeptor, ohne den Einstrom von Chloridionen zu beeinflussen – die so genannten Benzodiazepinrezeptor-Antagonisten. Sie finden (z. B. Flumazenil/Anexate®) in der Anästhesie Verwendung, um eine durch Benzodiazepine eingeleitete Narkose wieder aufzuheben. Inzwischen geht man davon aus, dass es eine Vielzahl unterschiedlicher GABA$_A$-Rezeptoren gibt, die in den verschiedenen Hirnregionen in unterschiedlicher Dichte lokalisiert sind. Das Vorhandensein spezifischer Bindungsstellen für Benzodiazepine im menschlichen Gehirn legt (analog zur Existenz

Tabelle 8.7: *Zeit bis zum Erreichen maximaler Plasmakonzentrationen (t_{max}) und Eliminationshalbwertszeiten ($t_{1/2}$) für einige zur Kriseninvervention gebräuchliche Benzodiazepine*

Generika-name	Handelsnamen (ohne Anspruch auf Vollständigkeit)	t_{max} (in Stunden)	$t_{1/2}$ (in Stunden)
Clonazepam	Rivotril	2–4	20–40
Diazepam	Diazep, Faustan, Lamra, Stresolid, Tranquase, Valiquid, Valium	1–1,5	20–45
Dikalium-clorazepat	Tranxilium	0,5–2	50–80
Lorazepam	Duralozam, Laubeel, Punktyl, Somagerol, Tavor	1–2,5	10–20
Midazolam	Dormicum	sehr rasch	2–4
Oxazepam	Adumbran, Azutranquil, Durazepam, Mirfudorm, Noctazepam, Praxiten, Sigacalm, Uskan	2–4	8-15

von Opiatrezeptoren für die körpereigenen Opiate, die Endorphine) nahe, dass es im menschlichen Organismus einen physiologischen Liganden für diese Rezeptoren gibt. Welche Substanz dies ist und wie sie entsteht, konnte bislang nicht geklärt werden.

Pharmakologie der Benzodiazepine

Benzodiazepine werden bei oraler Verabreichung aufgrund ihrer lipophilen Struktur rasch und vollständig resorbiert. Für die Behandlung in Notfallsituationen liegen außerdem Diazepam, Dikaliumclorazepat und Lorazepam zusätzlich in Tropfen- bzw. Injektionsform oder als Rektaltuben vor. Benzodiazepine mit langer Halbwertszeit (Tab. 8.7) werden zunächst in der Leber demethyliert und hydroxyliert. Dieser langsame Prozess führt in der Regel zu pharmakologisch aktiven Metaboliten, die wiederum selbst lange Eliminationshalbwertszeiten haben. Benzodiazepine, die bereits über eine Hydroxylgruppe verfügen (z. B. Lorazepam, Oxazepam) werden mit Glucuronsäure konjugiert und können über die Niere rasch aus-

Tabelle 8.8: *Bindungskonstanten (je niedriger der Wert, desto höher die Affinität zum Benzodiazepinrezeptor) und Äquivalenzdosis einiger Benzodiazepine zu 10 mg Diazepam*

Substanz	Ki (nmol)	Äquivalenzdosis (mg)
Clonazepam	1,5	2
Lorazepam	1,5	2
Midazolam	4,8	20
Oxazepam	49	40

geschieden werden, sodass ihre Eliminationshalbwertszeit deutlich kürzer ist.

Um »Überhangeffekte« zu vermeiden, werden zur psychiatrischen Krisenintervention bevorzugt solche Benzodiazepine eingesetzt, die eine kurze Eliminationshalbwertzeit und keine aktiven Metabolite haben. Benzodiazepine mit »ultrakurzen« Halbwertszeiten (z. B. Midazolam, Triazolam) haben jedoch ein hohes Risiko für retrograde Amnesien, weshalb ihre Anwendung in höherer Dosierung zur Krisenintervention nicht zu empfehlen ist. Midazolam zur Injektion findet vor allem in der Anästhesie für Kurznarkosen Verwendung und sollte wegen atemdepressorischer Wirkungen nicht ohne entsprechende Möglichkeiten der Intensivüberwachung eingesetzt werden.

Klinisch-empirisch wurden für die verschiedenen Benzodiazepine so genannte »Äquivalenzdosen« ermittelt, die auf 10 mg Diazepam als Referenzsubstanz bezogen werden (Tab. 8.8).

Der Vergleich mit der Bindungsaffinität der Substanzen zum Benzodiazepinrezeptor zeigt, dass eine hohe Affinität zu Benzodiazepinrezeptoren in der Regel eine niedrige Äquivalenzdosis (bezogen auf Diazepam) bedingt. Klinisch weisen die Medikamente zusätzlich ein bezüglich sedierender, anxiolytischer, muskelrelaxierender und antikonvulsiver Wirkungen differenziertes Wirkungsprofil auf, dessen Zuordnung zum Rezeptorprofil der Substanzen bislang nicht eindeutig gelungen ist. Durch das zunehmende Verständnis der physiologischen Bedeutung der einzelnen Untergruppen von Benzodiazepinrezeptoren wird es unter Umständen in Zukunft möglich sein,

Substanzen für eine gezielte pharmakologische Wirkung (z. B. anxiolytisch ohne Sedierung) zu entwickeln.

Nebenwirkungen der Benzodiazepine

Grundsätzlich sind Benzodiazepine gut verträglich, worin bei gleichzeitig raschem Einsetzen ihrer erwünschten Wirkungen ihr Abhängigkeitspotenzial begründet sein dürfte. Ihre so genannte »therapeutische Breite«, d. h. der Dosisbereich zwischen erwünschten und unerwünschten bis toxischen Wirkungen ist groß. Einige der in der Literatur genannten unerwünschten Wirkungen (Sedierung) sind (mit der richtigen Dosis, am richtigen Ort und zur richtigen Zeit) erwünschte Wirkungen. Mögliche Nebenwirkungen von Benzodiazepinen sind psychomotorische Beeinträchtigungen, die sich als Reduktion der motorischen Koordinationsfähigkeit und/oder einer Verlangsamung der Reaktionszeit manifestieren können. Aus diesem Grund ist unter einer Behandlung mit Benzodiazepinen auf die möglicherweise eingeschränkte Fahr-, Verkehrs- und Maschinentauglichkeit hinzuweisen. Nach und unter Einnahme von Benzodiazepinen sind (meist geringfügige) Beeinträchtigungen des Kurzzeitgedächtnisses, unter dem Einfluss kurz wirksamer Benzodiazepine (z. B. Flunitrazepam, Midazolam, Triazolam) anterograde Amnesien beschrieben worden. Zentralnervöse Nebenwirkungen treten zumeist zu Beginn einer Behandlung auf und nehmen im weiteren Therapieverlauf an Intensität und Häufigkeit ab.

Paradoxe Wirkungen (z. B. Enthemmungsphänomene, Erregungszustände, psychotische Exazerbationen) sind bei älteren Patienten, Patienten mit ZNS-Vorschädigung und bei Kindern beschrieben worden. Auch bei Patienten mit Borderline-Persönlichkeitsstörungen ist unter Alprazolam (Tafil®) eine Zunahme von Impulskontrollstörungen bei 14 von 16 Patientinnen beobachtet worden (Cowrdy et al., 1988).

Nach intravenöser Applikation von Benzodiazepinen kann es zu Atemdepression und Atemstillstand kommen, auch ventrikuläre Arrhythmien und Herzstillstände sind beschrieben worden. Die Kausalität weiterer (in Einzelfällen berichteter) unter Behandlung mit Benzodiazepinen aufgetretener Nebenwirkungen wie Gewichtszunahme, Kopfschmerzen, Blutdruckabfall, anaphylaktische Reaktionen, Blutbild- und Leberwertveränderungen sowie sexuelle Funktions- und Menstruationsstörungen ist nicht geklärt.

Kontraindiziert sind Benzodiazepine bei Myasthenia gravis und bekannter Hypersensibilität gegenüber Benzodiazepinen. Bei respiratorischer Insuffizienz soll keine parenterale Gabe von Benzodiazepinen vorgenommen werden. Das teratogene Risiko der Benzodiazepine gilt als gering, daher ist ihr Einsatz (bei strenger Indikationsstellung) auch bei Schwangeren möglich. Bei Einnahme von Benzodiazepinen kurz vor der Entbindung kann es zu gestörter Atemfunktion, schwachen Saugreflexen und reduziertem Muskeltonus (»floppy infant syndrome) beim Neugeborenen kommen.

Eine relative, für die Krisenintervention bei Menschen mit Persönlichkeitstörungen aber wichtige Kontraindikation für Benzodiazepine sind akute Intoxikationen mit Alkohol oder anderen dämpfenden, ZNS-wirksamen Substanzen. Benzodiazepine, die alleine kein hohes Vergiftungsrisiko bergen (eine Untersuchung eines Vergiftungszentrums in Schottland berichtete von einem Todesfall unter 8000 Vergiftungen), können in Kombination mit Alkohol und/oder anderen ZNS-dämpfenden Substanzen durchaus toxisch wirken.

Benzodiazepin-Intoxikationen sind durch Bewusstseinsstörungen (Somnolenz bis zum Koma) charakterisiert, die in der Regel innerhalb eines Tages wieder abklingen. Anschließend bestehen für einige Tage Verlangsamung, Apathie, niedriger Blutdruck und Schwerbesinnlichkeit. Bei bekannter Benzodiazepin-Intoxikation kann als Antidot der Rezeptorantagonist Flumazenil (Anexate®) eingesetzt werden.

Benzodiazepinabhängigkeit

Mit »Niedrig-Dosis«- und »Hoch-Dosis«-Benzodiazepinabhängigkeit werden zwei unterschiedliche Formen der Abhängigkeit von Benzodiazepinen unterschieden, von denen nur die (seltene) Hoch-Dosis-Abhängigkeit den gängigen Diagnosekriterien der »Internationalen Klassifikation psychischer Störungen« (ICD-10) entspricht. Danach sind nämlich »Abhängigkeit« und »schädlicher Gebrauch« an das Kriterium der Toleranzentwicklung (mit der Folge der ständigen Dosissteigerung, um eine gewünschte Wirkung zu erreichen) oder der »tatsächlichen Schädigung der psychischen oder physischen Gesundheit des Konsumenten« geknüpft, die aber bei einer großen Zahl von dennoch als Benzodiazepin-abhängig zu bezeichnenden Menschen nicht zutreffen. Sie konsumieren wegen chronischer Angst- oder Schlafstörungen (meist auf Grund ärztlicher Verordnung) niedrig dosiert Benzodiazepine, ohne jemals das Bedürfnis zu haben, die Dosis zu steigern. Eine Abhängigkeit ist aus medizinischer Sicht gegeben, weil es bei dem Versuch, auf das gewohnte Benzodiazepinpräparat zu verzichten, zu körperlichen und psychischen Entzugserscheingungen kommt. Zu den häufigsten Entzugssymptomen gehören vermehrte Angst, Schlafstörungen, Unruhe, Erregung, Reizbarkeit und Muskelverspannungen. Darüber hinaus kommen Tremor, Kopfschmerzattacken, Übelkeit, Brechreiz und Appetitverlust, verschwommenes Sehen und Schwitzen als körperliche Entzugssymptome vor. Wahrnehmungsstörungen wie Überempfindlichkeit gegen Geräusche, Licht, Gerüche und Berührung sowie qualitative Wahrnehmungsstörungen auf allen Sinnesgebieten einschließlich kinästhetischer Phänomene (häufig haben Patienten das Gefühl, der Boden schwanke unter ihren Füßen) gelten als typisch für Benzodiazepinentzüge. Zu den psychisch/neurologischen Entzugssymptomen zählen Depersonalisations- und Derealisationserleben, Psychosen und Krampfanfälle. Insbesondere wegen des Risikos der Krampfanfälle werden Benzodiazepine auch im Rahmen einer Entzugsbehandlung nicht abrupt abgesetzt, sondern unter dem Schutz antikonvulsiver Substanzen ausschleichend herunterdosiert. Als besonders gefährdet, eine Benzodiazepinabhängigkeit zu entwickeln, gelten Alkohol- und Drogenabhängige, chronisch Kranke, insbesondere mit Schmerzsyndromen, Patienten mit Schlafstörungen und Patienten mit Persönlichkeitsstörungen. Über die Zeitdauer der Benzodiazepineinnahme bis zur Entwicklung einer Abhängigkeit liegen unterschiedliche Auffassungen vor: Die amerikanische Food and Drug Administration (FDA) empfiehlt eine Begrenzung der Gabe von Benzodiazepinen auf vier Monate, die Arzneimittelkommission der deutschen Ärzteschaft empfiehlt, Benzodiazepine nur zur kurzfristigen Krisenintervention einzusetzen. Zum gegenwärtigen Zeitpunkt ist wissenschaftlich ungeklärt, warum bestimmte Benzodiazepine im Vergleich zu anderen ein höheres Missbrauchs- und Abhängkeitspotenzial aufweisen. Als mögliche Ursachen werden spezifische Rezeptorwirkungen, unterschiedliche pharmakokinetische (führen kürzere Eliminationshalbwertszeiten rascher zu schwereren Entzugssymptomen?) und pharmakologische Eigenschaften diskutiert. Wie problematisch es allerdings ist, das Abhängigkeitspotenzial von Benzodiazepinen oder Benzodiazepin-ähnlichen Substanzen an einzelnen Kriterien festzumachen, zeigt das Beispiel der so genannten »Nichtbenzodiazepin-Hypnotika« wie Zolpidem (Stilnox® und Bikalm®) und Zopiclon (Ximovan®), die zwar chemisch von den Benzodiazepinen unterschieden sind, jedoch als Agonisten an der Benzodiazepin-Bindungsstelle des GABA-Rezeptors wirksam werden. Obwohl ihnen auf Grund der strukturellen Unterschiede gegenüber Benzodiazepinen und erster Erfahrungen aus der praktischen Anwendung ein geringeres Abhängigkeitspotenzial als den »klassischen« Benzodiazepinen zugesprochen wird, sind kasuistisch bereits erste Fälle von Abhängigkeitsentwicklung beschrieben worden. Bedenkt man, wieviel Zeit zwischen der Einführung der Benzodiazepine und der allgemeinen Bewusstwerdung ihres Abhängigkeitspotenzials verging, besteht aller Grund, auch bei der Verordnung von Medikamenten mit scheinbar geringerem Abhängigkeitspotenzial eine sorgfältige Risiko-Nutzen-Abwägung vorzunehmen und eine Langzeitgabe zu vermeiden.

Anwendung von Benzodiazepinen zur Krisenintervention
bei Persönlichkeitsstörungen

Trotz des dargestellten Abhängigkeitsrisikos wird die Abwägung von Nutzen und Risiken einer kurzfristigen Behandlung mit Benzodiazepinen bei Menschen mit Persönlichkeitstörungen in zugespitzten Krisensituationen häufig zu dem Ergebnis kommen, dass ihr kurzfristiger Einsatz gerechtfertigt ist. Dies betrifft Situationen, die mit hoher innerer Anspannung, Angst- und Panikgefühlen, akuten psychotischen Symptomen, psychomotorischer Erregung oder Erstarrung, hartnäckigen Schlafstörungen und Suizidalität von derartiger Intensität einhergehen, dass eine ausschließlich psychotherapeutische Intervention entweder auf Grund des Zustandes gar nicht möglich, oder ohne medikamentöse Unterstützung nicht ausreichend ist. Die grundsätzlich alternativ mögliche Gabe von Neuroleptika (bei Angst- und Spannungszuständen, psychotischen Symptomen), Antidepressiva (bei Suizidalität, Depressionen) oder stimmungsstabilisierenden Medikamenten (bei Affektschwankungen, Impulskontrollstörungen) als alleinige Medikation ist wegen der Latenzzeit bis zum Eintritt der gewünschten Wirkungen nicht sinnvoll. Ein rascherer Wirkungseintritt von Neuroleptika und Antidepressiva kann zwar bei einigen Präparaten durch die Möglichkeit der parenteralen Gabe erreicht werden, ist jedoch von einem – verglichen mit den

Benzodiazepinen – hohen Nebenwirkungsrisiko begleitet. Zu empfehlen ist nach dem Ausschluss von Kontraindikationen (vor allem auf Zeichen einer Alkohol- oder Tablettenintoxikation achten!) die Gabe eines Benzodiazepinpräparates mit günstigen galenischen (Möglichkeit der oralen und parenteralen Gabe), pharmakokinetischen (keine aktiven Metaboliten, kurze Eliminationshalbwertszeit) und klinisch-psychiatrischen (angst- und spannungslösende Wirkung) Eigenschaften, z. B. Lorazepam.

Als Nicht – Benzodiazepin – Anxiolytika stehen noch Buspiron (Bespar®), Hydroxycin (AH 3 N®, Atarax®, Elroquil®), Kavain (Kavaform N®, Neuronika®) und Opipramol (Insidon®) zur Verfügung, die aber wegen langer Wirklatenz (10–14 Tage bei Buspiron), Beschränkung der Wirkung auf leichte Angststörungen (Kavain) oder Wirksamkeitsnachweis in nur wenigen Studien bei generalisierten Angststörungen (Hydroxycin, Opipramol) in Krisensituationen nur begrenzt nützlich sind.

8.5 Pharmakologische Krisenintervention bei Persönlichkeitsstörungen – praktisches Vorgehen

Vor der Entwicklung eines Behandlungsplanes und dem Ergreifen von Maßnahmen zu einer pharmakologischen Krisenintervention sind im Rahmen einer orientierenden Untersuchung folgende Fragen zu klären:

- Welches psychiatrische Symptom/Syndrom (Wahn, Halluzination, depressive oder manische Verstimmung, Angst, Erregung, psychomotorische Hemmung oder Erregung, selbst- oder fremdgefährdendes Verhalten, Suizidalität) steht im Vordergrund?
- Besteht die Möglichkeit, die vorherrschende aktuelle Krise psychotherapeutisch zu bewältigen, oder ist eine pharmakologische Krisenintervention notwendig?
- Welche Zielsymptomatik soll mit einer pharmakologischen Krisenintervention behandelt werden?
- Ergeben Anamnese und/oder aktueller Befund Hinweise auf die psychiatrische Grunderkrankung bzw. eine bestehende Komorbidität?

- Erfordert die eventuell bestehende psychiatrische Grunderkrankung bzw. Komorbidität neben der pharmakologischen Krisenintervention die Einleitung einer spezifischen Therapie?
- Bestehen absolute oder relative Kontraindikationen bezüglich einer pharmakologischen Behandlung? Besteht (bei Frauen in entsprechendem Alter) eine Schwangerschaft?
- Bestehen Hinweise auf eine Alkohol- oder Medikamentenintoxikation oder selbstverletzende Handlungen?
- Bestehen Einwilligungs- und Bündnisfähigkeit bzw. -willigkeit mit Hinblick auf die zu ergreifenden therapeutischen Maßnahmen?
- Besteht auf Grund der Symptomatik oder mangelnder Bündnisfähigkeit (insbesondere mit Hinblick auf Suizidalität und selbstgefährdes Verhalten) die Notwendigkeit einer Einweisung zur stationären Behandlung?
- Sind die verfügbaren sozialen Bindungen und therapeutischen Angebote und Möglichkeiten ausreichend, um die gegenwärtige Krise auch ohne stationäre Behandlung zu bewältigen?

Im Falle einer bestehenden Alkohol- oder Medikamentenintoxikation ist die sofortige Einweisung in ein Krankenhaus zur Feststellung der Art und Schwere der Intoxikation zu veranlassen. Auf eine medikamentöse Intervention sollte nach Möglichkeit verzichtet werden. Besteht ein derart schwerer Unruhe- und/oder Erregungszustand, dass ein Transport ins Krankenhaus nicht durchgeführt werden kann, empfiehlt sich die parenterale Gabe eines stark wirksamen Neuroleptikums, von dem die geringste Verstärkung ZNS-dämpfender Wirkungen von Alkohol und/oder Schlaf- und Beruhigungstabletten zu erwarten ist. Ergeben sich keine Hinweise auf eine bestehende Intoxikation, ist die Notwendigkeit der Einweisung in ein psychiatrisches Krankenhaus zur Krisenintervention zu prüfen. Dabei geht es zum einen um die Einschätzung des Ausmaßes und der Intensität der bestehenden Symptomatik und der sich daraus ergebenden Selbstgefährdung, zum anderen um die Beurteilung des sozialen und therapeutischen Netzwerkes, das den Betroffenen im Rahmen einer ambulanten Behandlung zur Verfügung stehen würde. Sowohl für eine ambulante wie auch stationäre Krisenintervention bedarf es der rechtswirksamen Einwilligung der Betroffenen. Ist sie nicht zu erlangen, eine Krisenintervention jedoch mit Hinblick auf eine bestehende Selbst- oder Fremdgefährdung unumgänglich, sind Schritte zur Schaffung der rechtlichen Voraussetzungen für eine Behandlung ohne Einwilligung zu schaffen (siehe Kapitel 9). Stehen ausgeprägte Angst, Anspannung, Erregung, depressive Hemmung oder Erregung im Vordergrund des klinischen Bildes, ist als Sofortmaßnahme die Gabe eines Benzodiazepinpräparates (oral oder parenteral) indiziert. Bei psychotischer Symptomatik können – wenn wegen möglicher Nebenwirkungen Bedenken gegen die Gabe eines stark wirksamen Neuroleptikums bestehen – ebenfalls Benzodiazepine eingesetzt werden. Bestehen derartige Bedenken nicht, so ist die Gabe eines Neuroleptikums (nach Möglichkeit parenteral) wegen der spezifischen Wirkung vorzuziehen. Parallel zur Gabe einer solchen »Notfallmedikation« sollte die weitere pharmakologische Behandlungsplanung bedacht werden: Ist eine Klinikeinweisung erforderlich, sollte außer dem Medikament zur aktuellen Krisenintervention keine weitere Medikation verabreicht werden. Dadurch besteht in der Klinik die Möglichkeit zur –nicht von Medikamenteneffekten überlagerten – diagnostischen Abklärung und (falls angemessen) Einleitung einer spezifischen Therapie nach entprechenden Voruntersuchungen. Ist eine ambulante Weiterbehandlung möglich und erwünscht, so richtet sich die neben der akuten pharmakologischen Krisenintervention einzuleitende pharmakologische Behandlung nach der bestehenden Zielsymptomatik (siehe Tabelle 8.1). Dabei sind die Patienten auf mögliche Risiken bezüglich der Teilnahme am Straßenverkehr und der Maschinentauglichkeit hinzuweisen. Medikamente mit erhöhtem Intoxikationsrisiko (nieder potente Neuroleptika, trizyklische Antidepressiva, Lithium, Carbamazepin) sollen nur in kleinen Mengen verschrieben werden. Beim Einsatz von Benzodiazepinen sollten das Abhängigkeitsrisiko und die daraus folgende zeitliche Begrenzung der Einnahme schon zu Behandlungsbeginn besprochen werden.

9. Juristische Aspekte

Matthias Dose

Sowohl für psychotherapeutische wie auch pharmakologische oder andere Behandlungsmaßnahmen in Krisensituationen gelten die allgemeinen Rechtsgrundlagen der ärztlich-therapeutischen Tätigkeit, die als Regelfall den Behandlungsvertrag, als Ausnahmefall die Wahrnehmung der ärztlich-therapeutischen Hilfspflicht in akuten Notsituationen und die gesetzlichen Regelungen einer Behandlung ohne und gegen den erklärten Willen der Betroffenen (Unterbringungsgesetze bzw. Betreuungsrecht) enthalten.

9.1 Behandlungsvertrag und Einwilligungsfähigkeit

Im Regelfall kommt ein Behandlungsvertrag zwischen Therapeuten und Patienten dadurch zustande, dass Patienten mit Beschwerden den Arzt/Therapeuten aufsuchen, sich untersuchen und behandeln lassen. Ein solcher Vertrag besteht auf »Angebot und Annahme«. Durch »konkludentes« Verhalten (Aufsuchen des Arztes/Therapeuten, Mitwirkung bei den vorgeschlagenen Untersuchungen zur Diagnostik und Verlaufskontrolle sowie [nach entsprechender Aufklärung] bei der vorgeschlagenen Behandlung) geben die Patienten zu erkennen, dass sie das therapeutische »Angebot« und damit einen Behandlungsvertrag annehmen. Ein derartiger Behandlungsvertrag ist unwirksam, wenn bei dem Patienten Geschäftsunfähigkeit (siehe Kasten) besteht – ein Fall, der im Rahmen der Behandlung von Menschen mit Persönlichkeitsstörungen eher unwahrscheinlich sein dürfte.

§ 104 BGB
Geschäftsunfähig ist:
1. wer nicht das 7. Lebensjahr vollendet hat
2. wer sich in einem die freie Willensbestimmung ausschließenden Zustand krankhafter Störung der Geistestätigkeit befindet, sofern nicht der Zustand seiner Natur nach ein vorübergehender ist;
§ 105
Abs. 1
Die Willenserklärung eines Geschäftsunfähigen ist nichtig.
Abs. 2
Nichtig ist auch eine Willenserklärung, die im Zustande der Bewusstlosigkeit oder vorübergehenden Störung der Geistestätigkeit abgegeben wird.

Von der Geschäftsfähigkeit abzugrenzen und zu unterscheiden ist die Einwilligungsfähigkeit der Patienten, die nach juristischer Auffassung nicht an die Geschäftsfähigkeit gebunden ist, da sie sich auf die Gestattung oder Ermächtigung zur Vornahme tatsächlicher Handlungen beschränkt. Konsequenz dieser Abgrenzung: auch ein Geschäftsunfähiger kann (unter bestimmten Voraussetzungen) z. B. bezüglich therapeutischer Maßnahmen einwilligungsfähig sein. Die Einwilligungsfähigkeit (und tatsächliche Einwilligung) eines Patienten in eine vorgeschlagene Untersuchungs- oder Behandlungsmaßnahme stellen unabdingbare rechtliche Voraussetzungen jedes therapeutischen Eingriffs dar, der sonst juristisch den Tatbestand einer Körperverletzung erfüllt. Eng verbunden mit der Einwilligungsfähigkeit ist wiederum die Aufklärung der Patienten über die geplanten Untersuchungs- und Behandlungsmaßnahmen, ohne die eine rechtswirksame Einwilligung nicht zustande kommen kann.

9.2 Kriterien der Einwilligungsfähigkeit

Im juristischen Schrifttum werden für eine wirksame Einwilligung »natürliche Einsichts- und Steuerungsfähigkeit« verlangt. Der Einwilligende müsse Art, Zweck und Folgen der Behandlung beurteilen können und die Fähigkeit haben, in der Frage der Behandlung einen Willensentschluss zu fassen. Gegenüber diesen eher vagen Anhaltspunkten zur Beurteilung der Einwilligungsfähigkeit gibt es von medizinischer Seite unterschiedliche Ansatzpunkte, konkrete Kriterien zur Beurteilung der Einwilligungsfähigkeit zu entwickeln. Ein diagnosebezogener Ansatz geht von bestimmten Krankheitsbildern aus, die in der Regel oder möglicherweise zur Aufhebung der Einwilligungsfähigkeit führen. Er umfasst (nach dem »triadischen« System der Klassifizierung psychischer Störungen) akute körperlich begründbare Psychosen und durch sie bedingte Defektzustände, Demenz, zyklothyme Depression und Schizophrenien (abhängig vom jeweiligen Krankheitszustand). Persönlichkeitsstörungen werden hier nicht erfasst.

Andere Ansätze stellen die Auswirkung der psychiatrischen Störung auf die Fähigkeit zur Einwilligung in den Vordergrund und verlangen als Beurteilungskriterien, dass

- die Willensentscheidung nicht ständigen Schwankungen unterliegt, sondern eine gewisse Beständigkeit aufweisen muss;
- ein Entscheidungsspielraum tatsächlich gegeben ist;
- dem Patienten die Konsequenzen seiner Entscheidung klar sind;
- die Entscheidung stimmig zur Persönlichkeit des Entscheidenden ist;
- die Entscheidung vernünftig und realitätsbezogen ist;
- die Entscheidung mit sprachlichen Mitteln angemessen ausgedrückt werden kann;
- die Entscheidung begründet werden kann;
- die Entscheidung umsetzbar sein muss.

Ein von der Kanadischen Psychiatrischen Vereinigung vorgeschlagener Kriterienkatalog sieht Zweifel an der Einwilligungsfähigkeit als gegeben an, wenn

- Patienten auf Grund eines katatonen oder depressiven Stupor, einer psychotischen Ambivalenz, einer manischen Erregung oder einer schweren Zwangsstörung daran gehindert sind, eine gegebene Wahlmöglichkeit überhaupt zu nutzen;
- Patienten auf Grund einer geistigen Behinderung, demenziellen Erkrankung oder anderer Störungen, die mit einer Beeinträchtigung kognitiver Fähigkeiten einhergehen, gar nicht im Stande sind, eine gegebene Information zu verstehen;

- Patienten auf Grund ausgeprägter formaler oder inhaltlicher Denkstörungen, Sinnestäuschungen, Affektstörungen oder Abhängigkeitssyndrome die zwar verstandene Information nicht für eine angemessene Entscheidung nutzen können;
- Patienten ihre Situation und Krankheit nicht wirklich erfassen können;
- Patienten sich krankheitsbedingt nicht mehr entsprechend ihrer Primärpersönlichkeit (d. h. in Übereinstimmung mit ihren Werten, Zielen und Haltungen) entscheiden können.

Besteht nach entsprechender Überprüfung der möglichen Kriterien zur Beurteilung bei einem Patienten Einwilligungsfähigkeit, so ist – auch wenn die von ihm getroffenen Entscheidungen aus therapeutischer Sicht unvernünftig oder nicht billigenswert sind – nach der Willensentscheidung des Patienten zu verfahren. Ausnahmen sind lediglich in Notfallsituationen, bzw. wenn die Voraussetzungen des Unterbringungs- oder Betreuungsrechtes erfüllt sind, gegeben.

9.3 Patientenverfügung, Vorsorgevollmacht, Betreuungsverfügung

Eine Sondersituation stellen Patientenverfügungen, Vorsorgevollmachten und Betreuungsverfügungen dar, mit denen Betroffene eine vorsorgliche Willenserklärung für den Fall abgeben, dass sie nicht mehr in der Lage sind, ihre Angelegenheiten selbst zu regeln, bzw. geschäftsunfähig sein sollten. Mit einer Patientenverfügung formulieren Patienten ihren Willen für den Fall, dass sie nicht mehr in der Lage sind, in eine ärztliche Behandlung einzuwilligen. Eine Vorsorgevollmacht stellt eine Willenserklärung dar, mit der einer anderen Person die Möglichkeit eingeräumt wird, im Fall, dass der Betroffene aus gesundheitlichen Gründen nicht mehr handlungs- und entscheidungsfähig ist, in seinem Namen zu handeln. Mit einer Betreuungsverfügung wird festgelegt, wer dann als gesetzlicher Vertreter (Betreuer) eingesetzt werden soll. Die Betreuungsverfügung kann außerdem festlegen, wie im gegebenen Fall einzelne Angelegenheiten durch einen vom Vormundschaftsgericht bestellten Betreuer gehandhabt werden sollen. In der Regel wird es bei derartigen Verfügungen darum gehen, Vorsorge für den Fall zu treffen, dass im Falle irreversibler Bewusstlosigkeit, schwerer Dauerschädigung des Gehirns oder dauernden Ausfalls lebenswichtiger Funktionen Reanimation und der Einsatz intensivmedizinischer Behandlungsmethoden angewendet werden sollen. Darüber hinaus kann festgelegt werden, wie Vermögens- und Vertragsangelegenheiten, persönliche Angelegenheiten (z. B. Aufenthaltsbestimmung, Post- und Telefonverkehr), Wohnungs- und gegebenenfalls Heimunterbringungsangelegenheiten geregelt werden sollen. Im Bereich der Gesundheitsvorsorge können zu lebensverlängernden Maßnahmen, künstlicher Ernährung, Schmerzbehandlung und Maßnahmen zur Pflegeerleichterung (z. B. Portsysteme zur Medikamenteneinnahme, Katheter, Sonden) Festlegungen getroffen werden.

Für die Beurteilung und Anwendung derartiger Verfügungen und Vollmachten bei psychisch Kranken ergeben sich einige Probleme, die bislang in der einschlägigen Literatur kaum behandelt worden sind. Insgesamt wird Patientenverfügungen, denen bislang nur die Stellung eines unter vielen Indizien für den »mutmaßlichen Willen« des Patienten zugemessen wurde, in der einschlägigen Rechtsprechung immer mehr die Stellung eines für den Arzt verbindlich erklärten Willens des Patienten beigemessen. Dabei sind aber die besonderen Probleme suizidalen und selbstschädigenden Verhaltens psychisch Kranker noch wenig berücksichtigt worden. Wie soll ein in einer Notfallsituation (suizidale Krise) zugezogener Arzt, dem eine Patientenverfügung zur Unterlassung medizinisch-therapeutischer Maßnahmen im Rahmen einer suizidalen Krise vorgelegt wird, sich verhalten? Er wird – solange kein ärztliches Attest beiliegt, das bestätigt, dass die entsprechende Willenserklärung im Zustand der Geschäfts- und Einwilligungsfähigkeit abgegeben wurde – zu Recht bezweifeln dürfen, dass dieser Verfügung Rechtsverbindlichkeit zuzumessen ist. Selbst wenn eine solche Erklärung beiliegt, kann bei einer vorliegenden psychischen Störung nicht davon ausgegangen werden, dass die aktuelle Suizidhandlung das juristische Kriterium der »Freiverantwortlichkeit« erfüllt, dem das Konstrukt eines freien Willens eines suizidalen Menschen zugrunde gelegt wird und das unter Umständen die Unterlassung von Hilfeleistungen rechtfertigen könnte. Eine Patientenverfügung kann außerdem geltendes Recht (z. B. zur Unterbringung bei Selbst- oder Fremdgefährdung im Rahmen einer psychischen Störung) nicht aufheben. In einer Notfallsituation wird darüber hinaus kaum mit ausreichender Sicherheit zu entscheiden sein, ob das suizidale Verhalten auf einer freien Willensentscheidung oder krankhaften Impulsen beruht, sodass keine negativen juristischen Konsequenzen zu befürchten sind, wenn trotz gegenläufiger Willenserklärungen des Patienten lebensrettende bzw. -erhaltende Maßnahmen getroffen werden.

9.4 Rechtliche Situation bei akuter Intoxikation oder Selbstverletzung

Erfährt ein Arzt/Therapeut (auch telefonisch durch den Betroffenen oder Dritte) von einer akuten Intoxikation oder Selbstverletzung eines Patienten, so tritt für ihn die so genannte »Garantenpflicht« ein. Mit ihr stellt das Strafrecht Personen, die in einem besonderen Vertrauensverhältnis zu jemandem stehen, unter eine besondere Verantwortung für dessen Leben und Gesundheit. Bei einem bevorstehenden oder durchgeführten Suizidversuch bedeutet diese Garantenpflicht eine »Rettungspflicht«, die sich im Übrigen auch aus der allgemeinen Bürgerpflicht des Strafgesetzbuches (§ 323c StGB) ergibt, die eine unterlassene Hilfeleistung (auch bei Suizid) ohne rechtfertigenden Grund unter Strafe stellt. Bei bewusstlosen Patienten kann im Rahmen der Geschäftsführung ohne Auftrag (§§ 677–687 BGB) gehandelt werden. Möglicherweise notwendige Zwangsmaßnahmen (z. B. zum Transport in ein Krankenhaus) sind vor der Schaffung entsprechender rechtlicher Grundlagen im Rahmen des rechtfertigenden Notstandes (§ 34 StGB) durchzuführen.

9.5 Unterbringung

Die Unterbringung eines Patienten, der an einer psychiatrischen Krankheit oder psychischen Störung von Krankheitswert leidet, in der geschlossenen Abteilung eines psychiatrischen Krankenhauses ist ohne und/oder gegen den Willen eines Betroffenen möglich, wenn er sich selbst oder die öffentliche Sicherheit und Ordnung gefährdet. Die näheren Einzelheiten regeln die Unterbringungsgesetze der einzelnen Bundesländer, die z. T. (Baden-Württemberg) auch den Sachverhalt der sozialen Gefährdung und Verwahrlosung zum erfüllten Tatbestand der Selbstgefährdung zählen, während andere Unterbringungsgesetze im Rahmen der Selbstgefährdung ausschließlich auf eine akute Gefahr für Leib und Leben abheben. Voraussetzung einer Unterbringung nach den Unterbringungsgesetzen ist weiter, dass die unmittelbar gegebene Gefahr nicht durch weniger einschneidende Maßnahmen (ambulante Behandlung, Krisenintervention durch einen sozialpsychiatrischen oder anderen psychosozialen Dienst, Tagklinik etc.) abwendbar ist. Unterbringungen können im Rahmen der Landesgesetze (z. B. Bayern) als »sofortige vorläufige Unterbringung« von der zuständigen Kreisverwaltungsbehörde angeordnet oder von der Polizei vorgenommen werden, wenn dringende Gründe für die Annahme vorhanden sind, dass die Voraussetzungen für eine Unterbringung gegeben sind und eine gerichtliche Entscheidung nicht mehr rechtzeitig ergehen kann, um einen drohenden Schaden für die öffentliche Sicherheit und Ordnung abzuwenden (wobei in diesem Zusammenhang auch Suizidgefährdung als Gefahr für die öffentliche Sicherheit und Ordnung angesehen wird). Bei einer sofortigen vorläufigen Unterbringung ohne Anordnung der Kreisverwaltungsbehörde muss die Polizei das zuständige Gericht und die zuständige Kreisverwaltungsbehörde bis spätestens 12 Uhr des folgenden Tages von der Einlieferung des Patienten unterrichten. Der untergebrachten Person ist in diesen Fällen die Gelegenheit zu geben, einen Angehörigen oder eine Person ihres Vertrauens zu benachrichtigen. Ist die untergebrachte Person dazu selbst nicht in der Lage, hat die Kreisverwaltung für die Benachrichtigung zu sorgen, falls sie dem mutmaßlichen Willen des Untergebrachten nicht widerspricht. Bei Minderjährigen oder Personen mit gesetzlichem Betreuer sind die Personen zu informieren, denen die Sorge für den Untergebrachten obliegt. Ist die Benachrichtigung durch Polizei oder Kreisverwaltungsbehörde unterblieben, so ist sie durch das zuständige Krankenhaus vorzunehmen. Ergibt sich die Notwendigkeit einer Unterbringungsmaßnahme bei einer Person, die sich bis dahin freiwillig in stationärer Behandlung eines Krankenhauses befunden hat, so kann diese nach Entscheidung des ärztlichen Leiters der Einrichtung gegen ihren Willen festgehalten werden, wenn die Voraussetzungen einer Unterbringung gegeben sind. In diesem Fall erfolgt bis spätestens 12 Uhr des folgenden Tages die Benachrichtigung der zuständigen Kreisverwaltungsbehörde durch das Krankenhaus.

Nach einer sofortigen vorläufigen Unterbringung hat der ärztliche Leiter des jeweiligen Krankenhauses die sofortige Untersuchung des Betroffenen zu veranlassen. Liegen nach dem Ergebnis dieser Untersuchung die Voraussetzungen einer Unterbringung nicht vor, darf der Betroffene nicht gegen seinen Willen festgehalten werden. Wird er auf seinen Wunsch entlassen, sind das zuständige Gericht und die Kreisverwaltungsbehörde von der Entlassung zu benachrichtigen. Ergibt die Untersuchung, dass die Voraussetzungen einer Unterbringung bestehen, so wird dies dem zuständigen Gericht und der zuständigen Kreisverwaltungsbehörde bis 12 Uhr des Tages mitgeteilt, der dem Beginn der zwangsweisen Unterbringung folgt. Der Betroffene ist spätestens am Tag nach seiner Unterbringung dem Richter vorzustellen. In einigen Bundesländern ist eine sofortige vorläufige Unterbringung durch die Polizei nicht vorgesehen: sie muss den Betroffenen zunächst einem Arzt für Psychiatrie vorstellen, und die Entscheidung über die Unterbringung kann erst auf Grund einer ärztlichen Untersuchung und einer gutachterlichen Stellungnahme erfolgen.

Beispiel für eine gutachterliche Stellungnahme im Unterbringungsverfahren

Frau X, geboren am …, wohnhaft in …, wurde vom Unterzeichner heute notfallmäßig zu Hause aufgesucht und untersucht. Frau X hatte sich telefonisch in meiner Praxis gemeldet und mitgeteilt, sie habe in suizidaler Absicht eine Flasche Cognac getrunken und dazu 20 Tabletten des Schlaf- und Beruhigungsmittels A eingenommen. Frau X steht seit einem Jahr in meiner psychiatrisch-psychotherapeutischen Behandlung. Sie leidet an einer emotional instabilen Persönlichkeitsstörung (Borderline-Typus), in deren Rahmen es bereits mehrfach zu selbstbeschädigenden und suizidalen Handlungen gekommen ist. Bislang konnten derartige selbstbeschädigende und suizidale Handlungen bei gegebener Bündnisfähigkeit von Frau X im Rahmen einer Intensivierung der psychotherapeutischen Behandlung und eine Anbindung an psychosoziale Dienste kompensiert und behandelt werden.

Bei der anlässlich der jetzigen Kontaktaufnahme durchgeführten Untersuchung zeigte sich Frau X erheblich intoxikiert: ihre Sprache war lallend, Stand und Gang waren unsicher, die Koordinationsfähigkeit (Zeigeversuche) erheblich herabgesetzt. Psychisch standen ausgeprägte Hoffnungslosigkeit, Selbstvorwürfe (»ich schaffe es nicht, bin ein Versager«), depressive Verstimmung und Suizidalität (»es tut mir jetzt leid, dass ich Sie überhaupt angerufen habe«) im Vordergrund. Auf dem Küchentisch lag ein an die in Z lebende 27-jährige Tochter gerichteter Abschiedsbrief.

Auch nach einem längeren Gespräch war Frau X nicht bereit, sich freiwillig zur Krisenintervention in ein psychiatrisches Krankenhaus einweisen zu lassen. Sie habe schon so viel versucht, es habe keinen Zweck mehr. Eine Distanzierung von suizidalem Verhalten war nicht erkennbar. Im Gegenteil: Frau X bedauerte immer wieder, dass sie so feige gewesen sei, den Unterzeichner von ihrem Suizidversuch zu informieren.

Bei Frau X liegt gegenwärtig eine akute suizidale Krise im Rahmen einer emotional instabilen Persönlichkeitsstörung vor. Auf Grund ihrer Suizidalität besteht eine akute Selbstgefährdung, die gegenwärtig nicht durch weniger einschneidende Maßnahmen abwendbar ist, da Frau X sich auf entsprechende Behandlungsangebote nicht einlassen konnte. Die Voraussetzungen einer sofortigen vorläufigen Unterbringung sind daher erfüllt.

Neben der sofortigen vorläufigen Unterbringung sehen die Unterbringungsgesetze der Länder ein vorbereitendes Verfahren vor, in dessen Rahmen die für die Unterbringung zuständige Verwaltungsbehörde bei Vorliegen von Hinweisen darauf, dass die Voraussetzungen einer Unterbringung vorliegen könnten, eine entsprechende Untersuchung veranlassen kann. Hinweise auf das mögliche Vorliegen von Gründen für eine Unterbringung können von der Polizei kommen (auffälliges, aggressives Verhalten z. B. im Rahmen einer Routinekontrolle), von Angehörigen, aber auch von Dritten. In allen diesen Fällen wird die Verwaltungsbehörde das zuständige Gesundheitsamt um eine Untersuchung und Begutachtung des Betroffenen mit der Frage bitten, ob eine Unterbringung aus ärztlicher Sicht geboten ist oder ob und durch welche psychosozialen Hilfen sie vermieden werden kann. Das entsprechende Gutachten des Gesundheitsamtes (für das nötigenfalls ein Arzt für Psychiatrie zugezogen wird) muss sich auf den aktuellen Gesundheitszustand beziehen und darf nur auf einer höchstens 14 Tage zurückliegenden Untersuchung beruhen. Verweigert ein Betroffener die entsprechende Untersuchung, kann die zuständige Verwaltungsbehörde ihn notfalls polizeilich vorführen lassen. Mit entsprechendem richterlichen Beschluss ist auch eine stationäre Unterbringung zur Begutachtung zeitlich befristet möglich. Kommt die Verwaltungsbehörde auf Grund des Gutachtens zu dem Schluss, dass Unterbringungsmaßnahmen gerechtfertigt sind, stellt sie beim zuständigen Gericht einen entsprechenden Antrag. Im Rahmen der Krisenintervention dürfte diesen Möglichkeiten in der Regel keine Bedeutung zukommen.

Unterschiedlich geregelt ist in den Unterbringungsgesetzen der Länder die Frage der Behandlung: Zunächst einmal rechtfertigt eine Unterbringung zur Abwendung einer Selbst- oder Fremdgefährdung nicht automatisch die möglicherweise ärztlich indizierte Behandlung der zugrunde liegenden psychiatrischen Störung. In einigen Bundesländern (z. B. Rheinland-Pfalz) umfasst die Unterbringung die Behandlung der Betroffenen durch ein nach den Regeln der ärztlichen Kunst gebotenes und anerkanntes Heilverfahren. Auch in Bayern haben Untergebrachte »unaufschiebbare Behandlungsmaßnahmen, die nach den Regeln der ärztlichen Kunst geboten sind«, zu dulden, »soweit sie sich auf die spezifische Erkrankung oder Störung des Untergebrachten beziehen oder zur Aufrechterhaltung der Sicherheit und Ordnung in der Einrichtung notwendig sind«, wobei hier das Kriterium der Unaufschiebbarkeit zu prüfen ist. In sämtlichen Unterbringungsgesetzen ist festgelegt, dass »Eingriffe und Behandlungsverfahren ..., die mit einer erheblichen Gefahr für Leben und Gesundheit verbunden sind oder die Persönlichkeit in ihrem Kernbereich verändern können« (z. B. Artikel 13, Abs. 3 des bayerischen Unterbringungsgesetzes), nur mit rechtswirksamer Einwilligung des Betroffenen oder seines Sorgeberechtigten (der dazu nach dem Betreuungsgesetz wiederum die Zustimmung des Vormundschaftsgerichtes einholen muss) vorgenommen werden dürfen. In der Regel wird es sich hier um operative Eingriffe oder aber um medikamentöse Behandlungen trotz bestehender relativer Kontraindikationen handeln. Die ärztlich indizierte psychopharmakologische Behandlung beim Fehlen entsprechender Risiken fällt nicht unter diese Vorschrift. Andere Unterbringungsgesetze (z. B. Schleswig-Holstein) lassen ärztliche Behandlungsmaßnahmen ohne die Einwilligung des Betroffenen nur zur Abwehr einer anders nicht abwendbaren Gefahr, Schädigung der Gesundheit oder Gefährdung des Lebens der Betroffenen zu.

9.6 Maßnahmen im Rahmen des Betreuungsrechts

Steht im Rahmen der länderspezifischen Unterbringungsgesetze die »öffentliche Sicherheit und Ordnung« im Vordergrund, so bietet das 1992 in Kraft getretene Betreuungsrecht gesetzliche Handhaben in Fällen, die zwar eine unmittelbare Gefährdung der öffentlichen Sicherheit und Ordnung und auch eine unmittelbare Selbstgefährdung nicht erkennen lassen, bei denen jedoch auf Grund einer gesundheitlichen oder sozialen Gefährdung dringender Behandlungsbedarf besteht, der aber wegen mangelnder Einsichts- oder Mitwirkungsfähigkeit nicht realisiert werden kann. Voraussetzungen der Einrichtung einer Betreuung sind das Vorhandensein einer psychischen Krankheit oder Behinderung und die dadurch bedingte Unfähigkeit, einzelne oder sämtliche seiner Angelegenheiten selbst zu besorgen.

§ 1896 BGB

(1) Kann ein Volljähriger auf Grund einer psychischen Krankheit oder einer körperlichen, geistigen oder seelischen Behinderung seine Angelegenheiten ganz oder teilweise nicht besorgen, so bestellt das Vormundschaftsgericht auf seinen Antrag oder von Amts wegen für ihn einen Betreuer …

(2) Ein Betreuer darf nur für Aufgabenkreise bestellt werden, in denen eine Betreuung erforderlich ist. Die Betreuung ist nicht erforderlich, soweit die Angelegenheiten des Volljährigen durch einen Bevollmächtigten oder durch andere Hilfen, bei denen kein gesetzlicher Vertreter bestellt wird, ebenso gut wie durch einen Betreuer bestellt werden können.

Im Rahmen der Behandlung von Persönlichkeitsstörungen wird über die Möglichkeit der Einrichtung einer Betreuung nur für solche Patienten nachzudenken sein, die auf Grund der Schwere ihrer Störung (insbesondere Suizidalität, Depressivität, Selbstverletzungen, Selbstschädigungen) tatsächlich nicht mehr in der Lage sind, einzelne ihrer Angelegenheiten zu regeln. Dabei kann es sich z. B. um die sog. Gesundheitsfürsorge (ärztliche und psychotherapeutische Behandlung), um die Aufenthaltsbestimmung (wenn wiederholte Suizidversuche eine geschlossene Unterbringung unumgänglich machen) oder um Vermögensangelegenheiten (bei hoffnungsloser Überschuldung, insbesondere auch bei pathologischem Spielen) handeln. Im Unterschied zu der bis 1992 möglichen Entmündigung oder auch Pflegschaft gegen den Willen der Betroffenen berührt die Einrichtung einer Betreuung für einzelne oder sämtliche Bereiche (Aufenthaltsbestimmung, Gesundheitsfürsorge, Vermögensangelegenheiten, Wohnungsangelegenheiten, Vertragsangelegenheiten, Post- und Telefonverkehr) die Geschäftsfähigkeit des Betroffenen nicht. Soll verhindert werden, dass konkurrierende Willensbekundungen von Betreuer und Betreutem zu Schwierigkeiten führen, so muss im Rahmen des Betreuungsrechts zusätzlich ein Einwilligungsvorbehalt eingerichtet werden.

§ 1903 BGB

(1) Soweit dies zur Abwendung einer erheblichen Gefahr für die Person oder das Vermögen des Betreuten erforderlich ist, ordnet das Vormundschaftsgericht an, dass der Betreute zu einer Willenserklärung, die den Aufgabenkreis des Betreuers betrifft, dessen Einwilligung bedarf (Einwilligungsvorbehalt) …

(2) Ein Einwilligungsvorbehalt kann sich nicht erstrecken auf Willenserklärungen, die auf Eingehung einer Ehe gerichtet sind, auf Verfügungen von Todes wegen und Willenserklärungen, zu denen ein beschränkt Geschäftsfähiger … nicht die Zustimmung seines gesetzlichen Vertreters bedarf.

Damit ist festgelegt, dass selbst Betreute, die für eine bestimmte Willenserklärung die Zustimmung des Betreuers benötigen, ohne Zustimmung des Betreuers heiraten und Testamente machen oder testamentarische Festlegungen treffen dürfen. Auch Willenserklärungen, die den Betreuten lediglich einen rechtlichen Vorteil bringen oder geringfügige Angelegenheiten des täglichen Lebens betreffen, bedürfen keiner Zustimmung durch die Betreuer. Betreuungen sind aufzuheben, wenn ihre Voraussetzungen wegfallen.

Eine geschlossene Unterbringung ohne und/oder gegen den Willen des Betroffenen ist, analog zu den Unterbringungsgesetzen der Länder, auch im Rahmen einer Betreuung möglich. Im Unterschied zu den Unterbringungsgesetzen der Länder zielt die sog. »zivilrechtliche« Unterbringung im Rahmen einer Betreuung nicht auf die »öffentliche Sicherheit und Ordnung«, sondern das Wohl und die Gesundheit des Betreuten ab. So gehört zu den gesetzlich festgelegten Bedingungen einer mit Freiheitsentziehung verbundenen Unterbringung im Rahmen des Betreuungsrechts zwar auch die Gefahr, »dass er sich selbst tötet oder erheblichen gesundheitlichen Schaden zufügt«, aber auch eine Untersuchung des Gesundheitszustandes, eine Heilbehandlung oder ein ärztlicher Eingriff, wenn diese mangels Einsicht und Kooperation des Betroffenen nicht durchgeführt werden kann.

§ 1906 BGB

(1) Eine Unterbringung des Betreuten durch den Betreuer, die mit Freiheitsentziehung verbunden ist, ist nur zulässig, solange sie zum Wohle des Betreuten erforderlich ist, weil

1. auf Grund einer psychischen Krankheit ... des Betreuten die Gefahr besteht, dass er sich selbst tötet oder erheblichen gesundheitlichen Schaden zufügt, oder

2. eine Untersuchung des Gesundheitszustandes, eine Heilbehandlung oder ein ärztlicher Eingriff notwendig ist, die ohne die Unterbringung nicht durchgeführt werden kann, und der Betreute auf Grund seiner psychischen Krankheit ... die Notwendigkeit der Unterbringung nicht erkennen oder nicht nach dieser Einsicht handeln kann.

Eine derartige Unterbringung kann auch nicht ausschließlich vom Betreuer vorgenommen werden. Er bedarf dazu der Genehmigung des Vormundschaftsgerichtes und darf eine Unterbringung ohne diese Genehmigung nur vornehmen, wenn mit deren Aufschub Gefahr verbunden ist. In diesen Fällen ist die Genehmigung unverzüglich einzuholen.

Für die Praxis bedeutet dies, dass Unterbringungsmaßnahmen im Rahmen einer Betreuung auch in Situationen beantragt werden können, in denen es nicht um eine unmittelbare Gefahr für Leib und Leben (Suizidalität, Selbstverletzung) oder um eine Gefährdung der öffentlichen Sicherheit und Ordnung (z. B. Fremdgefährlichkeit im Rahmen von Impulskontrollstörungen) geht. Insbesondere die Durchführung einer Heilbehandlung, deren Notwendigkeit der Betreute auf Grund seines Zustandes nicht erkennen kann, ist im Rahmen einer Betreuung auch dann im Rahmen einer mit Freiheitsentziehung verbundenen Unterbringung möglich, wenn ihre Unterlassung zwar keine unmittelbare Gefahr für Leib und Leben des Betroffenen, wohl aber eine gesundheitliche Gefährdung bedingen würde. Das kann im Rahmen von Persönlichkeitsstörungen zum Beispiel bei

- depressiven Verstimmungen,
- Alkohol- und Tablettenmissbrauch,
- Impulskontrollstörungen mit selbstverletzendem Verhalten,
- parasuizidalen Gesten,
- psychotischen Exazerbationen,
- wahnhafter Symptomatik,
- exzessiver Spielsucht oder
- Angstzuständen

der Fall sein. Ein Betreuer, der auf Grund der gesundheitlichen Entwicklung des von ihm Betreuten zur Auffassung gelangt, dass eine ambulante Behandlung nicht mehr ausreichend ist (oder nicht mehr durchgeführt werden kann, weil der Betreute sich entweder auf Grund seines Zustandes nicht mehr zum Arzt begeben kann oder sich weigert, ihn aufzusuchen), kann beim Vormundschaftsgericht einen Antrag auf Unterbringung stellen bzw. (wenn mit dem Aufschub der Maßnahme Gefahr verbunden ist) den Patienten zur Behandlung in eine Klinik bringen und sich anschließend unverzüglich um die Genehmigung des Vormundschaftsgerichtes bemühen.

In Krisensituationen kann, wenn eine zivilrechtliche Unterbringung angezeigt scheint, eine Betreuung aber noch gar nicht besteht, versucht werden, unter Vorlage einer entsprechenden gutachterlichen Äußerung, beim zuständigen Vormundschaftsgericht die einstweilige Anordnung einer sofortigen Unterbringung zu erlangen. Nach § 1846 BGB (Einstweilige Maßregeln des Vormund-schaftsgerichtes) hat das Vormundschaftsgericht die im Interesse eines Betroffenen notwendigen Maßregeln zu treffen, wenn entweder ein Betreuer noch nicht bestellt ist oder der Betreuer an der Erfüllung seiner Pflichten verhindert ist. In diesem Zusammenhang kann das Vormundschaftsgericht auch eine mit freiheitsentziehenden Maßnahmen verbundene Unterbringung anordnen, wenn folgende Voraussetzungen erfüllt sind:

- Dringende Gründe für die Annahme, dass künftig ein Betreuer bestellt wird, der die Genehmigung einer Unterbringung beantragen wird, und dass das Gericht diese Maßnahme genehmigen wird
- Gefahr in Verzug
- Ärztliches Zeugnis über den Zustand des Betroffenen

Die Dauer einer derartigen Maßnahme ist auf sechs Wochen befristet. Nach der Maßnahme hat das Gericht einen Betreuer zu bestellen, der zu prüfen hat, ob er die Maßnahme aufrechterhält.

Aus dem geforderten ärztlichen Zeugnis zur Beantragung einer einstweiligen Maßregel des Vormundschaftsgerichtes sollte hervorgehen,

- unter welcher psychischen Störung der/die Betroffene leidet;
- welche aktuellen Symptome den gegenwärtigen Zustand bedingen;
- warum bei Aufschub einer mit freiheitsentziehenden Maßnahmen verbundenen Unterbringung Gefahr im Verzug ist.

Beispiel für einen Antrag auf eine einstweilige Maßregel des Vormundschaftsgerichtes

An das Vormundschaftsgericht
Betr.: Herrn X, geb. am …, wohnhaft in …
Unter Vorlage des nachfolgenden ärztlichen Zeugnisses wird beantragt, Herrn X zur Durchführung einer geplanten psychiatrisch-psychotherapeutischen Behandlung vorläufig geschlossen im psychiatrischen Krankenhaus B unterzubringen.
Bei Herrn X besteht seit 7 Jahren eine ängstlich-vermeidende Persönlichkeitsstörung, in deren Rahmen das krankheitsbedingte Bedürfnis nach Gewissheit und Sicherheit zu einem äußerst eingeschränkten Lebensstil geführt hat. So musste Herr X vor 3 Jahren seine berufliche Tätigkeit aufgeben, weil er die täglichen Fahrten zum Arbeits-

platz auf Grund seiner Ängste nicht mehr bewältigen konnte. Seitdem hält sich Herr X mit Ausnahme einiger weniger Aktivitäten (1 × pro Woche Einkaufen, 2 × pro Woche Arzt- und Therapeutentermine) ausschließlich in seiner Wohnung auf. Seit vier Wochen schafft es Herr X nun auch nicht mehr, diese eingeschränkten Aktivitäten aufrechtzuerhalten: er hat seitdem angeblich von Vorräten gelebt, die Termine in meiner Praxis hat er nicht mehr wahrgenommen.

Anlässlich eines auf meine Initiative (mit Einverständnis von Herrn X) durchgeführten Hausbesuches fand ich den Patienten in alkoholisiertem Zustand vor. Im Zimmer standen mehrere Kästen Bier, teils gefüllt, teils leer. Auf Nachfrage berichtete Herr X, er habe seit mehr als 2 Wochen die ärztlich empfohlene medikamentöse Behandlung abgebrochen – sie habe seiner Meinung nach nichts genutzt. Stattdessen habe er begonnen, vermehrt Alkohol (hauptsächlich Bier, gelegentlich Schnaps) in Kombination mit einem Benzodiazepin-Präparat zu konsumieren. Das helfe ihm bei seinen Ängsten.

Auf dem Schreibtisch von Herrn X stapelt sich (seit mehr als 5 Monaten) unerledigte Post, darunter auch dringende Anfragen der Kranken- und Rentenversicherung. Beiträge zur Krankenversicherung hat Herr X seit mehreren Monaten nicht bezahlt – es droht Kündigung. Auf Nachfrage berichtet Herr X, er fühle sich derzeit der Erledigung dieses »Formalkrams« einfach nicht gewachsen.

Körperlich wirkte Herr X geschwächt. Er hat innerhalb der letzten 4 Wochen 5 Kilogramm abgenommen. Suizidabsichten hat er auf Nachfrage verneint. Eine von mir vorgeschlagene stationäre Behandlung zur Krisenintervention lehnt Herr X ebenfalls ab. Er sehe sich einer stationären Behandlung nicht gewachsen.

Im Rahmen einer ängstlich-vermeidenden Persönlichkeitsstruktur ist es bei Herrn X zu einer akuten Dekompensation seines ängstlichen Vermeidungsverhaltens, kombiniert mit schädlichem Gebrauch von Alkohol und Beruhigungsmitteln, gekommen. Im Rahmen seines Vermeidungsverhaltens schafft es Herr X derzeit nicht, sich angemessen zu ernähren. Er wirkt deshalb bereits jetzt körperlich geschwächt. Auf Grund seines ängstlichen Vermeidungsverhaltens schafft es Herr X derzeit nicht, seine Zustimmung zu einer notwendigen, stationären Krisenintervention zu geben. Darüber hinaus droht Herrn X die Kündigung seiner Krankenversicherung, da er seit Monaten Behörden- und Versicherungsangelegenheiten im Rahmen seiner Erkrankung nicht wahrnimmt.

Aus ärztlicher Sicht ist eine geschlossene Unterbringung dringend angezeigt, weil sich Herr X bei Fortsetzung seines Alkohol- und Tablettenmissbrauchs bei gleichzeitiger Fehl- bzw. Nichternährung gesundheitlich erheblich gefährdet. Sie ist dringlich, weil bereits jetzt

Symptome der körperlichen Schwäche und Fehlernährung deutlich erkennbar sind.

Darüber hinaus sind aus ärztlicher Sicht die Voraussetzungen der Einrichtung einer Betreuung gegeben, da Herr X aufgrund seiner ängstlich-vermeidenden Persönlichkeitsstörung derzeit nicht im Stande ist, seine Angelegenheiten in den Bereichen Gesundheitsfürsorge und Versicherungsangelegenheiten zu regeln.

Im Rahmen eines Gutachtens zur Frage der Notwendigkeit der Einrichtung einer Betreuung, das in der Regel vom Vormundschaftsgericht im Rahmen einer einstweiligen Maßregel eingeholt wird, sind folgende Fragen zu beantworten:

1. Liegt eine psychische Krankheit und/oder geistige oder seelische Behinderung und/oder körperliche Behinderung vor?

2. Welche konkreten Angelegenheiten können deshalb nicht besorgt werden?

3. Liegt im zivilrechtlichen Sinn Geschäftsfähigkeit vor?

4. Besteht aus ärztlicher Sicht die Gefahr oder Erwartung, dass der Betroffene nachteilige Rechtsgeschäfte oder Handlungen vornehmen wird, vor deren Folgen er geschützt werden muss? Ist deswegen ein Einwilligungsvorbehalt erforderlich? Wenn ja, in welchem Umfang?

5. Welche Behandlungs- und Rehabilitationsmöglichkeiten bestehen?

6. Wie lange werden die Krankheit oder Behinderung und das daraus folgende Unvermögen zur Besorgung der bezeichneten Angelegenheiten voraussichtlich fortbestehen (Dauer der Betreuung)?

7. Welche anderen Hilfsmöglichkeiten würden eine Betreuung ganz oder teilweise entbehrlich machen?

8. Ist eine rechtliche Verständigung möglich?

9. Ist die Äußerung eines irgendwie gearteten natürlichen Willens möglich?

10. Sind von einer persönlichen Anhörung des Betroffenen durch das Gericht erhebliche Nachteile für seine Gesundheit zu erwarten? Können diese Besorgnisse ggf. durch die Anwesenheit des Gutachters, Hausarztes oder anderer Personen ausgeräumt werden?

11. Ist es zur Vermeidung erheblicher Nachteile für die Gesundheit des Betroffenen erforderlich, bei der Bekanntmachung

der Entscheidungsgründe besondere Umstände zu beachten oder von der Bekanntmachung der Gründe ganz abzusehen? Dabei wird bei Patienten mit Persönlichkeitsstörungen die Geschäftsfähigkeit in der Regel immer zu bejahen sein. Ein Einwilligungsvorbehalt kann bei selbstschädigendem Verhalten (z. B. mit Hinblick auf Geldausgaben) im Einzelfall angezeigt sein. Der zeitliche Rahmen einer Betreuung bei Patienten mit Persönlichkeitsstörungen wird mit Hinblick auf die stabilisierenden Möglichkeiten einer medikamentösen und psychotherapeutischen Behandlung immer begrenzt sein. Zu den »anderen Hilfsmöglichkeiten« gehören stabile therapeutische Beziehungen und psychosoziale Hilfs- und Unterstützungsmöglichkeiten sowie Bezugspersonen aus dem persönlichen Umfeld der Betroffenen, soweit sie willens und in der Lage sind, die notwendige Hilfe zu geben.

Die Frage der rechtlichen Verständigung zielt auf eine rechtserhebliche Einwilligung des Patienten in die zu errichtende Betreuung ab, hat aber – im Unterschied zum durch das Betreuungsrecht abgelösten »Pflegschaftsrecht«, in dessen Rahmen eine Pflegschaft gegen den Willen der Betroffenen nur bei aufgehobener Geschäftsfähigkeit möglich war – keine rechtlichen Konsequenzen.

Die Frage nach der »natürlichen Willensäußerung« bezieht sich auf Menschen mit schwersten körperlichen und/oder geistigen Behinderungen und ist bei Menschen mit Persönlichkeitsstörungen nicht relevant.

Insgesamt wird die mit freiheitsentziehenden Maßnahmen verbundene Unterbringung im Rahmen einer einstweiligen Maßregel des Vormundschaftsgerichtes im Bereich der Persönlichkeitsstörungen eher die Ausnahme als die Regel darstellen, weil das Ausmaß der Symptomatik in Krisensituationen entweder die Kriterien einer Unterbringung im Rahmen der (dann auch anzuwendenden) Landesgesetze erfüllt oder aber nicht die Dringlichkeit einer ohne Gefahr nicht aufschiebbaren Maßnahme besitzt.

Literatur

Antonovsky, H. (1998). Vertrauen, das gesund erhält – wann manche Menschen dem Stress trotzen. In: Psychologie Heute, 2, 51–56

Beck, A. T. & Freeman, A. (1993). Kognitive Therapie der Persönlichkeitsstörungen. Weinheim: Psychologie Verlagsunion

Bender, D., Lösel, F. (1997). Risiko- und Schutzfaktoren in der Genese und der Bewältigung von Misshandlung und Vernachlässigung. In: Egle, U. T., Hoffmann, S. O., Joraschky, P., Sexueller Missbrauch, Misshandlung, Vernachlässigung. Stuttgart: Schattauer, 35–53

Benjamin, L. S. (1996). Interpersonal diagnosis and treatment of DSM personality disorders. New York: The Guilford Press, 2nd edition

Benkert, O., Hippius, H. (1998). Kompendium der Psychiatrischen Pharmakotherapie. Heidelberg, Berlin, New York: Springer

Berger, M. (Hrsg.) (1998). Psychiatrie und Psychotherapie. München: Urban & Schwarzenberg

Bickhardt, J. et al. (2000). Patientenverfügung, Bestellung einer Vertrauensperson, Vorsorgevollmacht und Betreuungsverfügung – rechtliche Hilfsmittel in Grenzsituationen der Arzt-Patienten-Beziehung. In: Bayerisches Ärzteblatt, 2, 2–8

Bohus, M. (1996). Die Anwendung der Dialektisch-Behavioralen Therapie für Borderline-Störungen im stationären Bereich. Psychotherapie in Psychiatrie, Psychotherapeut. Medizin und Klin. Psychologie. 1, München: CIP-Medien

Bohus, M., Berger, M. (1996). Die Dialektisch-Behaviorale Psychotherapie nach M. Linehan. Ein neues Konzept zur Behandlung von Borderline- Persönlichkeitsstörungen. In: Nervenarzt, 67, 911–923

Bohus, M., Stieglitz, R., Fiedler, P. (1999), Persönlichkeitsstörungen. In: Berger, M. (Hrsg.), Psychiatrie und Psychotherapie. München: Urban & Schwarzenberg, 772–836

Briere, J. (1997). Psychological assessment of child abuse effects in adults. In Wilson, J. P., und Keane, T. M., Assessing psychological trauma and PTSD. New York: The Guilford Press

Bronisch, T. & Klerman, G. L. (1991). Personality functioning: change and stability in relationship to symptoms and psychopathology. In: Journal of Personality Disorders, 5, 307–318

Bronisch, T. & Mombour, W. (1994). Comparison of a diagnostic check-list with a structured interview for the assessment of DSM-III-R and ICD-10 personality disorders. In: Psychopathology, 27, 312–320

Bronisch, T. (1996). The typology of personality disorders – Diagnostic problems and the relevance for suicidal behavior. In: Crisis, 17, 55–59

Bronisch, T. (1998). Suizidalität. In: Hewer, W. & Rössler, W. (Hrsg.), Das Notfall Psychiatrie Buch. München: Urban & Schwarzenberg, 195–170

Bronisch, T. (1999a). Persönlichkeitsstörungen. In: Möller, H. J., Laux, G., Kapfhammer, H. P. (Hrsg.), Psychiatrie und Psychotherapie. Berlin, Heidelberg, New York: Springer, 1523–1558

Bronisch, T. (1999b). Suizidalität. In: Möller, H. J., Laux, G. & Kapfhammer, H. P. (Hrsg.), Psychiatrie und Psychotherapie. Berlin, Heidelberg, New York: Springer, 1673–1691

Bronisch, T. (Hrsg.). (2002). Psychotherapie der Suizidalität. Stuttgart: Thieme

Bronisch, T. (2007). Der Suizid. Ursachen, Warnsignale, Prävention. 5., völlig neu bearbeitete Aufl. München: C. H. Beck

Bronisch, T. (2007). Suizidalität. In: Hewer, W., Rössler, W. (Hrsg.), Akute psychische Erkrankungen – Management und Therapie. München: Urban & Fischer, 163–172

Bronisch, T. (2007). Persönlichkeits- und Verhaltensstörungen. In: Hewer, W., Rössler, W. (Hrsg.): Akute psychische Erkrankungen – Management und Therapie. München: Urban & Fischer, 393–406

Bronisch, T., Habermeyer, V., Herpertz, S. (2007). Persönlichkeitsstörungen. In: Möller, H.-J., Laux, G., Kapfhammer, H.-P. (Hrsg.), Lehrbuch Psychiatrie und Psychotherpie. Berlin: Springer. 3., neu bearbeitete Auflage, 1031–1093

Bronisch, T. (2007). Störungen der Impulskontrolle. In: Möller, H.-J., Laux, G., Kapfhammer, H.-P. (Hrsg.), Lehrbuch Psychiatrie und Psychotherpie. Berlin: Springer. 3., neu bearbeitete Auflage, 1095–1100

Bronisch, T. (2007). Suizidalität. In: Möller, H.-J., Laux, G., Kapfhammer, H.-P. (Hrsg.), Lehrbuch Psychiatrie und Psychotherpie. Berlin: Springer. 3., neu bearbeitete Auflage, 1281–1306

Bryer, J. B., Nelson, B. A., Miller, J. B., Krol, P. A. (1987). Childhood sexual and physical abuse as factors in adult psychiatric illness. In: American Journal of Psychiatry, 144, 1426–1430

Charney, D. S., Deutch, A. Y., Krystal, J. H., Southwick, S. M., Davies, M. (1993). Psychobiological mechanism of posttraumatic disorder. In: Archives of General Psychiatry, 50, 294–305

Cowdry, R. W., Gardner, D. L. (1988) Pharmacotherapy of borderline personality disorder. In: Archives of General Psychiatry, 45, 111–119

Dammann, G., Overkamp, B. (2004). Diagnose, Differenzialdiagnose und Komorbidität dissoziativer Störungen des Bewusstseins. In: Reddemann, L., Hofmann, A., Gast, U., Psychotherapie der dissoziativen Störungen, Stuttgart: Thieme

Dilling, H., Mombour, W. & Schmidt, M. H. (1991). Internationale Klassifikation psychischer Störungen. ICD-10, Kapitel V (F). Klinischdiagnostische Leitlinien. Bern: Hans Huber

Dolan, B., Evans, C. & Norton, K. (1995). Multiple axis-II diagnoses of personality disorder. In: British Journal of Psychiatry, 166, 107–112

Dornes, M. (1997). Die frühe Kindheit. Entwicklungspsychologie der ersten Lebensjahre. Frankfurt: Fischer

Dorrmann, W. (1998[3]). Suizid. Therapeutische Interventionen bei Selbsttötungsabsichten. Stuttgart: Pfeiffer bei Klett-Cotta

Dose, M. (1996) Borderline-Persönlichkeitsstörungen. Besonderheiten der Psychopharmakotherapie. In: TW Neurologie Psychiatrie, 10, 37–47

Eckhardt, A. u. Hoffmann, S. O. (1997). Dissoziative Störungen. In: Egle, U. T., Hoffmann, S. O., Joraschky, P., Sexueller Missbrauch, Misshandlungen, Vernachlässigung. Stuttgart: Schattauer

Feuerlein, W. (1971). Selbstmordversuch oder parasuicidale Handlung? Tendenzen suicidalen Verhaltens. In: Nervenarzt, 3, 127–130

Fiedler, P. (1999). Dissoziative Störungen und Konversion. Weinheim: Beltz

Fiedler, P. (1999). Ein psychologisches Modell adaptiver Strategien bei Persönlichkeitsstörungen und ihre Therapierelevanz. In: Persönlichkeitsstörungen, 3, 35–39

Foa, E. B. & Kozak, M. J. (1986). Emotional processing of fear: Exposure to corrective information. In: Psychological Bulletin, 99, 20–35

Frankenburg F. R., Zanarini M. C. (2002). Divalproex sodium treatment of women with borderline personality disorder and bipolar II disorder: A double-blind, placebo-controlled pilot study. Journal of Clinical Psychiatry 63: 442-446

Fürstenau, P. (1994[2]). Entwicklungsförderung durch Therapie. Grundlagen psychoanalytisch-systemischer Psychotherapie. Stuttgart: Pfeiffer bei Klett-Cotta

Gast, U. (1997). Borderline-Persönlichkeitsstörungen. In: Egle, U. T., Hoffmann, S. O., Joraschky, P. (Hrsg.), Sexueller Missbrauch, Misshandlung, Vernachlässigung. Stuttgart: Schattauer, 237- 258

Gendlin E. T., Wiltschko, J. (1999). Focusing in der Praxis. Stuttgart: Pfeiffer bei Klett-Cotta

Herman J. L., Perry, J. C., van der Kolk, B. A. (1989). Childhood trauma in borderline personality disorder. In: American Journal of Psychiatry, 146, 490–495

Herman, J. L. (1993). Die Narben der Gewalt. München: Kindler

Hollander E., Allen A., Lopez R. P. et al. (2001). A preliminary double-blind, placebo-controlled trial of divalproex sodium in borderline personality disorder. Journal of Clinical Psychiatry 62: 199–203

Jerschke, S., Meixner, K.; Richter, H., Bohus, M. (1998). Zur Behandlungsgeschichte und Versorgungssituation von Patientinnen mit Borderline-Persönlichkeitsstörung. In: Fortschritte der Neurologie und Psychiatrie, 66, 545–552

Kabat Zinn, J. (1991). Gesund und stressfrei durch Meditation. Bern: Scherz.

Kernberg, O. F. (1991[3]). Schwere Persönlichkeitsstörungen. Theorie, Diagnose, Behandlungsstrategien. Stuttgart: Klett-Cotta

Kernberg, O. F., Selzer, M., Königsberg, H. W., Carr, A. & Appelbaum, A. (1993). Psychodynamische Therapie bei Borderline-Patienten. Bern: Hans Huber

Kindt, H. (1998). Forensische Fragen bei Notfallentscheidungen. In: Hewer, W. & Rössler, W. (Hrsg.), Das Notfall-Psychiatrie Buch. München: Urban & Schwarzenberg

Königsberg, H., Kaplan, R., Gilmore, M., Cooper, A. M. (1985). The relationship between syndrome and personality disorder in DSM-III: Experience with 2462 patients. In: American Journal of Psychiatry, 142 (2), 207–212

Kreitman, N. (1986). Die Epidemiologie des Suizids und Parasuizids. In: Kisker, K. P., Lauter, H., Meyer, J.-E., Müller, C. & Strömgren, E. (Hrsg.), Psychiatrie der Gegenwart. 2. Krisenintervention. Suizid. Konsiliarpsychiatrie. Berlin, Heidelberg, New York: Springer, 87–106

Landeshauptstadt München, Sozialreferat, Betreuungsstelle (1999). Münchner Vorsorgebroschüre: Vorsorgevollmacht, Betreuungsverfügung, Patientenverfügung

Levine, P. (1998). Trauma-Heilung. Essen: Synthesis

Linehan, M. M. (1996a). Dialektisch-behaviorale Therapie der Borderline-Persönlichkeitsstörung. München: CIP Medien. Original: Cognitive-behavioral treatment of borderline personality disorder. New York: Guilford Press 1993

Linehan, M. M. (1996b). Trainingsmanual zur dialektisch-behavioralen Therapie der Borderline-Persönlichkeitsstörung. München: CIP Medien. Original: Skills training manual for treating borderline personality disorder. New York: Guilford Press 1993

Linehan, M. M., Heard, H. L., Armstrong, H. E. (1993). Naturalistic follow-up of a behavioral treatment for chronically parasuicidal borderline patients. In: Archives of General Psychiatry, 50, 971–974

Loranger, A. W., Sartorius, N., Andreoli, A., Berner, W., Buchheim, P., Channabasavanna, S. M., Coid, B., Dahl, A., Diekstra, R. F. W., Jacobsberg, L. B., Mombour, W., Ono, Y., Regier, D. A., Tyrer, P. & von Cranach, M. (1994), IPDE: The international personality disorder examination. The WHO/ADAMHA international pilot study of personality disorders. In: Archives of General Psychiatry, 51, 215–224

Markovitz P. J. (2004). Recent Trends In The Pharmacotherapy Of Personality Disorders. Journal of Personality Disorders 18: 90–101

Maslow, A. A. (1997). Psychologie des Seins. Frankfurt: Fischer

Menninger, K. (1989). Selbstzerstörung. Psychoanalyse des Selbstmordes. Frankfurt/Main: Suhrkamp, 3. Auflage. Original: Man Against Himself. New York: Harcourt Brace Jovanovich, Inc., 1938

Millon, T. (1981). Disorders of personality DSM-III: Axis II. New York, Chichester, Brisbane, Toronto: John Wiley & Sons

Müller, W. E. (1998). Medikamente in der Notfallpsychiatrie. In: Hewer, W. & Rössler, W. (1998). Das Notfall-Psychiatrie Buch. München: Urban & Schwarzenberg

Neubauer, H. (1993), Kriterien für die Beurteilung der Einwilligungsfähigkeit bei psychisch Kranken. In: Psychiatrische Praxis, 20, 166–171

Peters, U. H. (1990) Wörterbuch der Psychiatrie und medizinischen Psychologie. München: Urban & Schwarzenberg

Phares, E. J. (1988). Introduction to personality. Glenview, I. L.: Scott, Foresman, 2nd edition

Platt, S., Bille-Brahe, U., Kerkhof, A., Schmidtke, A., Bjerke, T., Crepet, P., De Leo, D., Haring, C., Lonnqvist, J., Michel, K., Philippe, A., Pommereau, X., Querejeta, I., Salander-Renberg, E., Temesvary, B., Wasserman, D. & Sampaio Faria, J. (1992). Parasuicide in Europe: the WHO/EURO multicentre study on parasuicide. I. Introduction and preliminary analysis for 1989. In: Acta Psychiatrica Scandinavica, 85, 97–104

Reddemann, L., Sachsse, U. (1997). »Trauma first«. In: Persönlichkeitsstörungen, 3, 16–20

Reddemann, L. (2001). Imagination als heilsame Kraft. Stuttgart: Klett-Cotta, 15. Aufl. 2008

Reddemann, L. (2004). Psychodynamisch Imaginative Traumatherapie. Stuttgart: Klett-Cotta, 5., erw. Aufl. 2008

Reinecker, H. (1996). Verhaltenstherapie. In: Senf, W., Broda, M., (Hrsg.), Praxis der Psychotherapie. Stuttgart: Thieme, 140–181

Rinne, T., van den Brink, W., Wouters, L. et al. (2002). SSRI treatment of borderline personality disorder: A randomized, placebo-controlled clinical trial for female patients with BPD. American Journal of Psychiatry 159: 2048–2054

Ringel, E. (1953). Der Selbstmord. Abschluss einer krankhaften psychischen Entwicklung. Wien, Düsseldorf: Maudrich

Sachsse, U., Eßlinger, K., Schilling, L., Tameling A. (1994). The borderline personality disorder as a sequel to trauma. Vortrag 4. IPA Conference on Psychoanalytic Research; London

Salzman, C., Wolfson A. N., Schatzberg, S. C. (1995). Effect of fluoxetine on anger in symptomatic volunteers with borderline personality disorder. In: Journal of Clinical Psychopharmacology, 15, 23–29

Sass, H., Wittchen, H. & Zaudig, M. (1996). Diagnostisches und statistisches Manual psychischer Störungen. DSM-IV. Dt. Übersetzung des Diagnostic and Statistical Manual of Mental Disorders. Washington D. C.: American Psychiatric Association, 1994, 4. edition. Göttingen, Bern, Toronto, Seattle: Hogrefe

Schneider, K. (1923). Die psychopathischen Persönlichkeiten. Leipzig, Wien: Franz Deuticke

Sieb, J. P., Laux, G. (1995). Exkurs: Abusus und Abhängigkeit von Benzodiazepinen. In: Riederer, P., Laux, G., Pöldinger, W. (1995). Neuropsychopharmaka (Band 2), Tranquilizer und Hypnotika. Wien, New York: Springer

Siever, L. J., Davis, K. L. (1997). A psychobiological perspective on the personality disorders. In: American Journal of Psychiatry, 143, 1647–1658

Soloff, P. H., George, A., Nathan, R. S. et al. (1986). Paradoxical effects of amitryptiline on borderline patients. In: American Journal of Psychiatry, 143, 1603–1605

Stadtmüller, G., Hewer, W. & Fritzsche, K. (1998). Therapeutische Gesprächsführung in der Notfallpsychiatrie und Krisenintervention. In: Hewer, W. & Rössler, W. (1998). Das Notfall-Psychiatrie Buch. München: Urban & Schwarzenberg

Stiglmayr, C, Richter, H., Limberger, M., Bohus, M. (1998). The subjective perception of averse tension, analgesia, tonic immobility and dissociation from female patients with borderline personality disorder. In: American Journal of Psychiatry

Stiglmayr, C., Bohus, M. (2000): Experience of aversive tension and dissociation in female patients with borderline personality disorder – a controlled study. In press

Tölle, R. (1997). Persönlichkeitsvervielfältigung? Die sogenannte multiple Persönlichkeit oder dissoziative Identitätsstörung. Deutsches Ärzteblatt, 27, A-1868–1870

Tyrer, P. & Johnson, T. (1996). Establishing the severity of personality disorder. In: American Journal of Psychiatry, 153, 1593–1597

Van der Kolk, B. A. (1998). Zur Psychologie und Psychobiologie von Kindheitstraumata, Praxis der Kinderpsychologie und Kinderpsychiatrie, 1, 19–35

Van der Kolk, B. A. (1999). Das Trauma in der Borderline-Persönlichkeit. In: Persönlichkeitsstörungen 1

Waller, N. G., Putnam, F. W., Carlson, E. B. (1996). Types of dissociation and dissociative types: a taxometric analysis of dissociative experiences. In: Psychological Methods, I, 3, 300–321

Waller, N. G., Ross, C. A. (1997). The prevalence and biometric structure of pathological dissociation in the general population: Taxometric and behavior genetic findings. In: Abnormal Psychology, 4, 499–510

Weber, M. M. (1999). Rechtsprobleme der Behandlung suizidaler Patienten. Psychotherapie, 4, 191–198

Zanarini, M. C., Frankenburg, F. R., Gunderson, J. C. (1988). Pharmacotherapy of borderline outpatients. In: Compr. Psychiatry, 29, 372–378

Zanarini M. C., Frankenburg F. R. (2001). Olanzapine treatment of female borderline patients: A double-blind, placebo-controlled pilot study. Journal of Clinical Psychiatry 2, 849–854

Zanarini, M. C., Gunderson, J. G., Frankenburg, F. R. (1989). Axis I phenomenology of borderline personality disorder. In: Compr. Psychiatry, 30 (2), 149–156

Zanarini, M. C., Gunderson, J. G., Frankenburg, F. R., Chauncey, D. L. (1989). The revised diagnostic interview for borderlines. Discriminating BPD from other Axis-II disorders. In: Journal of Personality Disorders, 3, 10–18

www.klett-cotta.de / lebenlernen

Luise Reddemann
**Psychodynamisch Imaginative Trauma-
therapie**
PITT – Das Manual

Leben Lernen 167. 247 Seiten. ISBN 978-3-608-89073-0

»Die Autorin arbeitet deutlich heraus, wie es mit der
Hilfe der psychodynamisch imaginativen Traumatherapie gelingen kann, PatientInnen behutsam und
respektvoll an die eigenen Probleme heranzuführen
unter Wahrung und Förderung der individuellen
Ressourcen.«   Der Nervenarzt

Luise Reddemann
Imagination als heilsame Kraft
Zur Behandlung von Traumafolgen mit
ressourcenorientierten Verfahren

unter Mitarbeit von V. Engl, S. Lücke und C. Appel-Ramb
Leben Lernen 141. 216 Seiten. ISBN 978-3-608-89034-1

»Luise Reddemann … schreibt mit Herz, Verstand und
Respekt für PatientInnen und für KollegInnen, die an
Traumafolgen arbeiten. Für TherapeutInnen und
PatientInnen gleichermaßen wertvoll – und unver-
zichtbar!«   Donna Vita

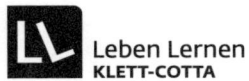

Leben Lernen
KLETT-COTTA

www.klett-cotta.de/lebenlernen

Thomas Reinert
Therapie an der Grenze: die Borderline-Persönlichkeit
Modifiziert-analytische Langzeitbehandlungen

Leben Lernen 172. 272 Seiten, 16 Seiten Farbtafeln.
ISBN 978-3-608-89730-2

»Die Borderlinestörung hat den Ruf, therapieresistent zu sein. Thomas Reinert tritt den Gegenbeweis an.«
Verena Liebers, Psychologie Heute

Jochen Peichl
Innere Kinder, Täter, Helfer & Co
Ego-State-Therapie des traumatisierten Selbst

Leben Lernen 202. 248 Seiten. ISBN 978-3-608-89047-1

Das Selbst traumatisierter Menschen zerfällt – bewusst oder unbewusst – in die unterschiedlichsten Teile. Das Buch zeigt, wie mit den Selbstanteilen psychotherapeutisch wirksam gearbeitet werden kann.

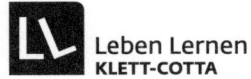
Leben Lernen
KLETT-COTTA

www.klett-cotta.de / psycho

Christa Rohde-Dachser / Franz Wellendorf (Hg.)
Inszenierungen des Unmöglichen
Theorie und Therapie schwerer
Persönlichkeitsstörungen

397 Seiten, gebunden. ISBN 978-3-608-94390-0

»Zusammengefasst liefert der Band sehr viele, sehr
unterschiedliche, sehr spannende Beiträge theore-
tischer und klinischer Natur.«   Georg Bruns, Psyche

Otto F. Kernberg
**Narzissmus, Aggression und
Selbstzerstörung**
Fortschritte in der Diagnose und Behandlung
schwerer Persönlichkeitsstörungen

372 Seiten, gebunden, ISBN 978-3-608-96009-9

»... eine ›unified theory‹ der Persönlichkeitsstörungen.«
Christian Eigner, Der Standard

Ulrich Streeck
**Psychotherapie komplexer Persönlichkeits-
störungen**
Grundlagen der psychoanalytisch-interaktio-
nellen Methode

309 Seiten, gebunden, ISBN 978-3-608-94481-5

KLETT-COTTA